睡眠障害の対応と治療ガイドライン

第3版

編集

睡眠障害の診断・治療ガイドライン研究会

内山 真

じほう

執 筆 者 一 覧 （五十音順）

赤星　俊樹　日本大学医学部内科学系呼吸器内科学分野
　　　　　　医療法人社団慶真記念会新宿睡眠・呼吸器内科クリニック

石束　嘉和　石束クリニック

伊藤　　洋　東京慈恵会医科大学葛飾医療センター精神神経科

井上　雄一　東京医科大学睡眠学講座
　　　　　　医療法人社団絹和会睡眠総合ケアクリニック代々木

内村　直尚　久留米大学医学部神経精神医学講座

内山　　真　日本大学医学部精神医学系

梶村　尚史　むさしクリニック

亀井　雄一　医療法人超年会上諏訪病院

粥川　裕平　かゆかわクリニック

北島　剛司　藤田医科大学医学部精神科学講座

栗山　健一　国立精神・神経医療研究センター精神保健研究所睡眠・覚醒障害研究部

神山　　潤　東京ベイ・浦安市川医療センター

佐伯　俊成　市立三次中央病院緩和ケアセンター

渋井　佳代　スリープクリニック銀座

清水　徹男　秋田県精神保健福祉センター

鈴木　正泰　日本大学医学部精神医学系

高橋　敏治　法政大学文学部心理学科

田ヶ谷浩邦　北里大学医療衛生学部健康科学科精神保健学

谷口　充孝　大阪回生病院睡眠医療センター

塚田恵鯉子　筑波大学附属病院精神神経科

土井由利子　元 鹿児島市保健所

中島　　亨　杏林大学保健学部臨床心理学科

古田　壽一　金沢医科大学医学部総合内科学講座

三島　和夫　秋田大学大学院医学系研究科精神科学講座

山田　尚登　社会医療法人杏嶺会上林記念病院

山寺　　亘　東京慈恵会医科大学葛飾医療センター精神神経科

第3版　編集にあたって

『本書の目的は，広い分野の医師，看護師，保健師，臨床検査技師および薬剤師に対し，睡眠および睡眠障害に関する最新の知見を最大限もらさず提供することにある。本書が1冊あれば，睡眠障害を呈した患者さんに対する対処法や指導法が明らかにできるようになっている。患者さんや相談者の睡眠に関する一般的質問や疑問に答えられるよう，類書にみられない多くの工夫が施されている。』

これは，平成14年に本書の初版を出版するにあたって書かれたものである。研究班の仲間と考え，討論し，まとめたときの心意気と気負いが懐かしく感じられる。当時は若手であった私たちの考えをそのまま出版することを認め，後押しして下さった当時国立精神・神経センター総長高橋清久先生のご指導に改めて感謝したい。

平成14年の初版は16刷を，平成24年の第2版も8刷を重ね，累計70,000部以上と，専門家向けの本としては驚異的な部数が出版され，多くの方々に利用されてきた。平成24年の第2版で加筆したが，この後も睡眠医学の進歩は続き，大きな改訂が必要となった。このため，初版のメンバーがもう一度結集し，さらに若いメンバーも加わり，第3版を作ることになった。

第3版でも，初版の利点であった簡潔な記述を旨として，最新の進歩を取り入れながらもコンパクトにまとめることができた。内容的には，これから先10年間の睡眠学の進歩に十分耐えうるものになったと思う。

本書を手にされたら，まず表紙の裏の「本書の使い方」に目

を通していただきたい。睡眠障害の全般について理解を深めたい場合，臨床場面で事典的に使用する場合，相談者の疑問に答える場合など具体的な使用法があげられている。本書のエッセンスをつかみたい場合は，総論第Ⅰ章を読んでいただき関連する章についてのガイドにしたがって読み進んでいただければ良いと思う。

　本書の活用が医療・保健従事者に睡眠と睡眠障害についてのよりよい理解をもたらすものと確信する。診療，指導，助言を通じて，睡眠障害に悩む人々の生活の質を向上させることを強く願う。

　　令和元年6月

　　　　　　　　　　　　　　　　日本大学医学部精神医学系
　　　　　　　　　　　　　　　　主任教授　内山　真

初版　序

　本書は厚生労働省 精神・神経疾患研究委託費による「睡眠障害の診断・治療ガイドライン作成とその実証的研究班」有志の集まりである研究会の作品である。

　精神・神経疾患研究委託費は昭和53年に国立武蔵療養所神経センターが設立されたときにスタートしたものであり，すでに20余年の歴史を持つ。最初は外部の優れた研究者とともに研究班を構成し，神経センターの研究を進めるための委託費であった。昭和61〜62年にかけて，国立武蔵療養所と千葉県市川市にある国府台病院と精神保健研究所とが統合され，国立精神・神経センターが新しく誕生してからは，ナショナルセンターとしての役割を果たすために精神・神経疾患研究委託費が活用されることになった。国立精神・神経センターの役割とは精神分裂病やそううつ病などこころの病気，パーキンソン病など神経難病，筋ジストロフィーなど筋肉の病気，脳性麻痺など発達の障害を対象とした病気の原因を明らかにしたり治療法を開発する研究，またこころの健康を維持・増進する精神保健活動の推進などである。

　睡眠障害の研究は広くこころの健康に関連している。国立精神・神経センターは研究所と病院とが一体となって睡眠の研究を進めている。その一環として，精神・神経疾患研究委託費を活用し，研究班を構成して広汎な研究活動を展開している。睡眠障害に関する研究班は平成6年にスタートし，今年で9年目を迎える。研究班をまとめる主任研究者も初代の大川匡子博士（精神保健研究所部長を経て現在滋賀医大教授）を経て，現在は2代目の内山真精神保健研究所部長が務めている。睡眠の問

題は人間の心身の健康にとって重要である。毎日明るい気持ちで意欲的に仕事を行うためには，質のよい睡眠をとらなければならない。現在，わが国では約5人に1人の割合で睡眠の問題を抱えている人がいる。また，文明の進歩とともに夜型社会に移行しているわが国では睡眠覚醒リズム障害なども増大している。交代勤務に従事する人口も増しており，その人々の健康維持も重要な課題である。さらに夜勤による睡眠不足によって交通事故をはじめ，原子力発電所やオイルタンカーなど社会的影響の大きい事故も発生している。このように個人の日常生活や社会的問題と大きなかかわりのある睡眠の問題はもっともっと研究されなければならない。そしてその成果を広く国民が理解しなければならない。

本書は精神・神経疾患研究委託費「睡眠障害の診断・治療ガイドライン作成とその実証的研究班」の研究成果を広く国民の皆様に還元することを目的としている。この委託費研究は国費を使っての研究であるため，その成果は社会に還元されなくてはならないが，その一環として研究班有志がガイドラインとして本書をまとめたものである。

本書が多くの人々によって広く活用され，人々の日々の暮らしがより快適となることを願ってやまない。

平成14年6月

国立精神・神経センター
総　長　高橋清久

総論 🌙

総　論

睡眠障害の診断・治療ガイドライン

　この睡眠障害の診断・治療ガイドラインでは，平成11〜13年度の厚生労働省精神・神経疾患研究委託費「睡眠障害の診断・治療ガイドライン作成とその実証的研究班」による研究成果に基づき，一流の臨床家の目を通して最新の知見を12の項目にわかりやすく整理したものである。以下は，これに基づいてさらにその後20年間の最新の知見を追加した最新版である。医療・保健現場を訪れた人たちへのアドバイスとして使用できるとともに，多種多様な睡眠障害を理解し，的確に対応できるよう本書の英知をもれなくまとめてある。

　本章には，短く簡潔ながら多くの参照ページを示してある。興味のある点や理解を深めたい点があった場合には，ぜひ活用していただきたい。

1 睡眠時間は人それぞれ，日中の眠気で困らなければ十分

睡眠の長い人，短い人，季節でも変化，8時間にこだわらない
歳をとると必要な睡眠時間は短くなる

　実際に何時間眠れたら健康かという問いに答えを出すのは難しい。日中しっかり覚醒して過ごせるかどうかを睡眠充足の目安とし，睡眠時間自体にこだわらないことが重要である。必要な睡眠時間は個人で異なる。長ければ長いほどよいわけではない。米国の大規模調査では睡眠時間が6時間未満の人や8時間以上の人は，7時間程度の人と比べて6年後の死亡リスクが高いことが示されている[1]。日中の眠気がひどかったり，平日と比べ週末に3時間以上長く眠らないといられないようなら，睡眠不足と判断する。必要以上に長時間床に入って過ごすと，かえって睡眠が浅くなり，熟眠感が損なわれる。8時間睡眠とよ

くいわれるが，この学問的根拠はない。

　必要な睡眠時間は発達と加齢の影響を受ける。加齢により夜間の生理的睡眠時間は短縮する。寝床の中で長い時間過ごしても生理的な睡眠時間を大きく超えて長く眠ることはできない。終夜睡眠ポリグラフ検査により実際に夜間眠っている時間を調べた65編の論文における3,577人のデータをメタ解析した研究によれば，10歳までは8〜9時間だが，15歳で約8時間，25歳で約7時間，45歳で約6.5時間，65歳で約6時間となる[2]。（➡p.27 総論Ⅱ「6. 子どもの睡眠」，p.32「7. 高齢者の睡眠」）

　平成27年に行われたわが国における疫学調査（国民健康栄養調査）[3]によれば，1日の睡眠時間は，6時間以上7時間未満の人が最も多く34.1%，次いで5時間以上6時間未満の31.1%，7時間以上8時間未満の18.5%である。睡眠不足を感じる人が調査人口の20.4%おり，6時間未満においては3分の1が睡眠不足を感じていることになる。各種の疫学調査から，6時間以上8時間未満程度の睡眠時間の人が，高血圧，糖尿病，うつ病などのリスクが少ないことが報告されていることから考え，睡眠時間が6時間未満あるいは8時間を大きく超える場合は，健康状態を見直し，健康づくりのために睡眠衛生指導を行うことが必要である。

　睡眠時間は生活様式によって影響される。日中活発に過ごした場合，睡眠不足が続いた場合，より長い睡眠が必要になる。季節によっても睡眠時間は変化する[4]。秋から冬にかけ，日長時間が短くなるにつれ，食欲の増進，活動性の低下などとともに睡眠時間が長くなる。春から夏にかけて，日長時間が長くなると睡眠時間は短くなる。これらは，日長時間に関連した心身の変化である。（➡p.17 コラム「季節性感情障害について」，p.157 各論Ⅱ「4-3（1）季節性感情障害」）

2 刺激物を避け，眠る前には自分なりのリラックス法

就床前4時間のカフェイン摂取，就床前1時間の喫煙は避ける
軽い読書，音楽，ぬるめの入浴，香り，筋弛緩トレーニング

緊張や強い刺激があると入眠が妨げられる。スムーズに覚醒から睡眠に移行するためには緊張や刺激を避けることが必要である。

入床前にリラックスできれば，睡眠へ移行しやすくなる。多くのリラックス法が推奨されているが，いずれも直接的に睡眠を誘う効果はない。入眠を妨げる要因を弱めることによる間接的効果である。同じリラックス法でもそのときの状況，人それぞれによってかえって緊張が増すことがあるため，個人にあったリラックス法を見つけることが重要である。

カフェインは覚醒作用を持つ代表的な物質であり，日本茶やコーヒー，紅茶，ココアにはもちろん，コーラなどのソフトドリンク，栄養・健康ドリンク剤，チョコレートなどに多く含まれている。よく知られているように，カフェインの覚醒作用は入眠を妨げ，中途覚醒を増加させる。ここで注意すべきことは，カフェインの作用時間である。カフェインの覚醒作用は摂取後およそ30分後に発現し，レギュラーコーヒーカップ1杯に相当する100mg程度で90分，200mgで4時間，300〜400mgだと5.5〜7.5時間作用する[5]。寝つきがよくない場合は，就床前4時間のカフェイン摂取を避けるべきである。さらに，カフェインは利尿作用を持つため，尿意で目が覚めやすくなり，中途覚醒の原因ともなる。

タバコに含まれるニコチンは交感神経系の働きを活発にし，睡眠を障害する[5]。効果は吸入直後に出現し，数時間持続する。
(➡p.139 各論Ⅱ「1. 睡眠衛生教育」)

3 眠たくなってから床に就く，就床時刻にこだわりすぎない

眠ろうとする意気込みが頭をさえさせ寝つきを悪くする

　自然に寝つくことのできる時刻は，季節や日中の活動量などにより変化する。これを意志の力でコントロールすることはできない。最近の研究から，習慣的入眠時刻の2 〜 4時間前の時間帯は1日のなかで最も寝つきにくいことがわかっており[6]，早起きや不眠の解消のために意識的にいつもより早く床に就いても早くに入眠することは難しい。就床時刻はあくまで目安であり，その日の眠気に応じ，眠くなってから床に就くことがすみやかでスムーズな入眠への近道である（刺激制御療法）。

　不眠を自覚すると，床にいる時間を長くして不眠をカバーしようと早めに床に就くことが多いが，かえって逆効果となる。床に入って部屋の明かりを暗くすると，感覚刺激が減少するため，ちょっとした物音が気になったり，ささいなことが頭から離れなくなり不安や緊張が強まる。翌日早起きしなくてはならない場合や，今夜は眠れるだろうかと心配している場合，眠ろうとすればするほど目がさえて眠れなくなってしまう。こうした場合，いったん床を出て，自分なりのリラックス法を実践し，眠気を覚えてから再度入床するようにするとよい。（➡p.139各論Ⅱ「1. 睡眠衛生教育」，p.145「2. 認知行動療法」，p.151「3. 精神療法」）

4 同じ時刻に毎日起床

早寝早起きでなく，早起きが早寝に通じる
日曜に遅くまで床で過ごすと，月曜の朝がつらくなる

　一般的に規則正しい生活のためには，同じ時刻に就床しなければならないと信じられてきた。しかし，就床時刻にはこだわらずに毎朝同じ時刻に起床し，起床後なるべく早く太陽の光を

浴びることがすみやかで快適な入眠をもたらすことがわかって
きた。起床後，目で感じた光は体内時計に伝えられ，体内時計
のリズムをリセットする。そうすると，そこから約15 〜 16時
間後に眠気が出現する[7]。早寝早起きの生活パターンにしたい
場合には，早寝から始めるのではなく，早起きして朝の散歩な
どで太陽の光を取り入れることが第一歩である。

　週末，少しでも睡眠時間を稼ごうと朝遅くまで床の中で過ご
すと，朝の光を取り入れることができないため，その晩はさら
に寝つきが遅くなり，月曜日の朝に起床するのがつらくなる。
こうした問題は若い世代に多く，社会的時差ぼけと呼ばれるこ
とがある。このような場合は，日曜日にもいつもと同じ時刻に
起床し，朝の光を取り入れるようにする。(➡p.139 各論Ⅱ「1.
睡眠衛生教育」)

5 光の利用でよい睡眠

**目が覚めたら日光を取り入れ，体内時計をスイッチオン
夜は明るすぎない照明を**

　起床後，目から入った太陽の光は体内時計のリズムをリセッ
トし，そこから約15 〜 16時間後に眠気が出現する。光による
朝のリセットが行われないと，その夜に寝つくことのできる時刻
が約1時間遅れる。通常室内の明るさは太陽光の1/10 〜 1/100
程度で，曇りの日でも屋外では室内の10倍程度の明るさがある。
このため，起床後2時間以上，暗い室内にいると体内時計のリ
セットが行われない。体内時計のリズムをきちんとリセットする
には，起床後なるべく早く太陽の光を浴びる必要がある。

　家の中にいることが多く，太陽光に曝露される時間が少ない
と，実質的な日長時間が短くなり，身体が冬のモードになるた
め睡眠が浅くなりかつ延長する。

　家庭における照明程度では通常問題とならないが，遊技場や
ナイター施設のような過度に明るい夜間の室内照明は，体内時

計のリズムを遅らせることとなり，自然な入眠時刻が遅れる。
(➡ p.139 各論Ⅱ「1. 睡眠衛生教育」)

6 規則正しい3度の食事，規則的な運動習慣

**朝食は心と体の目覚めに重要，夜食はごく軽く
運動習慣は熟睡を促進**

1日が始まる朝，しっかり食べて栄養を摂取することは，脳へのエネルギー補給となり，体温を高め，活動レベルを高めることに役立つ。規則正しく朝食をとっていると，朝食の1時間ほど前から消化器系の活動が活発になり，朝の目覚めを促進する。

夜食を食べすぎると寝つきが悪くなり，夜中に目が覚め，睡眠の質が悪化することがある。食物の消化が終了せず，眠る時間帯に消化器系が活発に活動していると，睡眠が妨げられる。特にタンパク質の多い食物でこの傾向が強い。空腹のため寝つけない場合には，消化のよいものを少量，たとえば，牛乳や軽いスナックなどをとる。

昼間の運動が夜間の睡眠を安定させ，睡眠の質を改善することがわかっている。日本で成人に対して行われた調査では，運動習慣のある人は不眠になりにくいという結果が出ている[8]。運動の内容は，30分程度の散歩・ランニング・水泳・体操・ストレッチなどで，軽く汗ばむ程度がよい。好みや体力に応じて無理のない長続きする方法をとり，毎日規則的に行うのが効果的である。(➡ p.139 各論Ⅱ「1. 睡眠衛生教育」)

7 昼寝をするなら，15時前の20～30分

**長い昼寝はかえってぼんやりのもと
夕方以降の昼寝は夜の睡眠に悪影響**

昼寝は夜の睡眠の質を低下させるといわれていたが，最近の研究によれば，昼食後から15時までの時間帯における30分未

満の規則正しい昼寝は，日中の眠気を解消し，眠気による作業能力低下を防止するのに役立つ[9]。午後に一時的に眠くなるのは体内時計のリズムと関連した現象と考えられている。放っておいてもこの時間帯を過ぎると眠気は覚めてくる。つまり，この時間帯をうまくやり過ごすことが重要である。30分以上の昼寝は，身体と脳を眠る体制にしてしまい，かえって覚醒後にぼんやりしてしっかりと覚醒するのが困難になる。昼寝が夜の睡眠にどのように影響するのかについてよくわかっていない。ただし，夕食後に居眠りをすると，その後で目がさえてしまい，いつもの就床時刻に眠れなくなることがある。（➡p.139 各論 II「1. 睡眠衛生教育」）

8 眠りが浅いときは，むしろ積極的に遅寝・早起きに

寝床で長く過ごしすぎると熟眠感が減る

睡眠に対して意識過剰になると，少しでも眠ろうと長く床の中で過ごすようになることが多い。しかし，普段の入眠時刻の2〜4時間前が最も寝つきにくい時間帯であることから[7]，早く床に入ってもなかなか寝つけず，よけい不眠を自覚し不安が増強される。さらに，起床時刻が遅くなって必要以上に長く床の中で過ごすと，かえって睡眠は浅くなり，夜中に目覚めやすくなる。起床時の熟眠感も損なわれる。

このような場合，むしろ遅寝，早起きにして就床時間を減らす。これにより必要なだけ床の上で過ごすようになるため熟眠感が増す（睡眠制限療法）。まず1〜2週間の睡眠日誌を記録し，実際に眠れている時間の平均（平均睡眠時間）を算出し，床上時間を平均睡眠時間にあわせて制限する。このときの睡眠時間の目標値は，6〜7時間程度に設定するが，高齢者の場合には5〜6時間とやや短めに設定した方がよい。5日ごとに，床上時間のうちどのくらい実際に眠れたかを評価し，75%以上睡眠

がとれるようになったら，15分床上時間を延長するという操作をくり返す。治療法のゴールは，熟眠感が得られ，かつ日中に睡眠不足を感じないところとする。患者は「8時間眠らないといけない」など，睡眠時間そのものにこだわりを持っている場合が非常に多いため，睡眠衛生の理解が前提条件となる。（➡p.147 各論Ⅱ「2-2. 睡眠制限法」）

9 睡眠中の激しいイビキ・呼吸停止や足のぴくつき・むずむず感は要注意

背景に睡眠の病気，専門治療が必要

　睡眠と関連して起こる身体の病気により，夜間の不眠，それにより引き起こされる日中の眠気が起こることがある。こうした疾患の場合は睡眠障害の専門的治療が必要である。

　睡眠時無呼吸は，激しいイビキと睡眠中の頻回の呼吸停止，呼吸再開に伴う覚醒をくり返す疾患である。このため深い睡眠を安定してとることができなくなるため，夜間の不眠あるいはこれによる日中の過剰な眠気が出現する。中年以降に，特に男性に多くみられる。

　レストレスレッグス症候群（むずむず脚症候群）は夜入床してから数時間にわたって，じっとしていると足がむずむずしたり，ほてったりして，その不快な感覚のために，なかなか寝つけないという状態を呈する疾患である。周期性四肢運動障害は，夜入床してから数時間にわたって，下肢が不随意運動により反り返るため，その知覚による刺激で足がぴくんとして目が覚めるなどと訴える。

　患者は足がぴくついたり，むずむずしたり，ほてったりするのは，眠れない結果だと考えており，なかなか訴えない場合も多いため，必ず確認すべき兆候である。（➡p.221 各論Ⅵ「睡眠関連呼吸障害群」，p.234 各論Ⅶ「レストレスレッグス症候群（むずむず脚症候群）と周期性四肢運動障害」）

10 十分眠っても日中の眠気が強いときは専門医に

長時間眠っても日中の眠気で仕事・学業に支障がある場合は専門医に相談 車の運転に注意

巨大な産業事故であるスリーマイル島の事故(1979年)やチャレンジャー号の爆発(1986年)など,これらはすべて睡眠を切り詰め,非常に眠い状態での作業ミスにより起こったと推測されている[10]。睡眠不足で昼間の眠気が強いと,交通事故のリスクが一般人の倍近くとなる。日本在住成人における調査では,日中の過剰な眠気は成人の2.5%に認められ,若年者ほど頻度が高い[11]。これらは,睡眠不足(睡眠の量的低下),睡眠時無呼吸などの睡眠障害(睡眠の質的低下)によるものがほとんどである。しかし,なかにはナルコレプシーに代表される過眠症が隠れている場合がある。十分な睡眠時間をとるようにしても日中の眠気が改善しない場合は,睡眠障害の専門医の受診と眠気に関する精密検査が必要である。(➡ p.74 総論Ⅳ「2. 過眠が主訴の場合」)

11 睡眠薬代わりの寝酒は不眠のもと

睡眠薬代わりの寝酒は,深い睡眠を減らし,夜中に目覚める 原因となる

睡眠薬代わりにアルコールを使用すると,寝つきはよくなるが夜間後半の睡眠が浅くなり中途覚醒が増えるため,全体として睡眠の質的悪化を招く。連用すると容易に慣れが生じ,同じ量では寝つけないため使用量が増加する。睡眠薬代わりの寝酒では,通常の飲酒と比べて摂取量が急速に増加しやすく,アルコール過剰摂取による精神的・身体的問題が起こりやすい。(➡ p.143 各論Ⅱ「1-4. アルコールと嗜好品について」)

12 睡眠薬は医師の指示で正しく使えば安全

**一定時刻に服用し就床
アルコールとの併用をしない**

　睡眠薬について，一般に誤った認識が広がっている。「睡眠薬を飲むとぼける」「癖になってだんだん量を増やさないと効かなくなる」「寝酒の方が安全」といったものである。昔使われていたバルビツール酸系睡眠薬は，耐性・依存性・離脱症状が強く，大量服薬によって死に至ることもあった。現在使われているベンゾジアゼピン受容体作動薬（ベンゾジアゼピン系および非ベンゾジアゼピン系）などの睡眠薬は，正しく使用すれば，こうした性質が弱く，少なくとも睡眠薬代わりの寝酒よりも安全と考えられる。

　メラトニン受容体作動薬は体内時計に働きかけることで入眠を促す作用を持ち，筋弛緩作用や鎮静作用と関連した持ち越しや記憶障害を引き起こさないのが特徴である。

　オレキシン受容体拮抗薬は，覚醒を担う神経系の活動を維持・安定させるオレキシンの働きを遮断することで中途覚醒や入眠困難を改善する薬剤である。筋弛緩作用がみられず，記憶障害なども起こしにくい。

　睡眠薬投与にあたっては，睡眠中の激しいイビキ・呼吸停止や足のぴくつき・むずむず感などを伴う特異的睡眠障害，あるいはうつ病などの精神疾患についてチェックする。患者の睡眠習慣に問題がないかを確かめ，適切な睡眠習慣についての生活指導を行う。特に，寝床で過ごす時間が長くなっている場合には，7時間以下に適正化するのが重要である。不眠の訴えを，入眠困難，中途覚醒，早朝覚醒などに分け症状を明らかにする。これら不眠症状に応じ，作用時間を考慮して薬剤を選択し，少量から投与を開始する。ベンゾジアゼピン受容体作動薬では，入眠困難には超短時間または短時間作用型睡眠薬を，中

途覚醒には短時間または中間作用型睡眠薬を，早朝覚醒には中間または長時間作用型睡眠薬を投与する。不安が強く神経症的傾向がある場合には，抗不安作用に関しても考慮し睡眠薬を選択する。その晩からぐっすり眠れる量を投与するのでなく，2〜3週間かけて不眠を改善させることを目標とする。

ベンゾジアゼピン受容体作動薬の睡眠薬服用の注意点としては，服用後は，およそ30分ほどで床に就くこと，アルコールと絶対に併用しないことが大切である。高齢者では薬剤の代謝が遅延し，筋弛緩作用が強く出現することがある。筋弛緩作用の弱い睡眠薬を慎重に用いる。

不眠が改善していないのに自己判断で急に服薬を中断すると，かえって不眠が悪化する。睡眠薬の減量は，睡眠薬で良好な睡眠を得られるようになり，患者が睡眠に対する自信をつけてから徐々に行う。減量と離脱には睡眠習慣の見直しと改善は必須である。特に就床・起床時刻の見直しによる寝床で過ごす時間の適正化は重要である。睡眠薬離脱法には，漸減法と隔日投与法がある。超短・短時間作用型の睡眠薬の場合，漸減法を用いる。中間・長時間作用型の場合は隔日投与法を用いる。超短時間作用型の睡眠薬を急に離脱した際にかえって不眠が強まる。こうした際は，より作用時間の長い睡眠薬に変更してから減量する。(➡ p.104 各論 I「薬物治療」)

（厚生労働省 精神・神経疾患研究委託費 睡眠障害の診断・治療ガイドライン作成とその実証的研究班，平成13年度研究報告書を改変）

［報告書］

●厚生労働省 精神・神経疾患研究委託費

睡眠障害の診断・治療ガイドライン作成とその実証的研究班

平成13年度研究報告書：

不眠症への睡眠衛生教育による治療法開発研究……………… 内山　真

睡眠・覚醒リズム障害の治療ガイドライン研究……………… 梶村尚史

精神療法による睡眠障害の治療ガイドライン作成に関する研究

………………………………………………………… 伊藤　洋

[その他の参考文献]

1) Kripke DF, Garfinkel L, Wingard DL, et al：Mortality associated with sleep duration and insomnia. Arch Gen Psychiatry, 59（2）：131-136, 2002

2) Ohayon MM, Carskadon MA, Guilleminault C, et al：Meta-analysis of quantitative sleep parameters from childhood to old age in healthy individuals；developing normative sleep values across the human lifespan. Sleep, 27（7）：1255-1273, 2004

3) 厚生労働省：第3部 生活習慣調査の結果，平成27年国民健康・栄養調査報告（https://www.mhlw.go.jp/bunya/kenkou/eiyou/dl/h27-houkoku-06.pdf）

4) Suzuki M, Taniguchi T, Furihata R, et al：Seasonal changes in sleep duration and sleep problems：A prospective study in Japanese community residents. PLoS One, 14（4）：e0215345, 2019

5) Bazalakova M, Benca RM：Wake-Promoting Medications - Efficacy and Adverse Effects. Principles and Practice of Sleep Medicine, sixth edition（ed. by Kryger MH, Roth T, Dement WC），pp464-479, Elsevier Saunders, 2016

6) Uchiyama M, Okawa M, Shibui K, et al：Poor compensatory function for sleep loss as a pathogenic factor in patients with delayed sleep phase syndrome. Sleep, 23（4）：553-558, 2000

7) Kubota T, Uchiyama M, Suzuki H, et al：Effects of nocturnal bright

light on saliva melatonin, core body temperature and sleep propensity rhythms in human subjects. Neurosci Res, 42 (2) : 115-122, 2002

8) Kim K, Uchiyama M, Okawa M, et al : An epidemiological study of insomnia among the Japanese general population. Sleep, 23 (1) : 41-47, 2000

9) Hayashi M, Watanabe M, Hori T : The effects of a 20 min nap in the mid-afternoon on mood, performance and EEG activity.Clin Neurophysiol, 110 (2) : 272-279, 1999

10) National Commission on Sleep Disorders Research : Report of the National Commission on Sleep Disorders Research. Wake up America : A National Sleep Alert. Washington DC, US Depart of Health and Human Services, 1993

11) Kaneita Y, Ohida T, Uchiyama M, et al : Excessive daytime sleepiness among Japanese general population. J Epidemiol, 15 (1) : 1-8, 2005

睡眠に関する
ミニマムエッセンス

1 睡眠のメカニズム

　地球上のすべてのほ乳類が，生命を維持していくために睡眠をとる。睡眠をとらないでいると，生命の維持に危機的状況をもたらすことが動物実験で確かめられている。睡眠と覚醒のしくみは完全には明らかにされてはいないが，非常に巧妙なしくみであることがわかってきた。睡眠系神経が活性化すると睡眠が出現し，覚醒系神経が活性化すると覚醒が出現する。睡眠系神経が活性化しているときは覚醒系神経を抑え，覚醒系神経が活性化しているときには睡眠系神経を抑えるという，「相互抑制系」と呼ばれるシステムでコントロールされている。睡眠と覚醒の発現には，睡眠恒常性維持機構（ホメオスタシス機構）と体内時計機構の2つの側面がかかわっている。

1 ▶ 睡眠恒常性維持機構

　誰でも徹夜明けの日は，深く長く眠る経験をしている。実験上も，起きている時間が長ければ長いほど，その後の睡眠には深い睡眠の量が多いことが確かめられている。極端に長く起きていなくても，通常眠りはじめには深い睡眠が認められる。これらは覚醒による脳の疲労状態を回復させホメオスタシスを保つ睡眠恒常性維持機構によるコントロールである。さらに，深い睡眠の間にさまざまなホルモンが分泌され，身体の疲労回復と修復機能に大きな役割を演じている。

　こうした睡眠恒常性維持機構のメカニズムには睡眠物質が大きな役割を果たしている。覚醒中に睡眠物質（睡眠促進物質）がたまることによって睡眠欲求が高まり，十分な睡眠をとることによって睡眠欲求が低下して覚醒する，という考え方であ

る。睡眠不足により睡眠圧が高まり累積することを、「睡眠負債」と呼ぶことがある。睡眠恒常性維持のメカニズムについて、「睡眠物質がたまる」のではなく「大脳皮質の神経自体の質的変化」と考える研究者もいる。(➡p.18 総論Ⅱ「2. 睡眠の種類」)

2 ▶ 体内時計機構

十分に睡眠をとった翌日も、夜のある時刻になると眠くなってくる。徹夜をしていると明け方には猛烈に眠くなるが、起床時刻を過ぎても起きつづけると眠気が薄らいでくる。また、昼食後には眠くなるし、1日中起きつづけていても習慣的に眠る時刻の数時間前は眠気をあまり感じない。これは、睡眠や覚醒が体内時計の制御を受けているからである。睡眠恒常性維持機構の調節が、時刻にかかわらず、睡眠に入る前の覚醒している時間によって規定されているのに対して、体内時計機構は、時刻依存性の調節といえる。体内時計はほとんどすべての細胞に

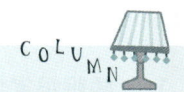

睡眠物質とは

睡眠物質とは、本来は、生体内に自然に備わる物質のうち、睡眠を誘発したり、睡眠の維持にかかわるものである。古くは20世紀初頭、断眠させ眠気が非常に強い状態にある動物の脳脊髄液をほかの動物の脳室内に注入すると睡眠が誘発されることを、フランスのピエロンらと日本の石森がほぼ同時に観察している。すなわち、睡眠物質が確かに存在することはずいぶん昔から知られていた。しかし、その実体が明らかになるまでには長期間を要した。

現在では睡眠物質には、プロスタグランジンD₂、サイトカインなどの免疫・炎症関連物質、成長ホルモン放出ホルモン(GHRH)などのホルモン、ある種の神経ペプチド、アデノシンなどのヌクレオシド、グルタチオンなど極めて多様なものが知られている。しかし、多彩な睡眠物質が自然の睡眠においてどのような役割を持つものかという点には不明な点が多い。

(清水徹男)

存在しており，内分泌ホルモン系，体温・血圧・脈拍などの自律神経系，免疫・代謝系のリズムを刻んでいる。それぞれのリズムを同調させているのが，脳の視交叉上核にある中枢時計である。中枢時計が睡眠・覚醒システムを調節し，睡眠・覚醒リズムを周期的に生み出している。また，中枢時計が深部体温リズムやメラトニン分泌のタイミングを制御し，眠気をコントロールしている。

体内時計そのものが刻むリズムは，ヒトでは24時間周期よりも長い。したがって，1日24時間周期の昼夜のリズムとはズレが生じる。体内時計のズレを修正している因子（同調因子）の中で最も強力なものに光がある。網膜から入力された光情報が，網膜神経節細胞から網膜視床下部路を介して視交叉上核にある体内時計の中枢に伝えられ，24時間周期の外部環境に同調させている。

このような睡眠恒常性維持機構と体内時計機構という2つの制御を受け，睡眠を引き起こす神経系と覚醒を引き起こす神経

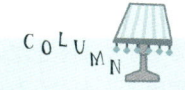

季節性感情障害について

睡眠障害のなかに，体内時計機構の異常によって起こる概日リズム睡眠・覚醒障害があるように，うつ病のなかにも，生体リズムの障害に起因すると考えられるものがある。これが，季節性感情障害あるいは季節性うつ病といわれるものである。その名のとおり，秋から冬にかけてうつ状態を呈するが，春になると自然に回復する。高緯度地域での発病率が高く，女性に圧倒的に多い。抑うつ気分や意欲低下などの抑うつ症状のほかに過眠，過食，体重増加などのうつ病としては非定型的な症状がみられる。また，過食についてはスナックなどの炭水化物を特に欲しがるようになる。ちょうど動物の冬眠にあたるのではないかと考えられている。治療としては光療法が有効である。病態として，メラトニンの分泌パターンの異常を指摘する報告がある。（➡p.157 各論Ⅱ「4-3（1）季節性感情障害」）

（梶村尚史）

系によって，ヒトは眠ったり起きたりしている。どちらかの制御機構だけで制御されているわけではなく，2つの機構がうまく連動することにより，よい睡眠・覚醒が生み出される。さらに，情動やエネルギー代謝，報酬系なども覚醒系神経に関係していることが明らかになっている。

（亀井雄一）

2 睡眠の種類

　睡眠についての生理的研究から，睡眠には2種類あることがわかっている。現在，目がぴくぴくと活発に動いている時期をレム（Rapid Eye Movement：REM）睡眠，そうでない時期をノンレム（Non-Rapid Eye Movement：Non-REM）睡眠と呼び区別している。犬や猫などを飼っているなら，眠っている姿勢からこの違いがわかる（**図1**）。首を保持してうずくまるように行儀よく眠っている時期がノンレム睡眠，だらりと横になって行儀の悪い姿勢で眠っている時期がレム睡眠である。人間は横になって眠るため姿勢の違いははっきりしないが，よく観察するとすやすやと深い寝息をたてゆったりと眠っているノンレム睡眠と，まぶたがやや開き加減になり目がぴくぴくと活発に動

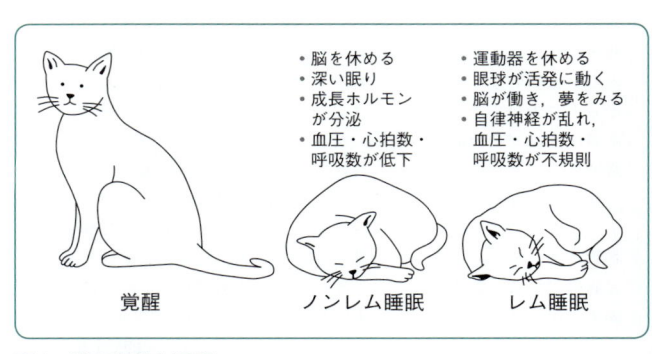

- 脳を休める
- 深い眠り
- 成長ホルモンが分泌
- 血圧・心拍数・呼吸数が低下

- 運動器を休める
- 眼球が活発に動く
- 脳が働き，夢をみる
- 自律神経が乱れ，血圧・心拍数・呼吸数が不規則

| 覚醒 | ノンレム睡眠 | レム睡眠 |

図1　猫の姿勢と睡眠

き，浅く速い呼吸をしているレム睡眠を区別できる。入眠からおよそ90〜110分の周期で，ノンレム睡眠とレム睡眠がセットになってくり返される（**図2**）。

　夢をみるのは，眼球が活発に動いているレム睡眠のときである。レム睡眠中は，睡眠中枢の働きで全身の筋肉の緊張が緩み，力がまったく入らない，いわば金縛りの状態にある一方で，脳は活発に働き，交感神経は多少緊張している。レム睡眠中に，脳の記憶から情報がランダムに呼び出され，これが頭の中で合成され瞬間瞬間にできる映像をみているのが夢だろうと考えられている。成人では一晩の15〜25%がレム睡眠に費やされる。7時間睡眠の人だとレム睡眠はおよそ2時間弱になる。レム睡眠中には，記憶から情報を読み出す機能は働いていても何かを記憶する機能が低下しているため，朝目覚めたときには夢内容をはっきりとは覚えていない。精神分析などでは起きて

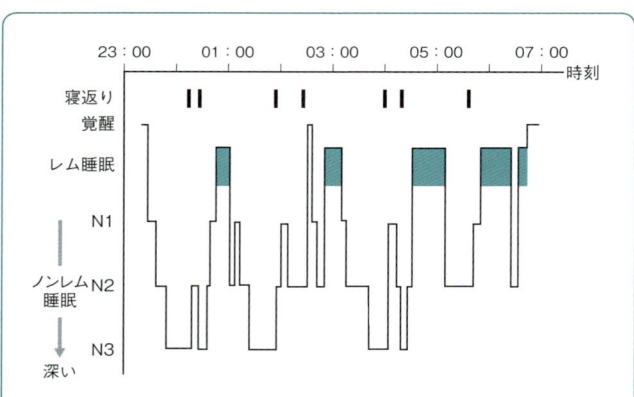

就床し，入眠後は浅いノンレム睡眠（段階N1，N2）を経て，深いノンレム睡眠（段階N3）となる。この後，寝返り（図中では0時15分ごろ）で再び浅いノンレム睡眠に移った後に，最初のレム睡眠（■部分）に入る。入眠してから最初のレム睡眠出現までの時間は通常60分から120分程度（図では75分）である。この後，ノンレム睡眠とレム睡眠が約90〜110分の周期で出現する。

図2　健康成人の睡眠パターン

から思い出した夢内容の解釈を行うが，このときの夢内容は，思い出そうとするときの心理状態に大きく影響されたものである。レム睡眠の役割は，脳からの運動指令を完全に遮断し，筋の緊張を積極的に抑制し外部の昼夜リズムにあわせて運動器を休めることにあると考えられる。猫を使った実験で，脳からの運動指令を遮断する機構を破壊すると，レム睡眠になるたび猫は目を閉じたまま起き上がり何かと戦うような動作などを示す。このことから，動物でもレム睡眠中に夢に相当する現象が起きていると考えられている。

ノンレム睡眠は，脳の休息（大脳皮質の活動低下）の度合いにより3段階（N1，N2，N3）に分けられ，これが睡眠の深さを表す。電車で眠っていて座った姿勢が保て，駅を乗り越さないでいられるのは段階N1の睡眠である。安定した段階N2になると首を保持できなくなり隣席の乗客に首をもたせかけることになる。また，しばしば寝過ごして駅を乗り越すくらいの深さと考えたらよい。段階N3は脳波所見から徐波睡眠とも呼ばれ，熟眠にあたる。多少の物音では目覚めず，瞳孔が散大しているためむりやり起こされるとまぶしく感じる。ノンレム睡眠の深さは目覚めにくさと関係している。ノンレム睡眠中，骨格筋の緊張は覚醒時よりも低下するが，レム睡眠時のように完全に弛緩はしない。ノンレム睡眠の意義は，主に脳を休ませることにあると考えられている。大脳皮質は進化とともに大きくなった。高等なほ乳類の巨大化した大脳は大量のエネルギーを要求するうえ疲弊しやすいため，機能を維持するには十分な休息が必要になってきた。高等な動物ほど深いノンレム睡眠がよく発達している。これにより，限られた時間内に効率よく大脳を休ませ回復を促すものと考えられる。

（内山　真）

3 睡眠の機能

　どんな生物でも必ず1日のなかに休息期がある。脊椎動物でははっきりとした睡眠がみられる。睡眠にはどのような働きがあるのだろうか？

　睡眠の第1の働きは，地球の24時間の自転にあわせて，活動に適さない時間帯に無駄なエネルギーを使わないようにすることである。は虫類などでは睡眠は単に身体の動きを止めるだけで脳の活動はさほど変化しない。ヒトのように高度に発達した脳を持つ種では，単に活動を停止するだけでなく，脳が活動しつづけてオーバーヒートしないように積極的に脳を休ませるということが第2の睡眠の働きである。

　睡眠中には脳の活動が低下する。脳の重さは体重の2%にしかならないが，覚醒時には身体全体で使うエネルギーの20%を消費している。深い睡眠のときには脳のエネルギー消費量は覚醒中の40%にまで低下する。睡眠をとらずにいると，集中力，記憶力，思考力が低下してしまう。

　深い睡眠中には脳下垂体から成長ホルモンが分泌されて，成

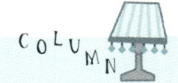

なぜ寝返りをうつの？

　寝返りは眠っているうちに身体の重みがかかって特定の部分の筋肉が疲労したり血液の循環が悪くなったりするのを防ぐのが主な目的で，生理的な現象である。適度に寝返りをうって，身体を圧迫から解放し，血液循環の偏りを正す役割を果たしている。また，身体の下側になった部分には体熱がこもりやすいので，適度に空気に触れさせて熱を発散させる，さらには，日中の活動で歪んだ背骨（頸椎，脊椎，腰椎など）などを修復するという役目も負っている。寝返りは気持ちよく眠り，身体の疲労を回復するために重要な役割を担っている。いわゆる，「寝相が悪い」ことは，こうした調節機能が活発に働いていることを示すもので，健康な睡眠には不可欠な現象である。

（内山　真）

長期の子どもでは身体の成長に，成人では組織の損傷を回復することで疲労回復に役立つと考えられている。また，乳汁分泌を促進するプロラクチン，卵巣での卵胞形成や排卵を促進する性腺ホルモンも睡眠中に分泌されている。

睡眠と免疫にも密接な関係があることがわかってきた。細菌やウイルスに感染すると，これらの侵入者を撃退するために免疫系を活性化する物質が白血球やリンパ球から分泌される。こうした免疫物質が睡眠を促進するとともに，睡眠自体も免疫物質の分泌を促進することがわかっている。風邪をひいたときに睡眠が増え，よく眠ると治りが早いのはこうした理由による。

このように，睡眠は単に休息だけでなく，健康を維持するのに大切な役割を担っている。

（田ヶ谷浩邦）

4 睡眠と身体の機能

1 ▶ 睡眠と自律神経系

私たちは夜になり寝入ると，通常は，まずノンレム睡眠に入る。ノンレム睡眠では，自律神経系の機能は副交感神経優位と

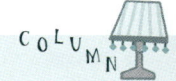

> **月経前に眠くなるのはなぜ**
>
> 月経の前に日中の眠気が強くなるという経験を持つ女性は多い。これは女性ホルモンの1つ，黄体ホルモンの作用によるもので，妊娠中に眠気が強くなるのと基本的に同じ機序により起こる。黄体ホルモンは，排卵が行われた後から月経の始まる前までの時期，また妊娠中に多く分泌される。黄体ホルモンが眠気を誘うのは，GABA受容体への作用が関係しており，妊娠・出産という大事なときを迎え，児を守るために身体的活動を制限して，できるだけ休息を与えるためと考えられている。
>
> （内山　真）

なり，血圧や心拍数，呼吸数が低下し，身体を休息させる状態となる。しかし，レム睡眠に入ると，自律神経系に乱れが生じ，血圧や心拍数，呼吸数が不規則に変動する。レム睡眠中や起床時に起こるこのような自律神経系の変化は「自律神経の嵐」といわれ，心筋梗塞や脳梗塞などの心臓・血管疾患が多く発生することから「魔の時間帯」とも呼ばれている。（➡p.18 総論II「2. 睡眠の種類」）

2 ▶ 睡眠と内分泌機能

　睡眠と内分泌機能は密接に関係しており，睡眠は単なる休息ではなく，内分泌機能にとっては，ある意味では活動の時間でもある。

　成長ホルモンは，睡眠中に分泌量が増加する代表的なホルモンである。夜間睡眠の初期，特に入眠最初の深いノンレム睡眠（段階 N3）で大量に分泌される。「寝る子は育つ」とのことわざとの関連から話題になった。成長ホルモンは，成長の促進だけでなく，身体の疲労回復や修復に重要な役割を果たすと考えられている。

　プロラクチンも睡眠中に分泌されるホルモンである。乳汁分泌を促すホルモンであるが，成長ホルモンと同様に身体の修復機構とも関係している。また，エストロゲンはプロラクチン分泌に促進的に作用しており，睡眠時の高齢女性のプロラクチン値は，若い女性と比べるとそれほど増加しない。さらに，治療などでエストロゲン製剤を服用中の患者では，睡眠時のプロラクチン値は著しく高くなる。

　コルチゾールは副腎から分泌されるステロイドホルモンであり，睡眠に依存しない固有の概日リズムを持つ。起床前後でピークとなり，午後には低値となり，睡眠前半では抑制されている。コルチゾールは代謝促進作用を持ち，ストレスに応じて分泌量が増大する。主な働きは，環境の急激な変化などに対し，エネルギーを準備することである。前日就寝時に6時に起

きようと決めるとその時間に起きることができる自己覚醒にも関与しているといわれ，その時間の約1時間前からコルチゾールの分泌を刺激する副腎皮質刺激ホルモン（ACTH）の分泌が増加する。また，コルチゾールは睡眠を抑制する作用もあり，ストレス状況下ではコルチゾール分泌は増大し，不眠を引き起こしやすい。一部のうつ病では，夜間前半でのコルチゾールの上昇が指摘されている。さらには，慢性的な不眠がうつ病を引き起こすとされ，その病態としてコルチゾールの関与が強く示唆されている。

グレリンは胃から分泌され食欲を増進させるホルモンである。一方，レプチンは脂肪細胞から分泌され食欲を抑制し，かつ交感神経を優位に働かせることでエネルギー代謝を高めるホルモンである。つまり食欲は，両者のホルモンがバランスをとることで決定されている。睡眠時間が不足すると，レプチン分泌が低下し，グレリン分泌が増加するため食欲が増進する。夜中遅く起きていると空腹を覚えて，ついついお菓子をつまんでしまうのはこういった理由である。さらに睡眠不足は，肥満のみならず，糖尿病，高血圧などのメタボリックシンドロームにも関与しているとされている。その原理に関してははっきりしていないが，コルチゾールの分泌増加などと関連しているのではないかと考えられている。

メラトニンは，睡眠を語るうえで外せないホルモンである。脳の松果体から分泌され，体内時計により制御されている。就寝の2時間前から上昇しはじめ，就寝後4時間でピークに達し，朝には低値となる。メラトニンを投与すると，投与時刻に応じて催眠作用，概日リズムの位相変異作用がみられる。また，メラトニンは網膜に入る光により制御を受ける。夜遅くまで明るい部屋で過ごすことは，体内時計のリズムに影響を与え，メラトニン分泌を低下させ，入眠や朝の起床にも影響を与える。年齢とともにメラトニンの分泌量は減少するため，老人は朝早く起床するともいわれている。

3 ▶ 睡眠と免疫系

　風邪をひくと眠くなり，ぐっすりと眠ると風邪の回復が早まることは日常経験することである。感染が起こると免疫系が活性化され，インターフェロン，インターロイキンなどのサイトカインが白血球から放出される。これらのサイトカインはウイルスの繁殖を抑えると同時に，中枢に作用して発熱やノンレム睡眠の増加を促進させる。ノンレム睡眠の増加は，体をリラックスさせ，血管拡張を起こさせるとともに，成長ホルモンなどの身体の回復を促すホルモンを増加させ病気の回復促進につながる。

　また，不眠により動脈硬化促進の炎症マーカーである CRP が増加することから，心筋梗塞や脳血管障害との関連も考えられている。

（塚田恵鯉子，亀井雄一）

5 睡眠と精神機能

1 ▶ 睡眠不足と機能低下

　日常の睡眠時間を切り詰めることができれば，自由に使える時間が増え，より生産的な生活を送ることができると考える人がいるかもしれない。しかし，睡眠不足は，身体機能と同様に精神機能に対しても重大な影響を及ぼす。

　一般に，日々の睡眠時間をそれまでの睡眠時間より数時間短縮した場合には，自覚的に日中に耐え難い眠気に襲われるようになる。他覚的にも，日中の眠気が非常に強くなることが，反復睡眠潜時検査（Multiple Sleep Latency Test：MSLT）で示されている。被験者の睡眠を数日間完全に奪う断眠実験からは，被験者の作業能率の低下，特に機械的な作業よりも注意力や記憶力を要求されるような複雑な作業の能率が低下する。断眠を継続すると作業能率はさらに低下し，気分は沈みがちになる。また，ささいなことに過度に反応し，対人関係に対して過敏になり，すぐおこり出すようになる。一部の人では「断眠時精神

病」と呼ばれる錯覚や幻覚などの知覚異常や，被害的な内容の妄想が出現する。睡眠不足が借金のように積み重なる状態を睡眠負債と呼ぶが，一晩の睡眠では十分に回復しないこともある。

2 ▶ 睡眠と記憶

睡眠は，記憶に関しても重要な役割を果たしている。動物を用いた学習実験において，学習期間中にはレム睡眠が増加する一方，学習期間中にレム睡眠のみを選択的にとらせないようにした動物では学習が著しく阻害された。ヒトにおいては，手続き記憶（技能）や陳述記憶の獲得のためにノンレム睡眠が重要だということがわかっている。

睡眠不足は，集中力低下，記憶力，思考力など高次機能の低下を招き，無気力や焦燥感を引き起こす。また，統合失調症や神経症などの精神疾患に罹患している場合には，睡眠不足により精神症状がさらに悪化する。精神機能の疲労を回復させ，生産的な生活を送るためには十分な睡眠をとることが重要である。

（山田尚登）

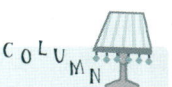

徹夜勉強について

日々の限られた時間のなかで勉強時間をいかに確保するかは受験生・学生にとって重要な問題である。睡眠時間を可能な限り減らして勉強のために時間を使いたいと思っている人もいる。しかし，睡眠時間の過度の短縮は日中の眠気を引き起こし，思考力や記憶力を低下させ，その結果勉強の効率を逆に悪くする。したがって，眠い状態でだらだら勉強するより，必要な睡眠時間を確保し，残りの時間をすっきりした頭で勉強した方が効果的である。さらに，徹夜の次の日には，単純な計算問題でも正答率が著しく下がることがわかっているので，試験の前日の徹夜は逆効果のこともある。さらに，睡眠は覚えたことを定着させるのに重要な働きをしている。試験の前日でも最低5時間は眠って，覚えたことを頭にしっかり残し，すっきりした頭で翌日に備えた方が効果的である。

（山田尚登）

6 子どもの睡眠

1 ▶ 生体リズムと睡眠の発達

　生まれたばかりの赤ちゃんは,「約3時間寝ては授乳され, また3時間眠る」をくり返す。これは体内時計の働きがまだ不十分で, 1日を単位とした睡眠覚醒のサイクルを作り出すことができないためである。その後次第に体内時計が働き出すが, この時計が生み出す生体リズムの周期は約24時間10分であり, 毎日地球の自転の24時間の周期にあわせる必要がある。しかし, 生後3～4カ月までは, この体内時計と地球の自転周期とのズレを修正する働きが十分でなく, 体内時計は24時間10分を1日として動いてしまう場合がある。この結果, 生活リズムが毎日10分ずつ遅くずれてしまうことがある。この現象はフリーランと呼ばれる。生後3～4カ月以降になると朝の光, 食事時間, 社会環境を手がかりに毎日自分の体内時計を地球時間にあわせること, つまりリセットができるようになり, フリーランは認められなくなる場合が多い。また昼間の睡眠時間が夜間の睡眠時間よりも短くなるのも生後3～4カ月以降である。(➡p.16 総論Ⅱ「1-2. 体内時計機構」)

　生後3～4カ月までは寝入るとすぐにレム睡眠が始まることが多い。しかしこの時期以降は, 寝入った直後には大人と同様にノンレム睡眠が出現するようになる。生後6カ月では入眠直後にレム睡眠を認める割合は20%にまで減ってくる。ノンレム睡眠とレム睡眠のセットは一晩に何回かくり返し出現する。その周期は新生児期には40～60分だが, 次第に延長し, 成人ではおよそ90～110分周期になる。(➡p.18 総論Ⅱ「2. 睡眠の種類」)

　生後3～4カ月以降は, 昼間の睡眠は夜間に比べて明らかに減り, 昼寝の形態をとるようになる。生後8カ月ごろには昼寝は午前午後各1回, 1歳2カ月以降は午後1回となる場合が多い。なお成人の昼寝の習慣には文化的な影響もあり, 昼寝が許容される地域では昼寝の習慣は生涯続く。

　生後3〜4カ月になると，体内時計に支配される体温リズム
も，明け方に低く午後に高くなるという1日のなかでの変動を
はっきりと示すようになる。体温と睡眠は関係が深く，体温が
下がりはじめると眠りに入りやすくなる。眠くなると子どもの
手足は温かくなるが，これは体の内部の体温を下げるための放
熱が始まったわけで，眠くなりはじめた証拠といえる。また入
眠後しばらくは汗をたくさんかくが，これも放熱の機構が活発
に働いていることを示す。周囲が暗くなると分泌されるホルモ
ンであるメラトニンは3〜5歳前後に生涯で最も多量に分泌さ
れる。夜になるのにあわせてメラトニンの分泌増加が始まるの
も生後3〜4カ月以降である。成長ホルモンの分泌が睡眠と関
連を有するようになるのも生後3〜4カ月以降である。

　なお，思春期には睡眠をとる時間帯が遅れがちだが，これに
は夜更かしして勉強したり遊んだりという社会的環境の影響だ
けでなく，ホルモンなど内因性要因の影響もあるとする考え方
もある。

2 ▶ 睡眠の量

　予定日前後で生まれた赤ちゃんは1日に16〜18時間眠る。
このうち約50％は動睡眠期と呼ばれる成人のレム睡眠にあた
る状態がしめる。動睡眠期には，すばやい目の動きや，筋肉の
細かいぴくつきがみられ，呼吸は不規則になっている。口の周
りの筋肉にぴくつきが出現すると，赤ちゃんがほほ笑んでいる
ようにみえる。これは新生児微笑と呼ばれているが，新生児微
笑がみられるのは動睡眠期である。次第に動睡眠期に筋肉の弛
緩が伴うようになり，生後3カ月過ぎにはほぼ成人と同様のレ
ム睡眠が出現するようになる。レム睡眠が総睡眠時間にしめる
割合は乳児期より次第に減り，2歳ごろには20〜25％と成人
と同じ程度の割合になる。逆にノンレム睡眠の割合は新生児期
には総睡眠時間の約30％だが，生後3カ月ごろには約50％に
まで増える。深いノンレム睡眠（N3）の割合は乳幼児期から思

春期前まではほぼ一定で総睡眠時間の約1/3をしめる。深いノンレム睡眠の割合は思春期以降に次第に減り，代わりに浅いノンレム睡眠（N1，N2）の割合がその分増えてくる。（➡p.18 総論Ⅱ「2. 睡眠の種類」）

　乳幼児の1日の総睡眠時間は，4カ月児で14〜15時間，1歳児で11〜13時間程度，あるいは1歳6カ月〜3歳児で約12時間である。なお，思春期には思春期前よりも必要とする睡眠時間が増えるという報告もある。ホルモン分泌の変化によると考えられている。

　近年，社会の24時間化が進行し，それに伴って，大人も子どもも就寝時刻が遅くなってきているが，起床時刻はさほど変化しないため，総睡眠時間が減ってきている。必要な睡眠時間の個人差が非常に大きいため，ここにあげた乳幼児の総睡眠時間が生理的に本当に必要な睡眠時間であるのかどうかの判断は難しい。何歳だから何時間睡眠時間をとるべきという最低許容限界があるのかどうかも厳密にはわからない。しかし，身体の病気でないのに午前中に元気がなかったりあくびをしているような場合には，睡眠不足が疑われる。睡眠は乳幼児の成長に重要な役割を果たしており，乳幼児で慢性の睡眠不足が続く場合には，心身の成長の遅れが出現する危険がある。

3 ▶ 体動

　ノンレム－レム睡眠のサイクルは一晩に何回かくり返されるが，ノンレム睡眠からレム睡眠への移行は徐々に進むこともあれば，体の動き（寝返り，体動）をきっかけに急激に生じることもある。レム睡眠はしばしば体の動きをきっかけに終わる。2秒以上続く体動の頻度は，新生児ではレム睡眠1時間あたり平均20回，1歳でも1時間あたり平均10回ほど観察される。成人ではもう少し減るが，それでも5回前後はある。ぐっすり眠っている間は体動はないものと思いがちだが，実際には体動はかなりみられる。したがって寝相の悪さは基本的に心配な

い。唯一の例外は睡眠時無呼吸の場合で，夜間呼吸困難のために もがき，発汗も多く，苦しくて横になれず上体を起こして眠るようになる。いわゆる寝相の悪さとは容易に区別可能である。（➡ p.221 各論Ⅵ「睡眠関連呼吸障害群」）

4 ▶ 入眠儀式（寝る前のルーチン）

「お子さんが寝つくときに必ずしなければならないことが何かありますか？」との設問に対して，1歳6カ月児で62.4％，3歳児で55.2％で，何らかの儀式があるとの回答を得た。具体的には，指しゃぶり，ほ乳瓶・おしゃぶりをくわえさせる，特定のタオル・ぬいぐるみをそばに置いたり身体に触れさせる，特定の本を読むことなどが寝つきに大切なこととしてあげられ

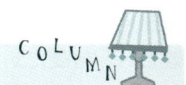

乳幼児突然死症候群（SIDS）

COLUMN

乳幼児突然死症候群（Sudden Infant Death Syndrome：SIDS）は，「それまでの健康状態および既往歴からその死亡が予測できず，しかも死亡状況および剖検によってもその原因が不詳である，乳幼児に突然の死をもたらした症候群」である。SIDS というためには「突然死をもたらす隠された疾患がないこと，窒息などの事故でないこと，さらには犯罪などでないこと」を証明しなければならない。しかし事故による窒息死と SIDS とを鑑別することは，剖検を行っても難しい。うつぶせ寝と窒息との関係も指摘されるが，うつぶせ寝はやわらかい寝具に顔を押しつけた場合を除き，むしろ窒息しにくい体位である。確かにうつぶせ寝，非母乳栄養児，両親の喫煙で SIDS の危険は高まるが，その理由はわかっていない。SIDS の原因としては「生命の危機的状態に対する覚醒反応の低下」が現在有力視されているが，真の原因は依然として不明である。医療事故と SIDS との区別は重要だが，わが国では医療者が過誤の隠れみのに SIDS を用いていると誤解され，訴訟に持ち込まれるケースがあることは残念である。早急な原因究明とともに，お子さんを亡くされたご家族の精神的ケアも含めた社会的啓発活動のいっそうの充実が望まれる。

（神山　潤）

た。これらは，子どもで一般的にみられる現象で問題視する必要はなく，逆に上手に寝つかせるための手段として活用したい。

5 ▶ 夜泣き

日本では夜泣きにより養育者の約60％が悩んでいる。

生後4カ月までの乳児は，体内時計の働きが十分でないため，昼夜のメリハリがはっきりせず，夜泣きになる場合がある。昼夜の明暗のメリハリをつけ，体内時計が外界の時刻を認識する手がかりがしっかりと子どもの脳に伝わるように養育環境を整えることが大切である。夜泣きは成長過程における生理的な一過性の現象であることを養育者が理解することも重要である。

夜眠り昼に活動するリズムが確立された以降も，毎晩同じ時刻に夜泣きをする場合もある。小児では成人よりも短時間のサイクルで睡眠が浅くなり，このときに体動を伴う。これらの動きに養育者が過剰に反応し，抱き上げや授乳を行うと夜の覚醒が習慣として固定してしまう。割り切って放っておくことも場合によっては必要となる。また食事は体内時計の時刻の手がかりとして重要である。夜に授乳することが習慣になると，体内時計がこの時間帯を昼間と認識してしまい，夜泣きを固定させることがある。夜の授乳習慣をなくすには，就寝前に授乳するようにする。なお昼間の運動量や脳の疲労を増やすと，生活リズムにメリハリが生まれ，夜の睡眠も深くなり，中途覚醒が減る。適切な入眠儀式を使うことも大切である。

6 ▶ 遅寝

今や社会生活は1日24時間，週7日間フル活動し，この生活習慣は子どもたちにも浸透している。2000年当時，日本では3歳児の50％以上が夜10時以降に就寝していた。2010年にはこの値は30％になったが，依然欧米より高値である。遅寝の乳幼児であっても短期的には明らかな異常を認めるわけではない。そこで従来，帰宅時間の遅い養育者とのスキンシップを

重視する立場から，乳幼児の遅寝を容認する有識者の助言もみられた。遅寝が発達過程にある乳幼児の体内環境，高次脳機能に及ぼす影響に関する実証的な検討は乏しい。しかし，遅寝では乳幼児の睡眠量，昼間の活動量，昼夜の受光量のメリハリが低下する。睡眠時間が減ると感情の制御が不安定になり，成人では血圧の上昇や血糖値の上昇がみられ，また小学生でも問題処理能力の低下や血圧の上昇が生じる。子猫を使った実験では，しっかりと睡眠をとることで，脳の神経細胞間の連絡が強まることがわかっている。夜間の受光量の増大が，メラトニンの分泌量減少を介して成長過程に影響する可能性も疑われている。

（神山　潤）

7　高齢者の睡眠

1 ▶ 健常高齢者でみられる睡眠と概日リズムの変化

　高齢者では睡眠が浅くなり中断しやすくなるとともに，早寝早起きとなることが知られている。こうした変化は，睡眠恒常性維持機構および体内時計機構の加齢の結果と考えられている。

　睡眠の量・質に関するアンケート調査によると，日本人が1日に床の上で過ごす時間は，10歳代の前半では男女とも8時間以上であるが，加齢に伴い短縮し，40歳代では男性約7.3時間，女性約7.0時間と最短となり，この後延長して，70歳以上になると8.5時間前後であった。

　終夜睡眠ポリグラフ検査を用いて客観的に睡眠の量と質の変化をみた研究によると，高齢者では，消灯してから入眠するまでの時間（入眠潜時）が，若年者と比べ長くなる（入眠困難）。また，高齢者では若年者・中年者に比べ入眠後の覚醒（中途覚醒）が多いことがわかった。夜入眠してから朝覚醒するまでの間に実際に眠っていた時間の割合（睡眠効率）は，若年者で約97％であるのに対し，高齢者では約77％と低下した。睡眠の内訳としては，浅いノンレム睡眠（段階 N1，N2）が増加し，深

いノンレム睡眠（段階 N3）が減少した。レム睡眠も減少していた。（➡ p.18 総論Ⅱ「2. 睡眠の種類」）

　すなわち，高齢者では，入眠まで時間がかかり，睡眠は浅く，中断が多くなる。高齢者では，身体を使う仕事が少なくなり，基礎代謝量も低下し，日中のエネルギー消費や運動量が低下する。このため，身体が必要とする睡眠量は減少する。また，身体の成長は終了しており，組織の損傷修復の速度も低下するため，成長ホルモンを分泌する深いノンレム睡眠の必要性も低い。加齢による生理指標の変化は否定的にとらえられがちであるが，若年者と比較してエネルギー消費が少ないため，深く眠る必要がないとも考えることもできる。

　加齢に伴って早寝早起きとなり，眠っている時間帯が早くなる。これは，体内時計の位相が加齢に伴って前進するためと考えられている。また，高齢者において，概日リズムの指標である深部体温，コルチゾールやメラトニン分泌の振幅が減少しており，昼寝が増えて多相性睡眠となることから，体内時計自体のリズム強度が減少していると推測されている。さらに，高齢者では時差障害（ジェットラグ）からの回復に時間がかかることなどから，加齢により体内時計の同調機能が減弱していると考えられている。高齢者では，社会的役割の変化，運動機能の低下に伴い日中の外出が減り，体内時計の同調因子である日中に浴びる太陽光線の量が減少する結果として，体内時計の機能が低下している可能性もある。（➡ p.15 総論Ⅱ「1. 睡眠のメカニズム」，p.18「2. 睡眠の種類」）

2 ▶ 高齢者でみられる睡眠障害

　高齢者では睡眠障害の頻度が高いことが知られている。日本の一般成人を対象とした調査では不眠の訴えは 20 〜 30 歳代では 13.9%，40 〜 50 歳代では 16.2% であるが，60 歳以上では 25.2% みられた。不眠の型ごとにみると，夜中に目が覚める中途覚醒，朝早く目が覚めてしまう早朝覚醒が 60 歳以上で約 2

倍に増加し，高齢者では若年・中年者と比べて中途覚醒・早朝覚醒といった睡眠の持続の障害が特徴的である。

前節で述べたように高齢者においては加齢変化により睡眠が浅くなり，分断されやすくなっている。これに加えて，夜間の頻尿・疼痛など加齢による身体の変化も高齢者の中途覚醒の誘因となる。

次に，臨床の現場でよくみられる高齢者の睡眠障害について簡単にまとめた。

(1) 高齢者の不眠症

①慢性不眠障害（精神生理性不眠症）：高齢者では，健康意識が高まる傾向がある。何かのきっかけで数日不眠が続くと健康が不眠により損なわれるといった不安が強くなり，一種の不眠恐怖症に陥る。こうなるとかえって不眠が増強し慢

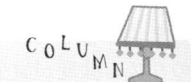

COLUMN

朝型と夜型はどちらが健康的か

　早寝早起きで，午前中から活動的な人を朝型と呼び，宵っ張りで午前中はぼんやりし，夜になるほど頭がさえるような人を夜型と呼んでいる。こうした朝型か夜型かは，年齢により，さらに生まれつきの体質により個人差があり，体内時計が作り出す約1日の周期に関連した概日リズムの特性による。特性を決めるのは時計遺伝子である。若年者に夜型が多く，高齢になると朝型になるのは，体内時計機能の加齢変化による。これは男性でより目立つ。朝型と夜型については，よい悪いの問題ではなく，一般的には体質の問題ととらえておくのが妥当である。極端でない限り，あるいは社会的な問題がない限りどちらが健康的かということはできない。ただし，若年者で夜型の人は生体リズムが後ろへずれ，定刻に起床できないなど社会生活に支障を来すことが少なくないため，起床時間を一定にし，朝の光を浴びて，生体リズムをずらさないようにすることが重要である。夜型がうつになりやすいということを示唆する報告も出ており，気分障害との関連に興味が持たれている。

（内山　真）

性化してしまうことがある。(➡p.161 各論Ⅲ「不眠症」)

②**閉塞性睡眠時無呼吸 (Obstructive Sleep Apnea：OSA)**：睡眠中の筋弛緩によって起こる気道の狭窄などにより呼吸が停止し，夜間何度も覚醒するため十分な睡眠が得られず，夜間の不眠，日中の過眠が出現する。高齢者では無症候性のものも多い。(➡p.221 各論Ⅵ「睡眠関連呼吸障害群」)

③**周期性四肢運動障害 (Periodic Limb Movement Disorder：PLMD)**：主として下肢の不随意運動が睡眠中に周期的かつ常同的に出現 (PLM) し，睡眠が障害される。原因は不明である。健常高齢者にも PLM がみられるが，その半数は自覚症状がない。(➡p.238 各論Ⅶ「2. 周期性四肢運動障害」)

④**レストレスレッグス症候群 (むずむず脚症候群，Restless Legs Syndrome：RLS)**：夕方の安静時，夜間就床時に下肢に限局した「痛がゆい感じ」「虫がはうような感じ」といった異常感覚が出現し睡眠が障害される。PLMD が出現することが多い。四肢を動かすことで完全に，あるいは部分的に症状は消失する。中年期以降の発症が多い。(➡p.234 各論Ⅶ「1. レストレスレッグス症候群 (むずむず脚症候群)」)

(2) レム睡眠行動障害 (REM sleep Behavior Disorder：RBD)

レム睡眠中は筋肉が弛緩し，いわゆる金縛り状態にあるため，夢の中の行動が体動となって現れることはない。レム睡眠行動障害 (REM sleep Behavior Disorder：RBD) はこの金縛りを起こす機構が働かないために起こる。レム睡眠になるたびに粗大な四肢や体幹の運動，複雑な行動が出現し，激しい寝言を伴うことが多い。(➡p.246 各論Ⅷ「2. レム睡眠行動障害」)

(3) ほかの疾患に伴う睡眠障害

①**精神障害に基づく睡眠障害**：うつ病，躁病，統合失調症などは重度の睡眠障害を引き起こす。高齢者では，ほかの世代と比較してうつ病などの有病率が高い。また，高齢者では

精神障害による睡眠障害が出現しやすく，慢性化しやすい。

(➡p.184 各論Ⅲ「5. 精神疾患による不眠」)

② 身体疾患に基づく睡眠障害

a. パーキンソン病，進行性核上性麻痺，ハンチントン舞踏病などの錐体外路性疾患では，筋固縮，不随意運動により中途覚醒が増加しやすく，再入眠が困難となる。

b. オリーブ核橋小脳萎縮症 (OPCA)，シャイ・ドレーガー症候群などの脊髄小脳変性症では RBD や睡眠時無呼吸を合併しやすい。

c. 高血圧患者では入眠困難が22.3%に，中途覚醒が39.6%にみられる。不眠を訴える高血圧患者のなかには脳循環障害，睡眠時無呼吸が高率にみられる。

d. 糖尿病患者では夜間の口渇，発汗，神経痛などにより高率に睡眠障害がみられる。糖尿病患者の56.4%で不眠，40.3%で早朝覚醒がみられる。

e. 不整脈，夜間狭心症，心筋梗塞などの心疾患や，喘息発作，慢性閉塞性肺疾患における肺胞低換気，逆流性食道炎，胃・十二指腸潰瘍の疼痛は夜間睡眠中に発生しやすく，睡眠障害の一因となる。

f. 腰痛・神経痛などによる疼痛により，夜間の中途覚醒が増加する。

(➡p.176 各論Ⅲ「4. 身体疾患による不眠」, p.187「6. 脳器質性疾患による不眠（認知症を含む）」)

(4) その他

「依存症になる」「飲みつづけるとぼける」「睡眠薬よりも寝酒の方が安全」などの睡眠薬に対する誤った知識を持つ高齢者が多く，なかなか医療機関に受診しなかったり，自己判断で服薬を中止してしまったり，かえって睡眠障害を長引かせているケースも多い。(➡p.104 各論Ⅰ「薬物治療」)

3 ▶ 高齢者の睡眠障害の診断

睡眠障害の原因を特定し，治療することが基本である。

- 入眠困難，中途覚醒，早朝覚醒の有無
- 日中の過剰な眠気の有無
- 夜間の異常行動の有無
- 入眠困難，中途覚醒の原因となる身体症状の有無
- 不適切な睡眠環境，睡眠習慣の有無

必要があれば精神科，睡眠障害専門医に紹介する。（➡p.66 総論Ⅳ「睡眠障害の鑑別診断」）

4 ▶ 高齢者の睡眠障害の治療

睡眠時無呼吸に伴う不眠では，睡眠薬を投与すると無呼吸がかえって悪化することや，高齢者では薬物代謝能力の個人差が大きく少量の睡眠薬でも転倒しやすいので，投与にあたっては以下の点に注意を払う。

(1) 原因となるほかの精神・身体疾患の治療

睡眠時無呼吸に対しては減量，歯科装具，持続陽圧呼吸療法（CPAP），外科手術などを行う。

周期性四肢運動障害，レストレスレッグス症候群，レム睡眠行動障害にはクロナゼパムが有効である。レストレスレッグス症候群には，プラミペキソール（ビ・シフロール®），ガバペンチン エナカルビル，ロチゴチンも有効である。

(2) 睡眠環境，睡眠習慣に問題があるもの

夕方以降のお茶・コーヒーの摂取，過量のアルコール，日中の多すぎる昼寝や運動不足，早い時刻から眠気もないのに入床しているなどに対しては生活指導を行う。

日中の適度な運動・昼寝や高照度光の照射が体内時計の活動にメリハリをつけ，高齢者の夜間の睡眠が改善される。（➡p.139

各論Ⅱ「1. 睡眠衛生教育」)

(3) 以上のような原因疾患や重篤な合併症のない不眠症

　オレキシン受容体拮抗薬のスボレキサントあるいはメラトニン受容体作動薬のラメルテオンを投与する。これらで無効の場合は，非ベンゾジアゼピン系睡眠薬を用いる。高齢者に対しては吸収が速く，筋弛緩作用が弱く，代謝産物が活性を持たない睡眠薬を若年者の半量程度から投与する。（➡p.104 各論Ⅰ「薬物治療」）

（石束嘉和）

8　眠りの必要性

　「眠らないとどうなるか？」は古くから興味ある疑問であった。ヒトでは1965年にアメリカの17歳の男子高校生が参加した断眠実験で達成した264時間12分（11日間と12分）が最高記録である。断眠開始後4日目には気分が沈みがちになり，イライ

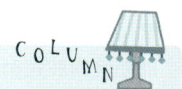

イビキについて

　仰向けで眠っていると，筋肉がリラックスして，のどの周りや舌の付け根などが緩んで落ち込み，気道（空気の通り道）が狭くなる。この状態に，疲労，飲酒，肥満，あるいは何らかの鼻やのどの異常などが加わると，さらに気道が狭くなって，出入りする空気がのどの壁を振動させる。これがイビキの起こるメカニズムである。規則正しく呼吸ができていれば，多少のイビキは健康上の問題にならない。ただし，イビキの裏に病気が潜んでいる可能性があるため注意が必要である。特に，睡眠中大きなイビキをかき，イビキが止まったかと思うとまた再開するなどのように，大きなイビキとともに，呼吸が一時的に停止するような兆候がある場合には，睡眠時無呼吸が疑われるため注意が必要である。

（内山　真）

ラが出現し，物が人の姿になって見える幻視も出現し，「自分が周りの人から嫌われている」という妄想的な訴えもみられた。7日目から8日目には言葉が不明瞭となり，記憶力・集中力の低下が目立つようになり，11日目には思考力もかなり低下した。しかし，さまざまな身体の機能には問題はなかった。この後この高校生は自宅で14時間45分眠り，目覚めたときにはすべて正常に戻っていた。ドイツで行われた別の実験では被験者は4日目には立ったまま眠り込んでしまった。目覚めているようにみえても，脳波の上ではごく短時間の睡眠記録がくり返しみられた。

このように，ヒトでは眠らない（覚醒しつづける）と病気になる前に目覚めていられなくなり眠り込んでしまう。長時間眠らないでいることによって，集中力・思考力・記憶力などの能力が低下し，気分・情動も不安定になる。また，長期間にわたる睡眠不足があると，主観的な眠気は軽減していくにもかかわらず，遂行能力は着実に低下し，血圧上昇や耐糖能低下が誘発されることがわかっている。

動物では，強制的に運動を続けさせる方法などを用いて，断眠の実験が行われている。いずれも長期間の断眠の後に体温の低下，体毛の脱落などがみられ，死亡してしまった。動物では睡眠をとらせないように何らかのストレスを加えざるを得ないため，こうしたストレスと断眠との相乗効果で死に至った可能性が高い。

（田ヶ谷浩邦）

睡眠に関する Q&A

Q 01 寝言をよく言ってうなされていると
いわれます。

寝言は睡眠中に言語あるいは意味のある音を発し，そのことを本人がはっきりと自覚していない現象を指す。

生理的な寝言の多くは，短く，小声で，感情的な徴候を示さない。頻度も低く，毎夜続く重篤なものはまれである。小児・若年者の男性に多くみられ，数日でなくなることもあるが，数カ月あるいは数年続くこともある。25歳以降から頻度は減少し，一般に自然消退する。

寝言はさまざまな原因で生じるので次に鑑別すべき疾患を概説する。

心的外傷後ストレス障害（PTSD）などの強度のストレス下では，毎夜続く悪夢とときに寝言がみられることがある。悪夢を伴う寝言の場合は助けを求めるような叫びや悲鳴など，感情的色彩が強く感じられるものが多い。

発熱性の身体疾患においても寝言が多くみられる。いわゆる熱でうなされる状態である。これらは一過性で発熱がおさまると自然軽快する。

睡眠時驚愕症（夜驚症）では激しい恐怖感に一致して寝言が認められることがあるが，叫び声や悲鳴が多く，意味のある言葉が観察されることは少ない。3～8歳の男児に好発し，思春期までには一般に自然消失する。

中・高年の男性に多い閉塞性睡眠時無呼吸においても，呼吸停止から再開する際に，あえぎ，うめき声，ぶつぶつ言うような声が観察されることがある。通常，感情表出はなく何を言っているのか聞き分けられないものが多い。

レム睡眠行動障害では抗争的な夢の内容に一致して激しい寝言，叫び声や異常行動を伴うことが多いが，寝言が単独でみられることもある。感情的色彩が強く，50～60歳以降の男性に多い。

　以上の疾患を鑑別するためには年齢，性に加え，本人あるいはベッドパートナーから感情的色彩の有無など寝言の特徴，悪夢や異常行動あるいは無呼吸を伴うのか，また発熱や強度のストレスの有無などについて詳しい情報を得る必要がある。生理的な寝言であれば一般に治療の必要はないが，何らかの原因が存在すればそれらの基礎疾患の治療を行う必要がある。（➡p.90 総論Ⅳ「4. 睡眠中の異常現象が主訴の場合」）

　　　　　　　　　　　　　　　　　　　　　　（内村直尚）

Q02 おねしょは何歳くらいまでなら正常ですか？

　4～6歳で月に2晩以上おねしょがあると睡眠時遺尿症と診断される。これ以前のおねしょは病気とは考えないでよい。また5歳児の15～20％にも睡眠時遺尿症がある。この場合にも，1年ごとに患児のうちの約15％が自然に治る。なお15歳でも1～2％の方が睡眠時遺尿症に悩んでいるが，その悩みは深刻である。

　男女比は3：2で男児に多く，家族歴が濃厚である。両親におねしょがあると77％の子どもが睡眠時遺尿症となり，両親のどちらかにおねしょがあると44％，両親ともおねしょの経験がない場合には，その子どもにおねしょが現れる頻度は15％程度である。このように家族内の発症が多い。

　6カ月以上おねしょをしなくなった期間があり，その後再びおねしょが出現した場合は続発性睡眠時遺尿症と呼ばれ，これまでおねしょをしなくなった経験のない原発性睡眠時遺尿症と

は区別され，続発性睡眠時遺尿症の場合には別の身体の病気によることがある。原発性睡眠時遺尿症では，目を覚ましたり，尿量を抑えたりするシステムや膀胱の働きが未熟なことが原因として推察されている。

治療の基本はあせらず・おこらずであり，叱っても患児の心理的葛藤が増すだけで逆効果となる。就寝前の排尿習慣も大切であるが，なんといっても動機付けとしての心理的支え（おねしょのなかった日に褒める）が重要である。わが国では「起こさず」も勧められているが，欧米ではアラームによる条件付け（夜間の強制覚醒）が治療の主流となっている。適切な行動療法（動機付け・条件付け）は薬物療法に勝る。

（神山　潤）

Q03　子どもが昼寝をしないのですが。

約3時間ごとに泣いて授乳される以外はほとんど眠ってばかりだった赤ちゃんも，生後3〜4カ月を過ぎると，昼に比べ，夜の方が眠る時間が多くなる。そして昼間の睡眠時間は次第に減り，生後8カ月ごろには午前午後各1回の昼寝となり，1歳2カ月以降は午後1回の昼寝となる場合が多い。3歳児の10〜15％が昼寝をまったくとらず，1歳6カ月児でもまったく昼寝をしない子もいる。昼寝をしない子どもたちは，毎日昼寝をする子どもたちよりも多少早寝遅起きである。また，昼寝をしないからといって，眠そうで元気がない，ということはない。昼寝は必ずしもしなくてはいけないものではない。何歳だから何時間昼寝をしなければいけない，ということはない。午前中に元気に遊んでいるのであれば，睡眠時間は足りていると考え，無理に昼寝をさせる必要はない。

なお，夜の寝つく時刻が遅い場合には，昼寝をある程度の時

間で切り上げることも大切かもしれない。しかし，昼寝が日本より長いにもかかわらず日本よりも早く寝ている国が少なくないことも知っておきたい。（➡p.27 総論Ⅱ「6．子どもの睡眠」）

（神山　潤）

Q04　イビキ・歯ぎしりがひどいといわれます。

睡眠時無呼吸を有する人は，常習的にイビキをかくことが多く，しかも睡眠時無呼吸が循環器系の合併症を生じるため，最近はイビキを問題視する医師が多くなった。これだけでなく，女性も男性もベッドパートナーへの配慮から，イビキを気にして病院を訪れるケースは少なくない。イビキの音は，息を吸い込むときに，狭くなっている咽頭の軟部組織が振動するために起こる。その原因としては，小児では，扁桃肥大（アデノイド）によることが多く，成人では，睡眠中の軟口蓋（のどちんこの近傍）から舌根部の筋弛緩によることが多くなる。これに鼻閉が加わると，咽頭内の陰圧が強くなるので，咽頭狭窄が助長されて，イビキがひどくなる。

歯ぎしりは，人口の40％以上が生涯に一度は遭遇する生理現象だが，これが問題視されるのは，キリキリというきしむ音や上下の歯をカチカチかみ合わせる音のためにベッドパートナーが不眠となる場合と，歯の摩耗，歯周部の損傷，顎の関節症による痛みが生じる場合，強い筋緊張のために肩こり，頭痛が生じる場合などである。その原因としては，かみ合わせの問題，精神的なストレスや性格傾向の影響，中枢神経伝達機構の変化などがあげられているが，結論は得られていない。

イビキ・歯ぎしりの両方が存在する場合，おそらくベッドパートナーは相当騒音に困っていると思われる。治療には，歯と周辺の組織を保護でき，下顎を前上方へ移動させる口腔内装

具（マウスピース）を夜間睡眠時に使うことにより，イビキ・歯ぎしりの両方に効果が期待できる。この装具によりのどの狭窄は軽くなりイビキ音が小さくなり，歯ぎしりも目立たなくなる。歯ぎしりについての口腔内装具の応用はかなり普及し，睡眠時無呼吸の治療を手がけている歯科口腔外科医なら，両方を改善できる装具を作成することが可能であろう。歯ぎしりに対して，口腔内装具が無効でしかもかみ合わせに問題がない場合には，薬物治療の対象となる。また，飲酒はイビキを悪化させ，喫煙は歯ぎしりを誘発するので，これらの点については節制した方がよい。（➡p.221 各論Ⅵ「睡眠関連呼吸障害群」）

（井上雄一）

Q05 老人ホームで不眠の人が多く困っています。

高齢者では若いころと比べて睡眠の必要性が減り，必要とされる睡眠の量が減る。また，睡眠の質という点からは，睡眠自体が浅くなり，昼寝も増え，トイレが近くなったり，腰痛や神経痛のため夜何度も目が覚めたりするようになる。足腰が弱る人も多く，どうしても外出が減ってくるので，日中に適度に疲れることができず，体内時計のリズムにメリハリをつけるのに重要な太陽の光を浴びることも少なくなるため，どうしても不眠がちとなる。また，眠くないのに布団の中でじっとしていると，かえって眠れなくなる。

老人ホームでは介護者のマンパワーの都合上，消灯時刻が早い時刻に設定され，夜遅くなるとほかの入所者に気をつかって自由に過ごせないため，余計に不眠が意識されてしまう。

安易に睡眠薬を服用すると，高齢者は薬が抜けるのに長い時間がかかり，ふらつきが出て転倒して骨折してしまうこともあり，注意が必要である。また，アルコールを睡眠薬代わりに使

うと，かえって不眠が強まるのでやめるべきである。

　まず，天気のよい日はなるべく日中外出して適度に疲れるようにするとともに，太陽の光を浴びて体内時計のリズムのメリハリをつけるようにする。次に，夜寝つけない人がテレビを見たり，読書ができるスペースを確保し，眠くなるまでリラックスして過ごしてもらうようにする。このスペースは，非常に朝早く目覚めてしまった方にも利用してもらうとよい。

　どうしても不眠に対する恐怖感が強い場合は，ふらつきが出にくく，高齢者にも安全な睡眠薬や抗不安薬を処方してもよいが，用量は最低限とする。

　軽い認知症，脳血管障害のある高齢者では，不眠ではなく，夜間せん妄といわれる半分ねぼけたような状態になり，とんちんかんな言動が現れることもあるので，こうした場合は精神科や神経科の受診が必要である。(➡p.32 総論Ⅱ「7. 高齢者の睡眠」)

（田ヶ谷浩邦）

COLUMN

金縛りについて

　「金縛り」は，寝入りばなや中途覚醒時に，意識はしっかりしているのに身体の自由がきかなくなる現象で，睡眠麻痺と呼ばれ，思春期には比較的多くみられるレム睡眠に関連した現象である。レム睡眠中，脳は軽くまどろんだ状態で，眼球が活発に動く。一方，眼球を動かす筋と呼吸筋を除き，脳からの運動指令が脊髄で遮断され筋肉まで届かない。睡眠麻痺は，レム睡眠に特有な運動指令を遮断する仕組みが寝入りばなや中途覚醒時に働いてしまうため起こる。したがって，睡眠麻痺を起こした場合，夢様の体験を伴うことも多い。睡眠麻痺の原因は不明だが，睡眠時間帯が不規則だと出現しやすいことがわかっている。対処法としては，睡眠習慣を規則的にし，夜更かしを避ける。睡眠麻痺が起こってしまったら，意識的に目を動かすことが早く抜け出す助けになる。睡眠麻痺は，ナルコレプシーでよくみられる症状なので注意が肝心である。

（内山　真）

Q06 老人介護をしていますが昼夜逆転で困っています。

高齢者では，睡眠自体が浅くなり，トイレが近くなったり，腰痛や神経痛のため夜何度も目が覚めたりする。このため夜にぐっすり眠りにくくなる。介護を必要とする人だと外出や運動が減り，日中に適度に疲れることができず，体内時計のリズムのメリハリをつけるのに重要な太陽の光を浴びることも少なくなるため，どうしても不眠がちとなる。日中も床に入っているような状態だと昼寝をしてしまい，さらに夜眠りにくくなり，だんだんと昼間に眠り夜に覚醒する，いわゆる昼夜逆転の状態になることがある。こうした場合，体内時計のリズム自体が逆転しているので睡眠薬で夜眠らせようとしてもなかなか眠らず，ねぼけたような状態になってかえって介護がたいへんになったり，夜が明けてから薬が効き昼間になってから眠ってしまうことが多くある。

動脈硬化や脳梗塞がある人だと夜間せん妄という状態になり，周りの様子がわからずとんちんかんなことを言ったり，興奮したりという症状が出やすくなる。

こうした場合，まず日中に本人の好きなゲームや娯楽でなるべく起きていてもらうようにすること，そして，太陽の光を浴びて体内時計のリズムを適正化することが大切である。睡眠薬や向精神薬は効果が十分でなく副作用が出現しやすいので，なるべく使用しないか最低限の用量とする。

いろいろな働きかけに対して不穏となってしまうような場合は，精神科や神経科を受診する必要がある。（➡p.32 総論Ⅱ「7. 高齢者の睡眠」）

（田ヶ谷浩邦）

Q07 正常な睡眠時間はどのくらいですか？

A 体質的な個人差，性，年齢など種々の要因に影響されるため，何時間眠ることが最も健康によいのかという絶対の基準はない。日中すっきりと起きていられて，疲労が蓄積していくことなく過ごすことができていれば睡眠時間は適切といえる。

　加齢による夜間の生理的睡眠時間の変化については，健康人の睡眠時間に関するデータから知ることができる。終夜睡眠ポリグラフ検査により実際に夜間眠っている時間を調べた65編の論文における3,577人のデータをメタ解析した研究の結果を示す（**図1**）。10歳までは8〜9時間だが，15歳で約8時間，25歳で約7時間，45歳で約6.5時間，65歳で約6時間となる。以前に信じられてきた8時間睡眠と比べると短いことがわかる。

　日本における疫学データ（平成29年国民健康栄養調査）では，睡眠時間が6時間以上7時間未満が一番多かった。一方で，高血圧や糖尿病などの生活習慣病，うつ病と睡眠時間との関連をみた研究からは，6時間未満，8時間以上と比べて，7時間前後の睡眠時間の場合に，こうした疾患に対するリスクが最も低いことが示されている。

　このように個人に必要とされる睡眠時間には目安があり，毎晩眠ることのできる時間はおよそ決まっている。必要な睡眠時間が確保できない日が続くと，それを補おうと睡眠時間は長くなる。一方で長く眠ろうと意気込んでも必要以上には眠ることはできない。

　秋から冬にかけて日が短くなるときに睡眠は長くなり，春から夏にかけて短くなる。最も日の短い12月から1月に睡眠は長くなりやすく，6月から7月の初夏に最も短くなる。（➡p.139 各論Ⅱ「1. 睡眠衛生教育」）

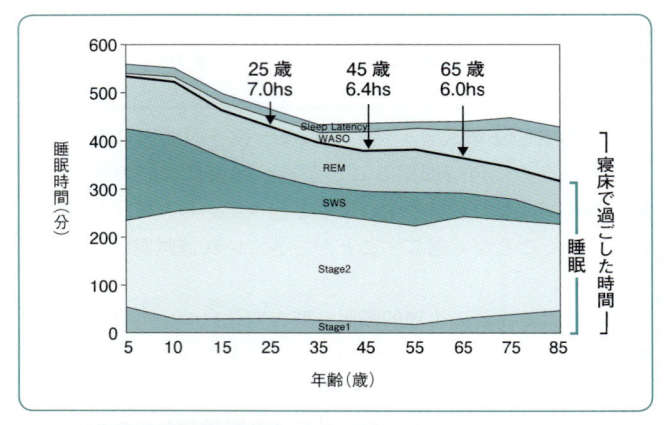

図1　健康人の夜間睡眠時間の加齢変化
　　　(Ohayon MM, Carskadon MA, Guilleminault C, et al：Meta-analysis of
quantitative sleep parameters from childhood to old age in healthy individuals：
developing normative sleep values across the human lifespan. Sleep, 27 (7)，
1255-1273, 2004)

（内山　真）

^Q08　透析中の患者さんに
　　不眠が多いのはなぜですか？

　　腎不全透析の患者には不眠が多い。60％以上の透析患者が睡眠薬を服用している。原因は次のようなものがある。それぞれの特性に応じた対応を図るべきである。

（1）透析による不均衡症候群の可能性

　　不均衡症候群とは，透析に伴う急激な循環血漿量，酸塩基平衡電解質の変化などによって，身体的不調を生じることである。不均衡症候群では，不眠を来しやすい。この場合には，透析夜の方が非透析夜よりも症状が悪く，透析効率がよくなって安定すると，不眠も改善することが多い。

（2）レストレスレッグス症候群（むずむず脚症候群）・周期性四肢運動障害

レストレスレッグス症候群の下肢のむずむず感を中心とする不快な感覚症状は寝つきを悪くし，周期性四肢運動障害でみられる睡眠中の下肢を主体とした不随意運動は中途覚醒の原因になる。レストレスレッグス症候群と周期性四肢運動障害は透析患者に多くみられ，透析中の不眠原因の1/3以上をしめていると考えられている。これらに対する適切な治療が必要である。（➡ p.234 各論Ⅶ「レストレスレッグス症候群（むずむず脚症候群）と周期性四肢運動障害」）

（3）透析による心理的ストレス，精神機能の変化

腎機能の低下に対する不安，透析を続けなければ生きていけないというストレス，長期の旅行に行けないなどの社会的ハンディキャップなどが重なって，心理的な疲弊・うつ状態，不安状態を形成し，これが不眠の原因になっている場合がある。この場合には，家族・治療スタッフが協力して心理的サポートを図るべきである。最近では減ったが，透析物質の脳への影響によって生じる脳障害（透析脳症）の初期症状が不眠で始まることもある。

（4）透析スケジュールによる，生活リズムへの影響

重症腎障害患者では身体状況のために活動性が低下して概日リズムのメリハリが失われ，夜間のメラトニン分泌が低下しやすいし，週に数回，長時間透析中に臥床するため，この間に仮眠をとりすぎて夜間睡眠が障害されるケースも少なくない。日中の30分以上の仮眠は，夜間の入眠不良をもたらすことが多いので，避けるべきである。

（5）睡眠時無呼吸

主として腎障害によって，呼吸の調節機能が変化し，睡眠中に無呼吸や低呼吸が頻発することがある。無呼吸によって中途覚醒が頻回に起こるため，夜間の熟眠不良が生じる。睡眠薬を投与すると，無呼吸が悪化するので注意が必要であ

る。（➡p.221 各論Ⅵ「睡眠関連呼吸障害群」）

（井上雄一）

Q09 不眠症治療の効果判定はどうやって行いますか？

睡眠時無呼吸や周期性四肢運動障害などの特殊な睡眠障害が原因でない通常の不眠症の場合には，1週間を通じてまったく眠れないということはあり得ない。不眠症の重症度を最初に評価する場合，不眠がどの程度の頻度で起こるかを考える必要がある。最近の DSM-5 や ICSD-3 などの睡眠障害診断分類では，週に3回以上の頻度の場合に不眠と考える。不眠の頻度をとらえることは，診断にも有用な情報をもたらすとともに，効果判定にも役立つ。不眠症に対して，薬物療法，生活

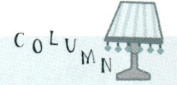

COLUMN
睡眠・覚醒障害の種類について

　Jaspers は睡眠障害を脳という身体に現れる精神症状と定位した。その後，閉塞性睡眠時無呼吸のように眠りと呼吸が同時にはできない身体因性の睡眠障害，睡眠・覚醒の位相がずれる概日リズムの障害，日中の目覚めを維持しつづけるのが困難な覚醒障害などが発見・確認され，1979 年以後，何度か睡眠・覚醒障害分類が改訂・提案されている。しかしながら原因別分類には至らず現象論的分類にとどまっている。

　正常亜型も含めてその数60を超える睡眠・覚醒障害は，不眠障害，中枢性過眠症群，睡眠時随伴症群，概日リズム睡眠・覚醒障害群，睡眠関連運動障害群，睡眠関連呼吸障害群の6つに下位分類されている。ICSD-3 にみる最新の睡眠・覚醒障害分類の特徴は，不眠症が単一の慢性不眠障害に集約され，オレキシンの発見で病態解明が一歩前進したナルコレプシーがタイプ1と2に分かれ，反復性過眠症がクライネ - レビン症候群に回帰したことである。

（粥川裕平）

指導，行動療法などの治療を行った際には，まず不眠の頻度を減らすことを目的とすることを患者に告げるべきである。不眠症にかかっている患者は，「毎日ぐっすり眠れ，すっきり起床できるのがあたりまえだ」というように，睡眠充足度に対して過剰な期待を形成している場合が多く，効果的な治療を行うには，こうした過剰な期待を解きほぐす必要がある。こうした期待に正面からこたえる形で治療を行うと，かえって睡眠薬を必要以上に投与することになったり，あるいは患者が期待はずれと感じてしまったりといったジレンマに陥る。まずは目標とする睡眠時間を適切に決めることである。先に述べたように，成人であれば6～7時間を目標とし，寝床で過ごす時間を7時間以内にするよう，就床・起床時間を設定する。治療開始時からよく眠れない日の頻度を少しずつ減らすことを目標とし，効果判定も主として頻度の低下を指標としてみていくことが望ましい。こうしたなかで，患者の睡眠充足度に対する過剰な期待も解けてくるものである。(➡p.104 各論Ⅰ「薬物治療」，p.258 資料Ⅰ「睡眠障害の評価尺度」)

(内山　真)

Q10 夜，十分に眠っているのに，昼間眠たいのですが…。

人によって，必要な睡眠時間の長さには個人差がある。現在の睡眠時間で十分なのかどうかの確認が必要である。たとえば休暇時期にたっぷり睡眠をとると昼間の眠気が軽くなるのであれば，普段の睡眠時間が不足していると考えられる。また，光，騒音など，睡眠を浅くしてしまうような要因がないかどうか，寝室環境についても検討すべきである。午後1～4時くらいの時間帯は午睡ゾーンといって生理的に眠気が出現しやすいので，この時間帯に限定して時々生じる眠気は，

問題でないことが多い。極端に不規則な生活をしていると，眠気が不規則に出現する。生活の乱れについても検討すべきである。以上のなかで，どれかあてはまるものがあれば，それにあわせた対応を工夫する。

　これらの要因が否定されるようなら，病的な過眠症の可能性がある。過眠症状を呈する疾患は，大別すると本質的な睡眠覚醒の機構に問題がある場合（中枢性過眠症）と，睡眠中に起こる異常な事象（たとえば頻回な呼吸停止，くり返し起こる下肢の動きなど）によって知らないうちに頻繁に中途覚醒が起こっており，これによって睡眠の質が悪くなる結果過眠を生じるもの（続発性過眠症）に分類できる。最も多いのは，睡眠関連呼吸障害による過眠である。無呼吸がなくても，覚醒刺激となるような激しいイビキをかく人では過眠症状を来すことがある。原発性の過眠症として有名なものはナルコレプシーだが，実際にはナルコレプシーのようなレム睡眠異常を欠き，原因の特定できない過眠症（特発性過眠症）も少なくない。

　過眠症である場合には，病態に応じた治療が必要である。各疾患治療の詳細については各章に譲るが，眠気は作業中のミスや記憶機能の低下，自動車事故の重要な原因になる（居眠り運転だけでなく運転技能自体も低下する）ので，十分注意する必要がある。治療すると確実に改善するので，過眠症が疑わしい場合には専門医に早めに受診するようお勧めしたい。（➡p.74 総論IV「2. 過眠が主訴の場合」，p.194 各論IV「過眠症」）

（井上雄一）

 11 部下が仕事場で居眠りばかりしています。病気でしょうか？

 睡眠時間が極端に短い，あるいは不規則な生活を続けているなど睡眠衛生上の問題がないのであれば，睡眠

関連呼吸障害群あるいはナルコレプシーなどの中枢性過眠症群である可能性が考えられる。

睡眠関連呼吸障害群は夜間睡眠中の頻回な呼吸停止と，これによる睡眠の分断化および日中の耐え難い眠気を主症状とし，終夜睡眠ポリグラフ検査により 10 秒以上持続する呼吸停止が睡眠 1 時間あたり 5 回以上出現することが診断基準である。睡眠障害国際分類（ICSD-3）においては呼吸運動自体が停止する中枢性睡眠時無呼吸症候群と，胸腹部の呼吸運動は持続するが上気道の閉塞で換気が停止する閉塞性睡眠時無呼吸障害群とに分類されている。後者の方が頻度が高い。本症は肥満のある中高年男性に多く，日中の眠気を伴う本症の有病率は，成人男性の 4%，女性の 2% とされている。治療法はその重症度と原因により減量，耳鼻科的手術，口腔内装置（マウスピース）あるいは経鼻的持続陽圧呼吸療法（N-CPAP）などがある。

ナルコレプシーは日中の過度の眠気以外にも，情動脱力発作（怒りや笑いなどにより突然脱力が生じる症状），入眠時幻覚，睡眠麻痺などの症状が出現する。最も問題となるのは日中の過度の眠気であり，試験中，会議中など通常では考えられない状況で突然耐え難い眠気に襲われるものである。この眠気は 10 〜 20 分間持続し，2 〜 3 時間周期でくり返すのが一般的である。情動脱力発作の持続時間は通常 2 〜 3 秒ですみやかに回復するものの，その程度はさまざまであり頭や膝がガクンとするといった程度のものから，脱力のため床に倒れてしまうものまである。本症の多くは 10 歳代で発症し，その有病率は一般人口の 0.02 〜 0.16% であるとされている。診断には終夜睡眠ポリグラフ検査と反復睡眠潜時検査（MSLT）が必要であり，最低 6 時間以上の夜間睡眠をとった後の平均 MSLT が 8 分以下で複数回の睡眠開始時レム期（SOREMP）が観察される。あるいは，髄液中のオレキシン値が正常の 1/3 未満（110 pg/mL）となる。また，ナルコレプシーと関連が深いとされるヒト白血球抗原（HLA）のサブタイプである HLA-DR2 の検査も重要で

ある。治療には中枢刺激薬であるモダフィニルやメチルフェニデートが使用され，情動脱力発作に対しては三環系抗うつ薬も使用される。(➡p.74 総論Ⅳ「2. 過眠が主訴の場合」, p.194 各論Ⅳ「過眠症」)

(山寺　亘, 伊藤　洋)

Q12 夢をみて困るのですが…。

A 夢とレム睡眠には深い関係があるとされており，レム睡眠中に起こしたときの夢を思い出せる率は80％以上と高く，その内容も明瞭かつ複雑であるとされている。レム睡眠は睡眠後半部に多く出現する。レム睡眠時では筋緊張は低下し，外部からの入力は減少し刺激の少ない状態である一方で，大脳皮質の活動性は覚醒時に近いレベルにある。こうした状況下において刺激によって想起された過去の記憶は，覚醒時のごとく明確に映像化，具体化されるものの論理的なまとまりが不十分な，いわゆる夢として体験されると考えられている。(➡p.18 総論Ⅱ「2. 睡眠の種類」)

　過剰に長く睡眠をとった場合や睡眠薬やアルコールの連用を中止した場合などにはレム睡眠が増加するため，夢を多くみていると感じる場合がある。したがって，こうした場合にはまず適切な睡眠が得られるよう生活習慣や寝室の環境を見直す必要がある。

　悪夢に関してはその頻度は小児期に多く，成長に伴い減少するが，成人においても頻回の悪夢は2～8％程度の頻度で認められる。その明確な原因は不明であるが，睡眠薬やパーキンソン病，高血圧，うつ病に対する治療薬が原因となりうることから，薬物の変更が悪夢の軽減に有効な場合がある。また，心的外傷後ストレス障害（PTSD）でも頻回の悪夢が認められるた

め，精神科的治療が必要となることがある。

反復する日中の居眠りや情動脱力発作（笑いや怒りにより脱力を来す）を主症状とするナルコレプシーにおいても，生々しい現実感を伴った夢を頻回に体験することがある。これは入眠時幻覚と呼ばれ，入眠直後から自分では周囲の状況がうっすらとはわかっているにもかかわらず鮮明な夢をみるという症状であり，通常は入眠後90分ごろより出現するレム睡眠が入眠直後から出現してしまうことによる。また，朝の覚醒前にも同様の状態（出眠時幻覚）を認めることもある。この場合，治療にはレム睡眠抑制作用を持つイミプラミン，クロミプラミンなどの三環系抗うつ薬が有効である。いずれにせよ頻回の夢により長期間睡眠が障害されている場合には，専門医を受診することが望ましい。(➡ p.90 総論Ⅳ「4. 睡眠中の異常現象が主訴の場合」)

（山寺 亘，伊藤 洋）

Q13 睡眠薬を服用していますが，ずっと飲んでいて大丈夫でしょうか？

近年主に使用されているベンゾジアゼピン受容体作動薬（ベンゾジアゼピン系睡眠薬や非ベンゾジアゼピン系睡眠薬）は，適正な用量・用法を守って使えば呼吸抑制などの重篤な副作用は少なく，安全性の高い薬物であり，長期に使用しても危険性はない。一般に長期に薬物を使用した場合に問題となることの1つに，同じ用量を使っていても薬物の効果が次第に減弱してしまういわゆる耐性の形成があるが，ベンゾジアゼピン受容体作動薬では長期に連用してもこのような耐性が生じにくい。

睡眠薬を長期に服用しても安全であるとはいえ，不眠症状が十分に改善しているのであれば，漫然と睡眠薬を使用するのではなく，睡眠薬の減量や中止を試みることも大切である。しか

し，睡眠薬を急に減量したり，中断した場合，反跳性不眠といって，以前よりもさらに強い不眠が出現することがある。またときに，不眠のほかに，不安・焦燥，振戦，発汗などの退薬症候が出ることもある。したがって，睡眠薬の減量や中止については，けっして自己判断によってはならない。担当医師に十分に相談したうえで，その指示をしっかりと守っていく必要がある。メラトニン受容体作動薬や最近わが国で販売となったオレキシン受容体拮抗薬は，ベンゾジアゼピン受容体作動薬と比べさらに安全性が高い薬物であり，反跳現象や退薬症候もほとんどない。(➡p.104 各論Ⅰ「薬物治療」)

(梶村尚史)

Q14 睡眠薬，安定剤，睡眠導入剤とは，それぞれどう違うのですか？

睡眠薬は，①バルビツール酸系，②非バルビツール酸系，③ベンゾジアゼピン系，④非ベンゾジアゼピン系，⑤メラトニン受容体作動薬，⑥オレキシン受容体拮抗薬の6つに大別されるが，安全性などの面から近年主に使用されているのは，ベンゾジアゼピン系，非ベンゾジアゼピン系やメラトニン受容体作動薬およびオレキシン受容体拮抗薬であり，睡眠薬といえばこれらの薬物を指すといってもよい。安定剤は正式には抗不安薬と呼ばれるが，ほとんどはベンゾジアゼピン系薬物である。

ベンゾジアゼピン系薬物は，いずれも催眠作用，抗不安作用，筋弛緩作用，抗けいれん作用の大きく4つの作用を有しているが，それぞれの薬物によってこれらの作用の特徴が少しずつ異なっている。基本的には，ベンゾジアゼピン系薬物のなかで催眠作用の強いものが睡眠薬として使用され，催眠作用は弱いが，抗不安作用が強く，作用の持続時間が長いものが安定剤

として使われる。しかしながら，エチゾラムのように，睡眠薬としても安定剤としても使われるものもある。睡眠薬として使用される非ベンゾジアゼピン系薬物やメラトニン受容体作動薬，オレキシン受容体拮抗薬は抗不安作用を持たないので安定剤として使われることはない。

ベンゾジアゼピン系および非ベンゾジアゼピン系睡眠薬は，作用時間の長さによって，超短時間作用型，短時間作用型，中間作用型，長時間作用型の4つに分類され，不眠のタイプによって使い分けされる。入眠困難が目立つタイプには，超短時間作用型あるいは短時間作用型の睡眠薬が使用されるが，このように主に入眠目的で使う睡眠薬のことを睡眠導入剤と呼ぶことがある。（➡p.104 各論Ⅰ「薬物治療」）

（梶村尚史）

Q 15 民間療法，漢方，サプリメントで睡眠薬の代わりになるものはありますか？

入眠の促進には，就床前に筋緊張をほぐしリラックスした状態をつくり出すことが有効である。代表的な方法には自律訓練法や漸進的筋弛緩法があり，認知行動療法にも取り入れられている。

自律訓練法とは，注意の集中や自己暗示の練習を行うことで，リラックスしている際の心身の状態を意識的に得られるように訓練を行う方法である。また漸進的筋弛緩法とは，骨格筋の弛緩により覚醒水準の低下を促す方法であり，指示に従い個別の筋群の収縮と弛緩を交互に行っていくものである。そのほかリラックス法としては瞑想法，気功，マッサージ，半身浴，アロマテラピーなどがある。（➡p.139 各論Ⅱ「非薬物治療」）

漢方薬で不眠症に保険適応とされているものは，大柴胡湯，柴胡桂枝乾姜湯，半夏厚朴湯，抑肝散，帰脾湯，酸棗仁湯，温

経湯などがあり，これらにはハンゲ，サイコ，オウゴン，カンゾウ，トウキ，オウギなどの生薬が配合されている。多くは神経症や更年期障害にも有効とされており，自律神経系の活動や気分の安定化により睡眠促進効果を発現する。

　サプリメントではビタミン B_{12} があげられる。ビタミン B_{12} は生体リズムの調整作用や催眠作用を有し，生体リズムの同調因子として最も重要な光に対する感受性を高める。この作用により生体リズムを整える効果を有し，概日リズム睡眠・覚醒障害群の治療にも用いられる。ビタミン B_{12} は，牛肉，豚肉（レバー），豆腐，魚介類に多く含まれている。（➡p.201 各論Ⅴ「概日リズム睡眠・覚醒障害群」）

　ハーブティーは眠気をもたらす作用はないが，カフェインが含まれていないため，夜にお茶を飲む習慣のある人に対して，通常の緑茶，紅茶の代わりとして勧められている。

　漢方などは一般に副作用が少ないといわれているが，これは薬効成分の含有量が少ないためであり，多量に摂取すると，肝機能障害，腎機能障害，特にカンゾウでは低カリウム血症などの副作用が出現する。また，原料の植物に含まれている微量の物質や，製造過程で混入した物質による思わぬ副作用も起こりうる。

（山寺　亘，伊藤　洋）

Q16 アルコールと睡眠薬を一緒に飲んで平気ですか？

　アルコールには催眠作用があり，古来より睡眠薬代わりに使用されてきた。現代でもナイトキャップとして飲用している人は少なからずいるようである。アルコールは寝つきをよくするが，摂取後数時間たつと睡眠を浅くする作用があり，明け方早くに目が覚めてそれから眠れなくなる早朝覚醒

を起こしやすい。また，寝つきの効果も飲みつづけていくうちに次第に効かなくなってくるため，だんだんと飲酒量が増えてくるという悪循環を起こしやすい。さらに，睡眠薬代わりにアルコールを続けていると，深い睡眠が減ってきたり，中途覚醒が増えてきたりと睡眠の質も低下してしまう。こうした理由から，眠る目的ではアルコールはけっして使用してはならない。

アルコールとベンゾジアゼピン系および非ベンゾジアゼピン系睡眠薬との併用については禁忌である。併用することにより，互いに作用を強めあってしまうことになる。すなわち，アルコールに関しては，酩酊状態となりやすくなり，睡眠薬に関しては，その作用も副作用も増強される。この結果として，元来安全であるはずのベンゾジアゼピン系および非ベンゾジアゼピン系睡眠薬の服用でも，呼吸抑制やせん妄を来すなど危険な症状が起こりうる。両者の併用により出現し，大きく問題とされている副作用としては記憶障害があげられ，併用後の記憶がまったくなくなってしまうこともある。記憶障害は，作用時間が短く作用の強力な睡眠薬をアルコールと併用した場合にとりわけ起こりやすい。また，不安が非常に強くなって興奮状態となったり，ときとして錯乱状態を呈する奇異反応という副作用も起こりやすくなる。このほかにも，翌日の眠気，ふらつき，めまい，脱力などの睡眠薬の副作用も増強される。メラトニン受容体作動薬ではアルコールとの相互作用でこのような重篤な副作用が起きることはない。（➡p.104各論Ⅰ「薬物治療」）

（梶村尚史）

Q17 夜間せん妄で不眠を起こしている患者さんへの対処法は？

A 夜間せん妄の症状はさまざまだが，身体治療上・病棟運営上最も問題となるのは，①必要な安静が保てない

ため，検査・治療への協力が得られないこと，②病棟が最も
手薄となる夜間にさまざまな症状が出現し対応が困難となるこ
との2つである。

夜間せん妄にいたずらに睡眠薬を使用すると，かえって日中
に傾眠となり昼夜逆転が進行したり，ふらつきによる転倒を誘
発したり，全身状態が悪い場合は呼吸停止を来したりする。

夜間せん妄の対処の原則は以下の2つである。①治療上最低
限の鎮静とし，昼夜のリズムのメリハリをつけるなど環境を調
整する。②いかなる薬剤も夜間せん妄を誘発しうるので，身
体治療のための薬剤は必要最小限とする。

治療上，ラインの確保などのために鎮静が必要な場合は，向
精神薬を用いて鎮静することが必要である。ハロペリドールを
静注あるいは持続点滴する。ハロペリドールの鎮静作用は催眠
作用を持たず，意識障害を悪化させることが少ない。ハロペリ
ドールは静脈内に投与した場合，経口投与と比べてパーキンソ
ン症状が出現しにくい。循環器系の抑制作用もほとんどなく，
体内からの排泄も比較的早いので安全に使用することができ
る。症状がおさまっても体内から排泄されると再び症状が出現
するので，数日間持続点滴すると確実である。ライン確保など
の必要がなく，経口投与が可能である場合は，非定型抗精神病
薬(リスペリドン，クエチアピン)，抗うつ薬(ミアンセリン，
トラゾドン)などを少量投与する。睡眠薬はかえってせん妄を
長期化させることが多く，静注あるいは持続点滴では呼吸抑制
が出現することがある。

昼夜逆転している場合など日中傾眠がみられる場合は，概日
リズムの正常化を目的とした介入を行う。日中は，家族や看
護・介護スタッフによる声かけを行い眠らせないようにすると
ともに，屋外やサンルームのような照度の高い場所で過ごさせ
る。ICUのような環境でも夜間は照度を落とすようにする。
高照度光は概日リズムの正常化だけでなく，覚醒度を高める作
用があり，向精神薬の副作用が出現しやすい高齢者では有効で

ある。(➡p.90 総論Ⅳ「4. 睡眠中の異常現象が主訴の場合」, p.187 各論Ⅲ「6-①せん妄に伴う睡眠障害」)

(田ヶ谷浩邦)

Q 18 夜中に何度も薬を要求する患者さんにはどう対処したらよいでしょうか？

さまざまなストレスにさらされて不眠を訴える入院患者に対しては，睡眠薬の追加投与だけでは不十分な場合が多い。特に，夜中に何度も薬を要求する患者の場合，その背景にある苦悩や痛みなどの問題に常に目を向ける必要がある。相部屋では隣人のイビキで眠れないという訴えを受け止めたい。

老人病棟では夜間にトイレなどのために中途で覚醒することが多いので，筋弛緩作用のある睡眠薬を服用していると転倒，骨折の危険がある。老人病棟では昼夜逆転が発生しがちなので，昼間に目覚めさせる環境調整や適度な運動が，適切な睡眠薬の使用と同程度に重要である。

外科病棟では，術前の不安による一過性の不眠，術後の疼痛や創部の瘙痒による不眠がしばしば訴えられる。鎮痛薬や抗ヒスタミン薬などで十分な疼痛や瘙痒対策をしたうえで，なおかつ不眠があれば，呼吸抑制や筋弛緩作用のない睡眠薬を選択する。睡眠薬よりもベッドサイドでのやさしい接触が有効な場合がある。

急性期病棟，緩和ケア病棟，ICU などのクリティカルケアでは，24時間同じ照明であるため，時刻，場所などの情報が得られないような環境におかれ，睡眠・覚醒リズムは乱れ，夜間の不眠やせん妄が発生しやすい。加えてステロイド剤などの治療薬により不眠が発生しやすくなる。外界の明暗リズムを保つ照明環境を整備し，日中は BGM やラジオなどの刺激により孤立感を防止し，「昼」という情報を脳に入力し，夜間は暗く

静かにして「夜」という情報を入力し，それでも不眠を訴える場合には，呼吸抑制や筋弛緩作用の少ない睡眠薬を使用する。

　精神科病棟では，興奮，幻覚・妄想，躁状態，抑うつ，不安などの精神症状が，昼間の向精神薬により十分改善されない場合に不眠が多発し，くり返し睡眠薬の要求をされることが多い。睡眠薬の持ち越し作用で，日中の眠気，ふらつき，活動性の低下が起こり，翌日の夜の入眠困難を誘発している場合があるので，原則的には午前2時以後には追加睡眠薬を使用しない。日中の運動不足が中途覚醒を増加させている可能性があるため，可能な限り日中にレクリエーションなどで運動量を増やすように働きかける。一方，「昼間ゴロゴロ寝ているから，夜眠れないのよ」と苦言を呈したりせず，入院して家族から隔離された孤独感，病気が回復するかどうかといった不安感を癒すひと言が重要である。そうした個別看護で対応する不断の努力も睡眠薬以上に大切である。（➡p.66 総論Ⅳ「1. 不眠が主訴の場合」，p.104 各論Ⅰ「薬物治療」，p.139 各論Ⅱ「非薬物治療」）

（粥川裕平）

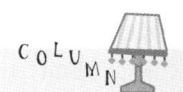

寝だめ COLUMN

　一般的に，「明日は忙しいから，明日眠る分まで今晩眠っておこう」という寝だめはできない。次の日のことを考えて，いつもより早く床に就いても必ずしも早く眠れるわけではない。むしろ，いつも眠りにつく2～3時間前は最も眠りにくい時間帯であることがわかっている。したがって，寝だめを試みた経験のある人は多いが，成功したという話は聞かない。ただし，睡眠不足が起こると，これを解消するように自然に睡眠が長くなる。睡眠の質と量は，眠る前の時点で，どのくらい睡眠が必要かに応じて，われわれが意識していないところで，脳の睡眠中枢により調節されている。必要な睡眠量が満たされると，後は浅い眠りが続くだけで，それ以上熟眠することはできない。

（内山　真）

Q 19 睡眠薬を投与しても実際に まったく眠れていない患者さんがいます。

A 眠れないからといって睡眠薬をどんどん投与する前に，不眠の原因をもう1回見直してみることが重要である。まず，痛みやかゆみなど身体疾患によって不眠が生じていないかどうかを確認する。そのような場合には，原疾患に対する治療や鎮痛薬・かゆみ止めなどが必要である。また，薬物によって眠れなくなっていないかを確認する。もし薬物による不眠が疑われたら，原因薬剤を中止できないかどうかを検討する。

次に，睡眠時無呼吸，レストレスレッグス症候群（むずむず脚症候群），周期性四肢運動障害，概日リズム睡眠・覚醒障害などについてチェックする。これらの睡眠障害は睡眠薬ではない治療を要するからである。睡眠時無呼吸では，睡眠薬の投与は不眠を悪化させる。さらに，うつ病の検討も行う。こころの症状は，自分でうまく表現できないため，上手に聞き出すことが必要である。不眠や食欲低下に加えて，うつ病のこころの症状としては，抑うつ気分や興味・喜びの消失などが重要である。うつ病の場合は，専門家によるうつ病の治療が必要である。

原因のはっきりしない不眠の場合は，生活習慣の見直しを行う。不眠の人にありがちな誤った行動に，「たっぷりと眠ろうと思って早く床に入る」ことがある。人は誰でも，歳をとるにつれて睡眠時間が短くなってくる。寝床の中にいる時間を長くしても，それだけ長く眠れるわけではない。むしろ寝床の中で眠れない時間が増え，眠りはかえって浅くなって熟眠感が減る。また，習慣的に寝つく時刻の2〜4時間前は生理的に目がさえている時間帯であるため，眠りに入れない。「早く床に入る」ことがかえって「眠れない」ことになり，不眠を悪くしていることがある。「眠たくなってから寝床に入る」ようにし，朝は頑張って少し早めに起きて光を浴びるような生活習慣が大事である。

　不眠症の場合，睡眠状態を過小評価する場合が多い。客観的には眠れていても，自覚的には少ししか眠れていない，と乖離が生じる。客観的に眠れているので，睡眠薬の効果を実感しないのは当然ともいえる。だからといって心配ないということはできず，むしろ重症の不眠症ともいえる。このような場合は，不眠の認知行動療法などの非薬物治療が重要となってくる。

　いずれにしても，1種類の睡眠薬を常用量使用してもまったく眠れない場合には，2剤，3剤と睡眠薬を追加していくより，睡眠医療の専門家による診察・治療が必要であろう。(➡p.66 総論Ⅳ「1. 不眠が主訴の場合」，p.104 各論Ⅰ「薬物治療」)

(亀井雄一)

Q20 夜勤のあと家に帰っても眠れずに困っています。

　夜勤明けの昼間睡眠は，睡眠時間が短くなり，中途覚醒が多くなることが明らかにされている。これは，睡眠のスケジュールと体内時計の刻む概日リズムがずれることによって起こってくる。すなわち，夜勤明けに眠ろうとする時間帯が，概日リズムの昼，つまり眠りにくい時間帯であるために不眠症状が出現する。

　夜勤明けで，体温が上昇する時点で朝の日光を浴びると，体内時計がリセットされ，心身ともに覚醒する方向に向かうため，ますます眠れなくなる。夜勤明けでそのまま眠る場合は，朝の光をあまり浴びないように，帰宅時にサングラスをかけるなどの工夫をするとよい。眠るときの環境も，遮光カーテンなどを利用して，なるべく暗くして眠るようにする。

　勤務体制としては，本来の概日リズムをある程度保ちながら夜勤を行い，すみやかに元のリズムに戻れるような勤務体制をとることが重要である。そのため，夜勤はなるべく連続して行

わないようにし，夜勤に続く昼勤を早めに行うシステムをとるのが望ましい。また，ヒトの体内時計の刻むリズムは，24時間よりも長い周期であることから，勤務は日勤，準夜勤，深夜勤の順番で行い，深夜勤で勤務を終了することが望ましい。

夜勤中の仮眠は疲労の軽減に有効であり，概日リズムの乱れを少なくする効果がある。明け方，体温が最も低くなる時間帯に短時間の仮眠をとることにより，眠気や疲労度を少なくできる。夜勤明けの午前中の仮眠も同様の効果が期待できるが，長く眠りすぎると，かえって夜の睡眠の質を低下させる。

このように，夜勤明けの昼間の睡眠は，生理的にも質のよい睡眠がとれないため，仮眠程度で眠気などを軽減させるにとどめ，夜間の睡眠を十分とることを心がけたい。どうしても夜勤明けに眠れないときには睡眠薬を服用することも薬によっては許容される場合がある。ただし，夜勤明けに眠れるか眠れないか，薬が有効か無効か，については個人差が大きいため，有効である場合以外は続けない方がよい。（➡p.15 総論Ⅱ「1. 睡眠のメカニズム」，p.205 各論Ⅴ「2. 交代勤務障害」）

（亀井雄一）

睡眠障害を適切に治療するためには，患者の睡眠に関する訴えから出発し，症状を把握して，鑑別診断および検査を経て，治療方針を決定することが重要である。ここでは，患者の訴えから症状を導くための手順を含め，本書の各論へと結びつける臨床的鑑別の手順を患者の訴えに沿って解説する。

1　不眠が主訴の場合

1 ▶ 不眠の訴えのとらえ方

(1) 不眠のタイプ分け

不眠の訴えに適切に対応するには，「眠れない」という訴えをより具体的に把握することが重要である。寝つきが悪いのか，眠ってから頻回に目覚めてよく眠れないのか，早く目覚めすぎて困っているのか，休息感が欠如しているのか，夢でうなされねぼけたりと睡眠中に異常な現象が起こるため眠れないのかなどについて詳しい問診が必要となる（**図1**）。

(2) 生活習慣や病棟の睡眠環境に問題

まず最初に患者の睡眠習慣について尋ねることが必要である。何時ごろに就床するのか，入眠できるのは何時ごろか，夜中にトイレなどでおよそ何時ごろ何回くらい目覚めるのか，朝目覚めるのは何時ごろか起床は何時ごろかなど，睡眠に関した習慣についてまず問診する。長く眠ろうと床の上で長時間過ごすことが中途覚醒を増加させたり，熟眠感不足をもたらす場合があるため注意が必要である。さらに，日中の運動，昼寝，カフェイン摂取，喫煙，飲酒習慣，服用中の薬物についての情報を得る。（➡p.139各論Ⅱ「1. 睡眠衛生教育」）

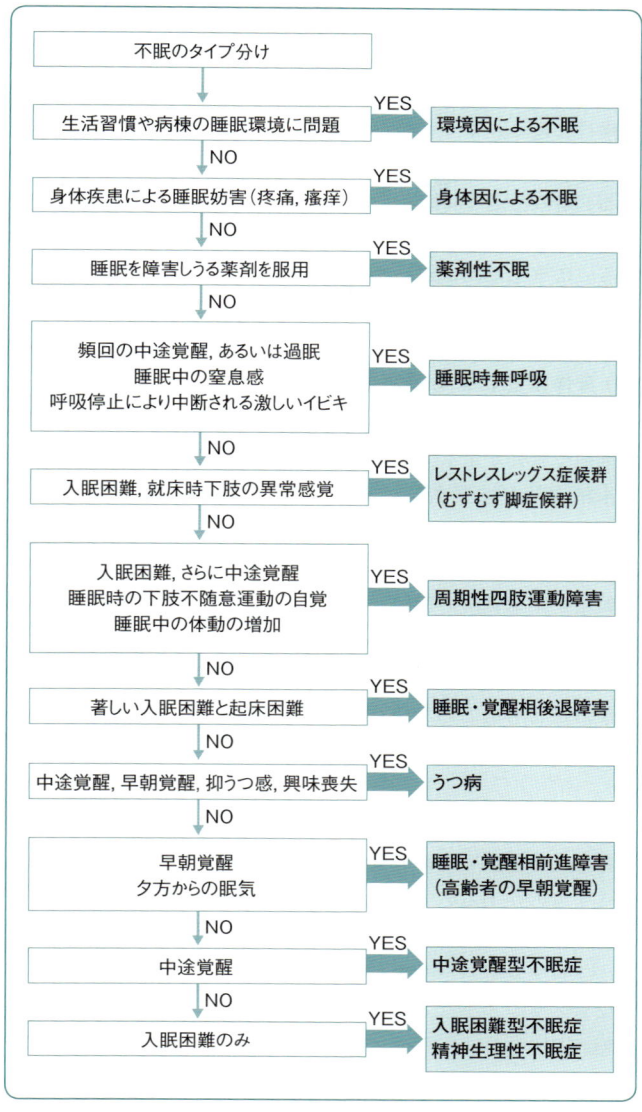

図1 不眠の診断フローチャート

　眠れないという訴えの具体的内容および睡眠習慣がつかめたら，それがどのような頻度で起こるのかについてつかむ必要がある。このとき，日常生活上の出来事と関連しているか，特定の曜日に起こりやすいのか，女性の場合は月経周期との関連などについても聞くことが大切である。さらに，季節の変わり目など1年の特定の時期にくり返し起こる場合もあるため，過去にさかのぼって睡眠パターンの変化について聞くことも重要である。こうした関係がわかれば，睡眠障害に対する対策を立てやすくなる。(➡p.258 資料Ⅰ「睡眠障害の評価尺度」)

(3) 身体疾患による睡眠妨害

　かゆみや痛みがあると睡眠が妨害される。慢性の痛みでは，頸椎症や腰痛が最も問題となる。かゆみに関しては，入眠過程で末梢血幹が拡張するときにかゆみが増悪することが多いため，しばしば入眠困難をもたらす。アトピー性皮膚炎患者では，夜間に掻爬行動が起こり中途覚醒の原因となることがある。

　頻尿が中途覚醒の原因となっていることがしばしばある。前立腺肥大や膀胱炎などによる刺激が頻回の尿意の原因となっていることがある。遅い時間帯の利尿薬の服用が夜間頻尿の原因となることもあるので注意すべきである。(➡p.176 各論Ⅲ「4. 身体疾患による不眠」)

(4) 現在服用中の薬剤のチェック

　身体疾患治療のための薬剤のなかには副作用として不眠をもたらすものがあるので注意する必要がある。抗結核薬のイソニアジド，降圧薬のメチルドパ，抗パーキンソン病薬のレボドパ，プロプラノロールなどのβ遮断薬，インターフェロン，副腎皮質ステロイドなどがよく知られている。(➡p.173 各論Ⅲ「3. 薬原性不眠」)

　以上のような一般的な背景について問診した後に，各種の疾患の鑑別に入る(図1)。

2 ▶ 入眠困難を示す睡眠障害

　日本では，20歳以上の国民の7.2%がこうした寝つきの悪さを体験していることが示されている。入眠困難はほかと比べると年齢による著しい頻度差は認められない（**図2**）。

　騒音環境がある場合には，入眠困難が起こる。夜間持続的に騒音がある場合には，中途覚醒の増加や熟眠感の欠如を伴うことが多い。身体的な問題があると入眠困難が起こる。瘙痒感や疼痛を来す疾患がある場合には，入眠困難が起こりやすい。軽い心不全のある患者では，入眠時に体幹部の熱感により入眠できないと訴えることがある。

　精神的な問題，不安や緊張が強かったり，気分変調がある場合に入眠困難が起こりやすい。特に不安感がない場合でも，健康に対する関心が高まると，あまり睡眠に関心を払わなかった人でも，睡眠にこだわりを持つようになる場合がある。こうしたこだわりから，よく眠れるかどうかということをくよくよ考えるようになると，就床時の精神的緊張が高まり入眠できない

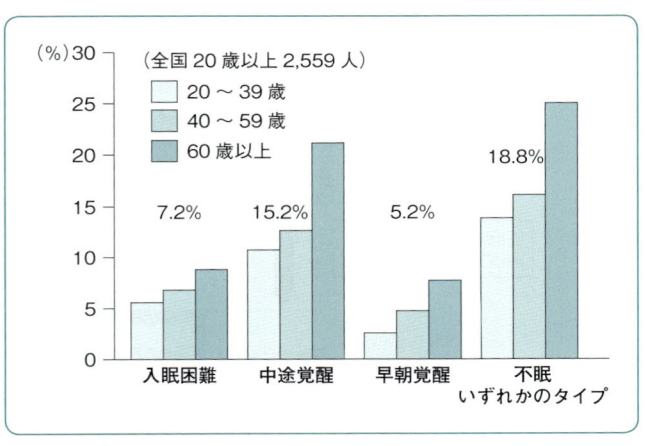

図2　年齢別不眠の頻度
（降籏隆二，他：一般成人における不眠症状と性差について．女性心身医学，
19：103-109，2014をもとに作成）

状態になる。こうした睡眠に関する不安を持つ患者に睡眠薬を
投与する場合，睡眠薬に対する恐怖心を持ちやすいため，使い
方や安全性などについて医師から十分に説明することが重要で
ある。睡眠薬使用についての正確な知識がなく，癖になるので
はないか，頭がぼけるのではないかなどの不安が強い場合，服
用しようかやめようかという葛藤から，かえって入眠時に不安
が増強される場合がある（**図3**）。

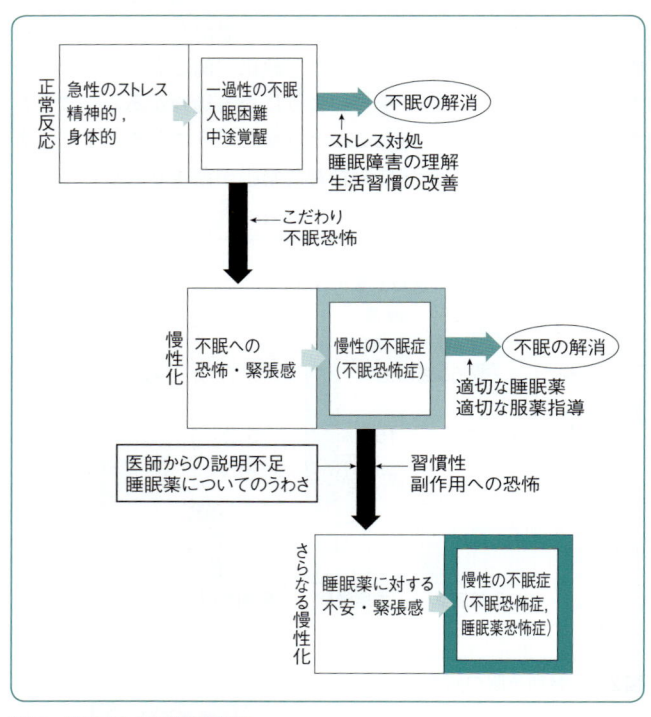

図3　不安による睡眠障害

(1) 悩みごとを考えてしまい寝つけない

　日中にあったことを思い悩んだりすると，情動系の興奮が高まり，頭がさえた状態となり，覚醒から睡眠への移行が悪くなる。そのために入眠困難が生じやすい。こうした場合，悩みごとから離れたいあまり，通常より早くに眠ってしまおうと，床につく場合があるが，こうするとさらに入眠困難が悪化することがあるので注意が必要である（図3）。

(2) 眠れないのではないかと心配で眠れない

　寝つけないで苦しい思いを経験すると，眠りに対するこだわりが強くなる。一定時間以上眠れていないと心身の障害になると思い込んでしまい，精神的ストレスが解消されても寝つき自体が唯一の関心事となる。なかには，健康に気をつかい，夜更かしをしなくなったら寝つきが悪くなった，と訴える人もいる。このような場合，床につくと今晩は気持ちよく寝つけるかどうかということが一番の不安の種になる。こうした不安のため頭がさえてしまい，さらに寝つきが悪くなるのである。つまり，不眠を恐れるあまり，いわば不眠恐怖という新たな精神的な問題がストレスとなり，入眠時の不安が増強され慢性の不眠症になってしまう（図3）。（➡p.163 各論Ⅲ「2. 精神生理性（原発性）不眠症」）

(3) 下肢の異常感覚により眠れない

　レストレスレッグス症候群（むずむず脚症候群）の患者では，入眠前の覚醒時から下肢を中心としたむずむず感が出現し著しい入眠困難を来す。患者は，こうした異常感覚が入眠困難のために起こっていると解釈して訴えないことがあるため，注意が必要である（図1）。（➡p.234 各論Ⅶ「1. レストレスレッグス症候群（むずむず脚症候群）」）

(4) ある時刻にならないと眠れない

　睡眠・覚醒相後退障害において重篤な入眠困難がみられる。

睡眠・覚醒相後退障害では体内時計が遅れるために，通常の時刻に入眠しようと試みても，なかなか入眠できない。一定の時刻になると比較的気持ちよく眠ることができ，ひとたび眠ると安定した睡眠が得られる。社会的に望ましい時刻に起床しようとすると，眠くてなかなか起きられないといった起床困難が生じる点が特徴的である（**図1**）。（➡ p.86 総論Ⅳ「3. 睡眠時間帯の異常が主訴の場合」，p.208 各論Ⅴ「3. 睡眠・覚醒相後退障害」）

3 ▶ 中途覚醒を示す睡眠障害

　中途覚醒が頻回だと熟眠感が得られず，翌日の身体，精神活動に悪影響を及ぼし，日中の眠気を生じうる。日本では成人の15.2%がこうした中途覚醒型不眠を持ち，不眠の訴えのなかでは最も多い。中途覚醒型不眠は，中高年でより頻度が高い（**図2**）。

　アルコール摂取や夜間の頻尿，睡眠時無呼吸，周期性四肢運動障害，レストレスレッグス症候群，身体疾患，疼痛，睡眠時随伴症などの睡眠を妨害する身体的な原因がある場合に起こりやすい。睡眠の加齢変化として中途覚醒，早朝覚醒を呈することが知られている。うつ病などの精神科的障害のほか，精神的なストレスが強い場合に中途覚醒型の不眠が起こることがある。

(1) 尿意で目が覚める

　高齢者では，頻尿による中途覚醒が多くみられる。こうした場合，前立腺肥大や尿路感染症などの泌尿器系の疾患がある場合が多い。利尿薬を服用している場合にも多尿となり，中途覚醒が増加することがある。

(2) 夢で目が覚める

　睡眠時無呼吸では，無呼吸により，中途覚醒がもたらされる場合がある。特に高齢者では，無呼吸による中途覚醒が起こりやすい。レム睡眠中には無呼吸が起こりやすく，中途覚醒が起こると，夢をみていたときに突然目が覚めたと自覚されること

がある。レム睡眠行動障害は，レム睡眠中に夢体験と関連した異常行動が出現する睡眠時随伴症である。この異常行動が起こるたびに覚醒する場合がある。レム睡眠行動障害では，悪夢を伴う場合が多いため，「夢でうなされて目が覚める」などの訴えがみられる（図1）。（➡ p.221 各論Ⅵ「睡眠関連呼吸障害群」，p.246 各論Ⅷ「2. レム睡眠行動障害」）

Ⅳ

(3) 足がガクッとして目が覚める

周期性四肢運動障害ではこのような訴えをする患者が多い。症状としては，眠りはじめると下肢筋の不随意運動が周期的に反復して起こり，激しい場合は布団を跳ね上げたりして睡眠を妨げ不眠を来す。女性の方が若干有病率が高い。「足がガクンとして目が覚める」あるいは「足がぴくぴくして寝つけない」などの訴えがみられる。患者はこの不随意運動を自覚していないことが多く，不眠を訴えて来院することが多い。入眠期や睡眠中，周期性四肢運動が連発すると完全に覚醒し，睡眠の分断化あるいは極端な浅眠化により日中の過眠を来す（図1）。（➡ p.238 各論Ⅶ「2. 周期性四肢運動障害」）

4 ▶ 早朝覚醒を示す睡眠障害

早朝覚醒がある場合，その後再入眠できても睡眠が浅く熟眠感が得られない。日本の成人の5.2％がこうした早朝覚醒を体験していることが報告されている。これは，老年者によくみられる訴えであるが，内因性うつ病でもみられることがある（図2）。

(1) 早くに目が覚めてしまい熟眠感がない

うつ病のために，早朝覚醒が出現する。これは，内因性うつ病において特徴的な不眠であり，熟眠感不足や早朝覚醒後の浅睡眠による不快感を訴えることが多い。早朝覚醒がこうした熟眠障害を伴っている場合には，うつ病を念頭において問診を進める（図1）。（➡ p.184 各論Ⅲ「5. 精神疾患による不眠」）

(2) 夕方から眠くなり，早くに目が覚めてしまう

睡眠・覚醒相前進障害においては，早朝覚醒が特徴的にみられる。睡眠・覚醒相前進障害では睡眠相自体が早くなるため，入眠時刻の前進，夜間の早い時間帯あるいは夕方からの強い眠気を伴う。これは中・高齢者で多く，男性でより顕著で50代から始まることが明らかとなっている。加齢による睡眠変化の1つと考えられている（**図1**）。（➡p.86 総論Ⅳ「3. 睡眠時間帯の異常が主訴の場合」，p.217 各論Ⅴ「5. その他のリズム障害」）

（内山　真）

2 過眠が主訴の場合

過眠とは，日中に過剰な眠気が起きる状態をさす。過眠症状は日常生活でもよく経験する症状であるが，仕事や学習など日常生活に支障を来すような場合には病的と考えられる。過眠症状は，易疲労感，倦怠感，注意集中力低下，無気力，食欲低下，胃腸症状，抑うつ，不安などさまざまな心身の症状を伴い，ときには重大な事故を引き起こす場合もある。ここでは，さまざまな過眠を来す疾患を鑑別できるように，過眠の特徴と問診のポイントを示す（**表1**）。

表1　過眠を訴える患者に対して確認しておく項目

- 発症時期
- 経過
- 眠気の性状と程度は？
- 眠気は平日だけか？週末や休暇時期もあるのか？
- 睡眠時間はどのくらいか（平日，休日ともに）？
- 睡眠─覚醒パターン
- イビキの有無
- 身体疾患・精神疾患の有無
- 服用薬剤内容の確認

1 ▶ 症状の詳細な確認

(1) 問診をとる

①いつごろから症状が出現したのか

　思春期から，社会人になってから，配置転換があってから，長期休暇があってから，太ってから，中年以降から，高齢になってから，などを尋ねる。

②その症状の経過は？

　一過性のものなのか，ずっと続いているのか，季節性はあるのか，周期的に起こるのか，どのくらいの期間続くのか，などを尋ねる。

③眠気の性状と程度は？

　本を読む，自宅でテレビを見るなど，リラックスしていて一般に眠ってしまってもおかしくない状況でのみ起こるのか，仕事中，会話中，食事中など普通はまず眠らないだろうと思われる状況で起こるのかを尋ねる。さらには，眠気は発作的なのかどうかも確認する必要がある。事故やニアミス経験があるかも確認し，運転中の居眠りや事故，ニアミス経験があるようであれば，治療により改善するまで車両運転を控えるべきであることを必ず伝える。

　また，眠気はどのくらいの時間続くのか，眠気の時間帯はいつごろか，かつ居眠りの時間や居眠り後はすっきりするのかどうかも確認する。

④眠気は平日だけなのか？週末や休暇時期もあるのか？

　仕事や学校がない休日にしっかり眠ることができれば眠気は消失するのか，それとも，平日と休日で眠気は変わらないのかなどを尋ねる。

⑤睡眠時間はどのくらいか（平日，休日ともに）？

　平日，休日の睡眠時間はどのくらいか，休日の睡眠時間は平日より長いのか，それとも変わらないのか，などを尋ねる。

⑥睡眠−覚醒パターン

　毎日の就寝時刻と起床時刻，途中で起きたりしないかなど睡

眠状態を尋ねる。

⑦イビキの有無

　家族やベッドパートナーに，イビキや無呼吸を指摘されたことはないか，特に，疲れているときやアルコールを飲んだ後に，イビキが強くなっていないかを尋ねる。

⑧身体疾患・精神疾患の有無

　甲状腺や肝硬変，脳梗塞，認知症，うつ病と診断されたことはないか，前立腺肥大症で夜間に何度も起きていないかを尋ねる。

⑨服用薬剤内容の確認

　睡眠薬，抗アレルギー薬，風邪薬，漢方薬などを内服していないかを尋ねる。

(2) エップワース眠気尺度 (ESS) をつける

　ESS は日常生活での自覚する眠気のスコアリングである。ESS の得点が低いからといって患者の眠気が軽いとはいえないが，治療後の本人の自覚する眠気の改善をみる1つの指標となる。（➡p.270 資料Ⅰ「エップワース眠気尺度 (ESS)」）

(3) 睡眠日誌をつける

　入眠時間と起床時間を，少なくとも2週間，できれば4週間記載してもらう。実際に記録してもらうと，問診時の患者の訴えと食い違っていることもあるため，睡眠日誌を用いて睡眠・覚醒の状態を正確に把握し，患者と治療者で問題の共有をすることは重要である。（➡p.259 資料Ⅰ「睡眠日誌」）

(4) 本当に眠気？

　若年者では，日中の眠気を主訴に受診しても，学校や職場での不適応が主な問題であることもあり，本当に眠気かどうかを見極める必要がある。そのためには，本人のみでなく，家族にも本人の様子を尋ねることが大切である。

2 ▶ 過眠を示す睡眠障害

　日中の過眠を来す疾患は，以下のように分けることができる。以下（1）～（6）の項目を確認しながら，鑑別していく（**図4**）。

（1）薬剤使用の有無
○○薬を飲みはじめてから

　高齢者の場合，服薬内容を自ら把握していないことも多いため，家族への確認も必要である。睡眠薬，抗うつ薬，抗不安薬，抗精神病薬，ドパミン作動薬，抗てんかん薬，βブロッカー，避妊薬，鎮咳薬，吐き気止め，H₂ブロッカー，抗ヒスタミン作用のある風邪薬や抗アレルギー薬なども日中の眠気を生じることがあるため，問診で確かめる。これらの薬物の量や投与時刻によっては，日中に発作的に眠ってしまい，昼寝をしても一向に眠気は解消されないことがある。また高齢者では，超短時間型の睡眠薬でも日中まで効果を持ち越すことがある。
（➡p.104 各論Ⅰ「薬物治療」，p.173 各論Ⅲ「3. 薬原性不眠」）

（2）身体疾患の有無
実は，体の病気で，病院に通っている

　眠気は，肝性脳症，慢性腎不全などの代謝性疾患や甲状腺機能低下症などの内分泌疾患で頻発する症状であるが，脳腫瘍，脳血管性障害，頭部外傷後，認知症，パーキンソン病，多発性硬化症，睡眠関連てんかんなどの中枢神経系疾患などでも引き起こされることがある。

（3）精神疾患の有無
気持ちが落ち込んで，何もする気にならない

　うつ病は，一般に不眠症状を訴えることが多いが，双極性感情障害のうつ病相や季節性うつ病では，睡眠時間の延長や日中の過剰な眠気を訴える場合がある。過眠が認められた場合には，落ち込みがないか，今まで楽しめていた趣味が楽しめなく

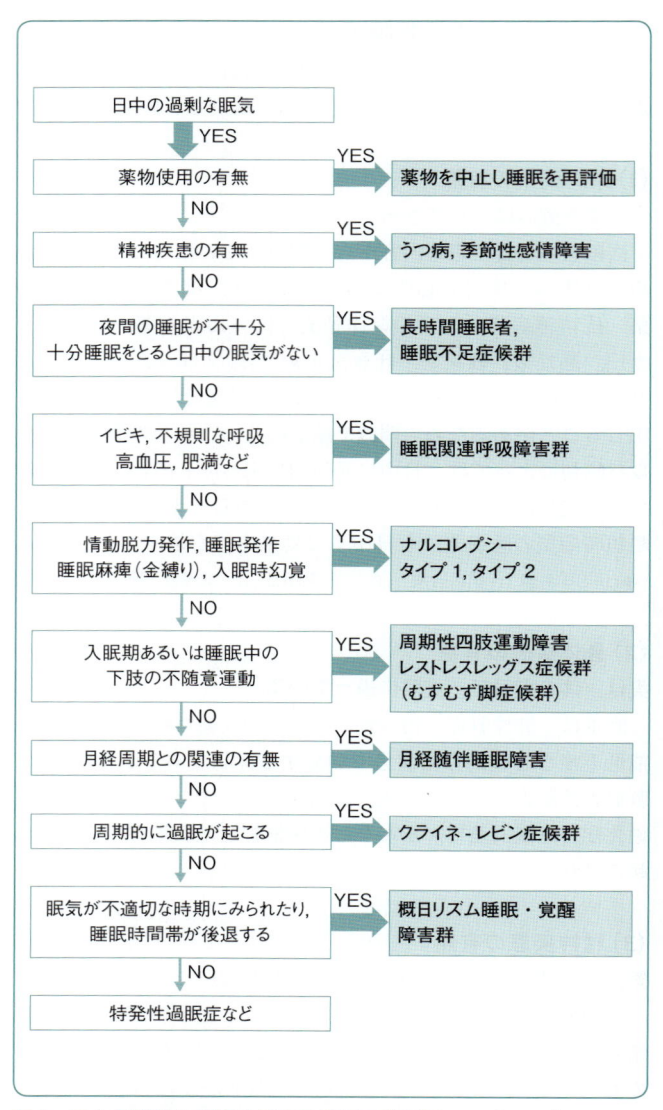

図4 日中の過剰な眠気を呈する疾患の診断フローチャート

なっていないか，決断力や仕事の効率が低下していないか，などのうつ病の症状について尋ねる。（➡p.17 コラム「季節性感情障害について」，p.157 各論Ⅱ「4-3（1）季節性感情障害」）

　また，若年者では，「朝起きられない」「昼間眠い」などと訴えて来院することもあるが，職場や学校での不適応によることもあり，家族からの問診も重要である。

Ⅳ

（4）睡眠の質や量の問題

①長時間眠ると，眠気が軽減する

　「いくら眠っても眠り足りない」と訴え，眠るときには何時間も眠っているという状態がみられるのは，慢性的睡眠不足による過眠である。睡眠不足症候群といわれ，日中の過眠の原因として最も多い。比較的若年の勤労者では，睡眠の不足を自覚していないことも多いので，注意が必要である。眠気は週の前半より後半に強い傾向がある。日常生活で，夜間に十分な睡眠が得られない大きな原因の1つは，生活習慣からくる睡眠時間の短縮である。たとえば，通勤や通学に時間がかかるため，朝早く起床しなければならない。しかし，通常の生活は夜型化する傾向にあり，入眠時刻が遅いにもかかわらず，朝は早く起床しなければならない。そのため，実質的な睡眠時間は本来必要な睡眠時間をはるかに下回る。そして，このような短時間の睡眠習慣が慢性的に続くため，日中の強い眠気とともに倦怠感，易疲労感，頭重感などさまざまな心身の症状が出現する。普段の生活では，何時ごろ眠って何時ごろ起床するかを問診し，睡眠時間を評価する。また，休日の睡眠時間が極端に長くなっていないかを確認し，平日に比べて休日の睡眠時間が長く，長期休暇の際に十分睡眠をとったときに日中の眠気や身体症状が出現しない場合は，この睡眠不足症候群が疑われる。これが疑われた場合は，まず十分な睡眠をとらせることが重要である。1日や2日では解消されない場合もあるため，最低2週間以上はきちんととらせる必要がある。

　また，元来体質的に長く睡眠をとる人も少数ながら存在する。成人で9時間以上の睡眠が習慣的に必要な場合，これを長時間睡眠者と呼ぶ。いずれにせよ，その人にとって十分な睡眠をとらせることにより，日中の眠気や極端に長い睡眠が改善することが特徴である。

②イビキ，睡眠中の無呼吸

　「イビキ」と聞けば，まず，睡眠関連呼吸障害群を疑わなくてはいけない。特に，アルコールを飲んだ夜や疲れている日は，イビキはひどくなり，呼吸が止まっていることに家族が気付くこともある。本人が自覚していないことも多いため，家族やベッドパートナーに指摘されたことがないかも尋ねる。加えて，「日中に発作的に眠り，昼寝をするとさらに調子が悪くなる」，朝起床時の頭痛や口渇，窒息感による中途覚醒，夜間排尿による頻回の覚醒と飲水などの自覚症状がないかも確認する。閉塞性睡眠時無呼吸，成人は中年男性の肥満者に多いが，やせ型であっても顎が小さい，猪首，扁桃肥大がある場合や，さらには閉経後の女性や飲酒もリスクとなる。この疾患の患者は，睡眠中の無呼吸のため量的・質的に十分な睡眠が得られておらず，日中に眠気が出現し，重症になると昼間にも眠ってしまう。近年，この疾患はよく認知されてきており，有病率も高く，自ら疑って受診する患者も増えてきている。医療者側も，脳梗塞，脳出血や心筋梗塞の重大なリスクであることを十分に理解し，積極的に可能性を疑うことが大切である。(➡p.221 各論Ⅵ「睡眠関連呼吸障害群」)

③足がむずむずする

　入眠期に，むずむずする，虫が這う感じ，熱い，痛い，不快な感じ，ちくちくする，ひりひりするなどと表現される下肢の異常感覚が認められる場合は，レストレスレッグス症候群（むずむず脚症候群）が疑われる。皮膚の表面の感覚ではなく，下肢の深部に生じるように感じる。また，下肢を動かしたいという，抵抗できないほど強い衝動を認めるのが特徴である。眠れ

ないために，このような感覚が起きてくると思う患者も多いが，実際は異常感覚のために入眠困難や中途覚醒が起こり，朝の爽快感や熟眠感が得られず，その結果，日中の過眠を来す。足がむずむずして眠れないだけでなく，日中の過眠を訴える場合がある。(➡p.234 各論Ⅶ「1. レストレスレッグス症候群（むずむず脚症候群）」)

④足がぴくんとする

睡眠中に，足がつる，ぴくんと動くなどと訴える場合は，周期性四肢運動障害が疑われる。典型的にはつま先の伸展であるが，上肢でもみられることがある。周期的な不随意運動のため，中途覚醒や再入眠困難を引き起こし，日中の眠気を認めるようになる。しかし，レストレスレッグス症候群と異なって，患者が自覚していないことも多い。中年期以降の女性に多く，貧血と関連しているといわれている。(➡p.238 各論Ⅶ「2. 周期性四肢運動障害」)

(5) 睡眠・覚醒リズムの問題

①朝の会議に起きられない

睡眠・覚醒相後退障害は，慢性的に睡眠時間が遅れている症候群で，夜眠ろうと思い床に入るが，なかなか眠れず，朝3〜4時ごろになってやっと眠れるようになり，朝起床できずに目覚めるのが午後になってしまう。長期休暇などでは，夜更かしの朝寝坊という状態に通常でもなりやすいが，休み明けには社会生活に適応できるのが普通である。しかし，この疾患の患者は，頑張っても睡眠時間帯を戻せない，目覚まし時計を何個もセットし，家族に起こしてもらってもなかなか起床できない。無理やり起床しても，昼ごろまでは眠気，頭重感，倦怠感があり，社会生活に支障を来してしまうが，午後や夕方になるとすっきりと目覚めてくる（**図5**）。この疾患は，若年者に好発し，体内時計により規定される睡眠時間帯が遅くなっているため，無理に起床すると日中に激しい眠気が出現する。社会的心理的要

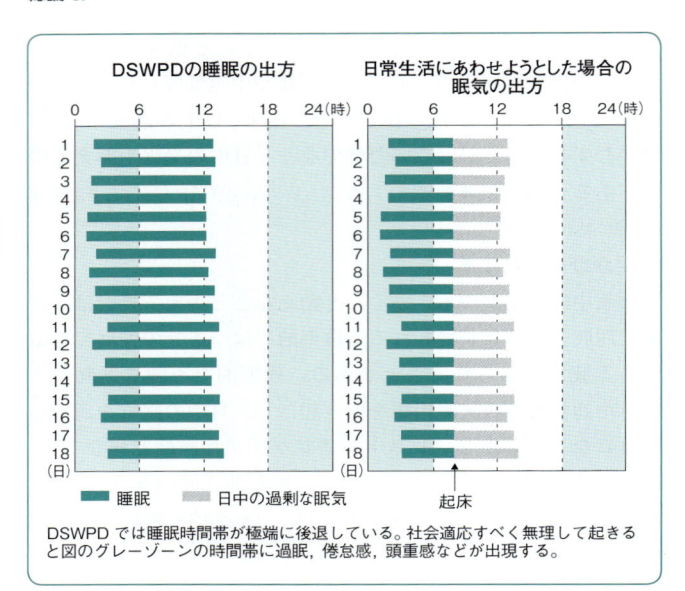

DSWPD では睡眠時間帯が極端に後退している。社会適応すべく無理して起きると図のグレーゾーンの時間帯に過眠，倦怠感，頭重感などが出現する。

図5　睡眠・覚醒相後退障害（DSWPD）の睡眠と過眠

因も関与していると思われる場合も少なくない。（➡p.208 各論Ⅴ「3. 睡眠・覚醒相後退障害」）

②夕方から眠くなり，早い時刻から寝て，深夜に起きる

　未明から早朝に覚醒し，夕方以降に眠気が増強する睡眠・覚醒相前進障害は，高齢者に多い。一般にこの症状は，加齢による生理的な変化としてよく知られており，生活に支障がなければ必ずしも治療は必要ではない。しかし，認知症を合併した場合や施設入所の場合には，夜間せん妄や徘徊といった問題行動を伴うことが多く，介護者にとっても大きな負担となる。日中にベッドで過ごす時間を制限するなどの睡眠衛生を行うことが必要である。（➡p.217 各論Ⅴ「5. その他のリズム障害」）

③眠くない時期と眠い時期がそれぞれ２〜４週間で交代する

　非24時間睡眠・覚醒リズム障害では，入眠と覚醒の時刻が

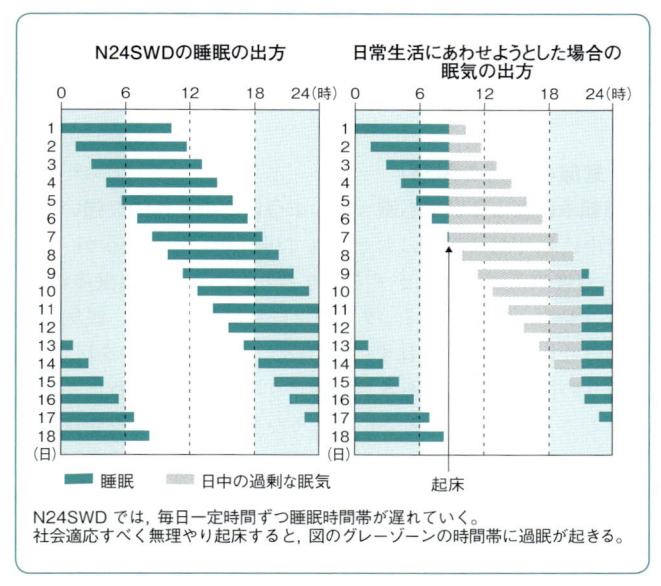

図6　非24時間睡眠・覚醒リズム障害（N24SWD）の睡眠と過眠

毎日約1時間ずつくらい遅れていくため，睡眠相が日中にずれていくと，日中に強い眠気が生じる（**図6**）。短期間の症状観察では鑑別は難しいため，最低1カ月の睡眠日誌を記入してもらう。典型例では社会生活をまったく営めなくなるが，軽症例や無理に起きて社会生活に適応しようとしている場合，昼間に睡眠時間帯があたった時期には，耐えがたい眠気を来し，夜に睡眠時間帯が来た時期には，日中の眠気がなくなるというパターンを示す。全盲者に比較的多い。（➡p.213各論Ⅴ「4. 非24時間睡眠・覚醒リズム障害」）

④1日に3回以上の睡眠をとる

　不規則睡眠・覚醒リズム障害では，睡眠と覚醒の出現が不規則になり，夜間にしばしば覚醒し，昼間に睡眠がみられるような睡眠・覚醒のパターンを示す。先天的脳障害児や老人など全

般性の脳機能障害がある患者が，昼夜のメリハリのない環境で生活を行った際に起こりやすい。(➡p.217 各論Ⅴ「5. その他のリズム障害」)

(6) 覚醒の維持の問題

① 自転車に乗っていても眠ってしまうほどの発作的な強い眠気

　日中に発作的に眠気におそわれて居眠りしてしまうが，5〜15分程度眠ると，眠気がすっきりととれるような過眠症状は，ナルコレプシータイプ1，タイプ2に特徴的である。眠気が強いだけなのか，耐えられずに眠り込んでしまうのかを区別し，居眠りの後に爽快感があるか，居眠りの時間はどの程度かを問診することが重要である。このような発作的な眠気を睡眠発作と呼び，前夜の睡眠時間にかかわらず，ほぼ毎日，1日に数回出現する。入学試験中や商談中など通常なら居眠りすることが考えられないような場面で眠ってしまうほか，自動車運転中に眠ってしまい事故を起こしてしまうこともある。また，ナルコレプシータイプ1では，笑ったとき，大喜びしたとき，驚いたときに，ガクッと首が折れた，しゃべれなくなった，膝の力が抜けた，全身の力が抜けて座り込んでしまったという，情動脱力発作(カタプレキシー)が特徴的である。大笑い，大喜び，高揚感，驚きなどの肯定的な強い感情により，抗重力筋の脱力を引き起こす現象であり，ときには怒りなどの否定的感情がきっかけとなることもある。軽症のものであれば，目や口の端が垂れさがるだけということもあり，気づかれないこともある。ナルコレプシータイプ1，タイプ2のほかの特徴として，睡眠麻痺と入眠時幻覚がある。睡眠麻痺はいわゆる金縛りで，睡眠中にある程度意識はあるものの，体を動かすことができない状態である。入眠時幻覚は，寝入り後まもなく，自覚的には目覚めているときに，鮮明な現実感のような幻覚や，自分の体が宙に浮いて自分を見下ろしているような幻覚が特徴的である。これらの4つの症状は，ナルコレプシーの4徴と呼ばれて

いる。日中の過剰な過眠に加え，情動脱力発作を認める場合には，臨床的にナルコレプシータイプ1と診断してよい。また，情動脱力発作を認めないナルコレプシータイプ2もあるため，疑った場合には，睡眠障害専門医療機関への紹介が必要となる。(➡ p.194 各論Ⅳ「1. ナルコレプシー」)

② 周期的に過眠が起こる

病相期には，1日に16 ～ 18時間眠り，その状態が数日～数週間持続する。この病相期が，年に1 ～ 10回出現し，この時期が終わると症状がまったく消失するという，特殊な過眠症状が認められた場合は，クライネ－レビン症候群が疑われる。通常の眠気とは違う強い眠気や倦怠感があり，昼夜を問わず眠りつづける。病相期の出現に先立って頭重感，倦怠感，注意集中力低下，胃腸障害などの前駆症状がみられることが多い。病相期の初期は，眠気が強く，1日中眠りつづけるが，強い刺激や尿意・便意などでは覚醒する。無理やり覚醒させても無気力で，思考がまとまらず，記銘力も低下している。病相期には，現実感がなく夢の中にいるようだ，周囲と幕で隔てられているようでピンとこないなどの離人症様の体験もみられる。頻度は低いが，むちゃ食い，怒りっぽさ，攻撃性，性的逸脱などの行動異常が認められることもある。傾眠期を過ぎた間歇期には，まったく無症状となる。心身のストレスや感染などが契機になることが多く，通常は思春期～青年期に始まり，加齢とともに病相期の出現頻度は減少する。(➡ p.197 各論Ⅳ「2. その他の過眠症」)

③ ほぼ毎日続く過度の眠気と居眠り

以上のどのパターンにもあてはまらないような過眠症を特発性過眠症と呼ぶ。眠気の強さはナルコレプシーほどではなく，どうしても居眠りしてはならない状況下では居眠りを我慢できる場合もある。また眠気は典型的ナルコレプシーのように発作的ではない。居眠りの時間，夜間睡眠ともに長いことが多く，夜間睡眠は12時間以上にもなることもある。睡眠からの寝覚めが悪く，睡眠酩酊を呈することもある。日中仮眠をとっても

表2　ナルコレプシータイプ1，タイプ2と特発性過眠症の鑑別

	ナルコレプシー タイプ1，タイプ2	特発性過眠症
眠気の特徴		
強さ	居眠りを我慢できない強さ	居眠りを我慢できる程度
起こり方	発作的	発作的ではない
持続時間	短い	長い
居眠り後の変化		
リフレッシュ感	あり	なし
頭痛など	なし	あり
夜間睡眠		
中途覚醒	多い	少ない
持続時間	正常範囲	長い
目覚め	良い	悪い（睡眠酩酊）
レム関連症状	あり （ナルコレプシータイプ1で はカタプレキシーあり）	少ない （カタプレキシーなし）

その後のリフレッシュ感も得られがたい。夜間睡眠は質的にも量的にも正常であることが多い。また，頭痛，めまい感，立ちくらみ，ほてり，発汗，レイノー症状など自律神経症状を伴うこともあり，抑うつ気分などを呈することもある。ナルコレプシーと特発性過眠症の鑑別を**表2**に示す。（➡p.197 各論Ⅳ「2. その他の過眠症」）

（塚田恵鯉子，亀井雄一）

3　睡眠時間帯の異常が主訴の場合

　通常の社会生活をする人では昼間に活動し，夜間に睡眠をとる。昼行性動物であるヒトの体内時計は，日中に活動して夜間に睡眠をとるスケジュールを支えている。しかし，現代では夜間に働く人や1日中通して働く人など変則的な勤務体制の人や，遊びや仕事のため深夜まで起きて活動している人も増加している。1日のなかで社会的に要求される，あるいは自ら望む

時間帯に眠れず，不都合な時間帯に眠気がおそってくるような睡眠障害を概日リズム睡眠・覚醒障害と呼ぶ。

　概日リズム睡眠・覚醒障害は2つに大きく分類され，その1つは体内時計を昼夜24時間の環境にうまくあわせることができないことが主原因となっている病態である。このなかには，睡眠時刻の後退，前進，あるいは24時間以上の周期の睡眠・覚醒リズムなどが含まれ，**図7**に示すようなさまざまな睡眠パターンにより診断名がつけられる。

　2つ目は，体内時計の機能は正常に働いているが，社会的要請から体内時計のリズムとは異なった時間帯に睡眠をとろうとする場合に起こる睡眠障害である。すなわち，交代勤務や時差のある地域へ急速に移動したときにみられる不眠や過眠，これに伴う身体症状があげられる。

　以下，(1)〜(5)の項目を確認しながら鑑別する（**図8**）。

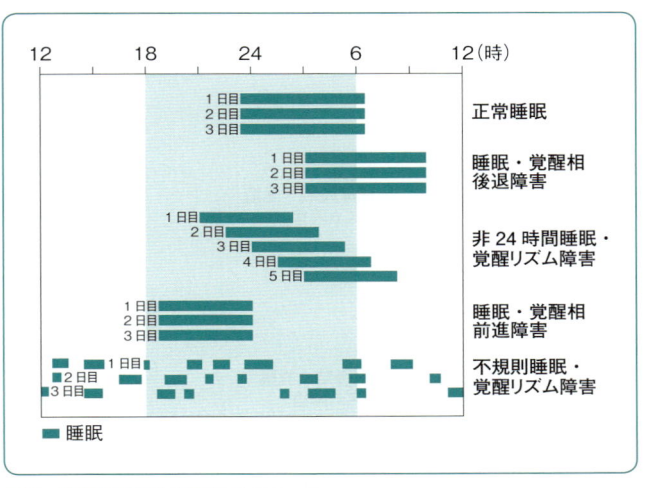

図7　睡眠時間帯が異常のパターン

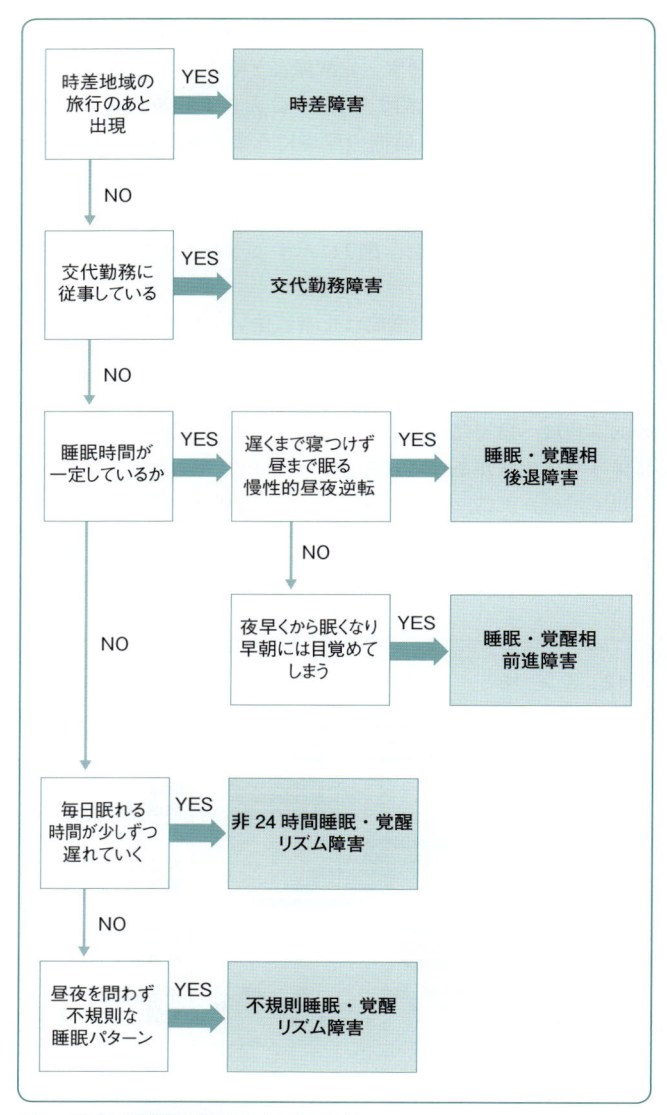

図8 睡眠時間帯の異常が主訴の診断フローチャート

(1) 遅くまで寝つけず，昼まで眠っている

睡眠時間帯が慢性的に遅れた状態が続き，通常の社会生活をおくるために早い時期に睡眠をとることができなくなった状態は，睡眠・覚醒相後退障害である。このため患者は遅刻や欠席が多くなり怠け者とみなされることもある。仕事を続けることができずやめざるを得ない状況や，学生では不登校になる場合があり，社会的に不利な状況になる。(➡p.208 各論V「3．睡眠・覚醒相後退障害」)

(2) 夜早くから眠くなり，早朝には目覚めてしまう

睡眠・覚醒相後退障害とは反対に，入眠と覚醒時刻が通常の社会生活に適した時間帯よりもかなり前にあるため，夜早くから眠くなり入眠し，早朝に目覚めてしまう状態は睡眠・覚醒相前進障害と呼ばれ，高齢者に多くみられる。こうした加齢による朝型化は，男性では50代から始まることが報告されている。極端に前進した場合には夕方から夜の社会生活や娯楽などに参加することができない。また，朝は夜明け前に目が覚めてしまう。うつ病でも早朝覚醒がみられるが，この場合は，入眠困難や熟眠障害を同時に伴う。(➡p.217 各論V「5．その他のリズム障害」)

(3) 毎日眠れる時間が少しずつ遅れていく

入眠と覚醒の時刻が毎日少しずつ遅れていく人がいる。後退の程度は30分〜1.5時間と人によりまちまちである。昼間に睡眠時間帯がきているときには，夜間に入床してもなかなか眠れなかったり，中途覚醒が多く熟眠できない。また，このような時期には昼間に強い眠気を催す。睡眠時間帯が夜間にくると，再び夜間に熟眠し，昼間にはまったく眠気が消失する。このような症状を示す疾患は非24時間睡眠・覚醒リズム障害である。(➡p.213 各論V「4．非24時間睡眠・覚醒リズム障害」)

(4) 昼夜を問わず不規則な睡眠パターン

　著しく不規則な社会生活を続けた場合や老年期認知症などの脳障害を持つ患者では，睡眠時間帯が定まらなくなる（不規則睡眠・覚醒リズム障害）。極端な場合には，新生児のように1日中短い間隔で眠ったり，覚めたりをくり返しているような睡眠覚醒パターンがみられる。（➡p.217 各論Ⅴ「5．その他のリズム障害」）

(5) 昼夜が逆転

　昼夜が逆転したような睡眠は睡眠相後退がさらに高度となり，また入眠時刻が明け方以後になり夕方ごろまで眠っている場合によく用いられる表現である。睡眠のタイミングの障害として，睡眠・覚醒相後退障害の極端な場合と考えることもできる。

　一過性の昼夜逆転は，時差地域への飛行時などにみられる。すなわち4〜5時間以上の時差のある地域を航空機で急激に移動すると時差障害といわれる一過性の心身機能の不調和状態が出現する。睡眠に関しては，夜間の不眠と日中の眠気として訴えられ，長い場合は到着して現地のリズムに順応するのに2週間以上かかることもある。（➡p.201 各論Ⅴ「1．時差障害」，p.208「3．睡眠・覚醒相後退障害」）

（内山　真）

4 睡眠中の異常現象が主訴の場合

1 ▶ 睡眠中の異常現象が起こるメカニズム

　睡眠中に起こる異常現象にはさまざまなものが含まれている（図9）。次に異常現象が起こるメカニズムを4つに大別した。

(1) 不完全な覚醒によるねぼけ行動

　正常な人でもぐっすり眠っているときに急に起こされると，完全に覚醒することができず，周りの状況がよくわからず，とんちんかんな行動をとることがある。何らかの原因によりこの

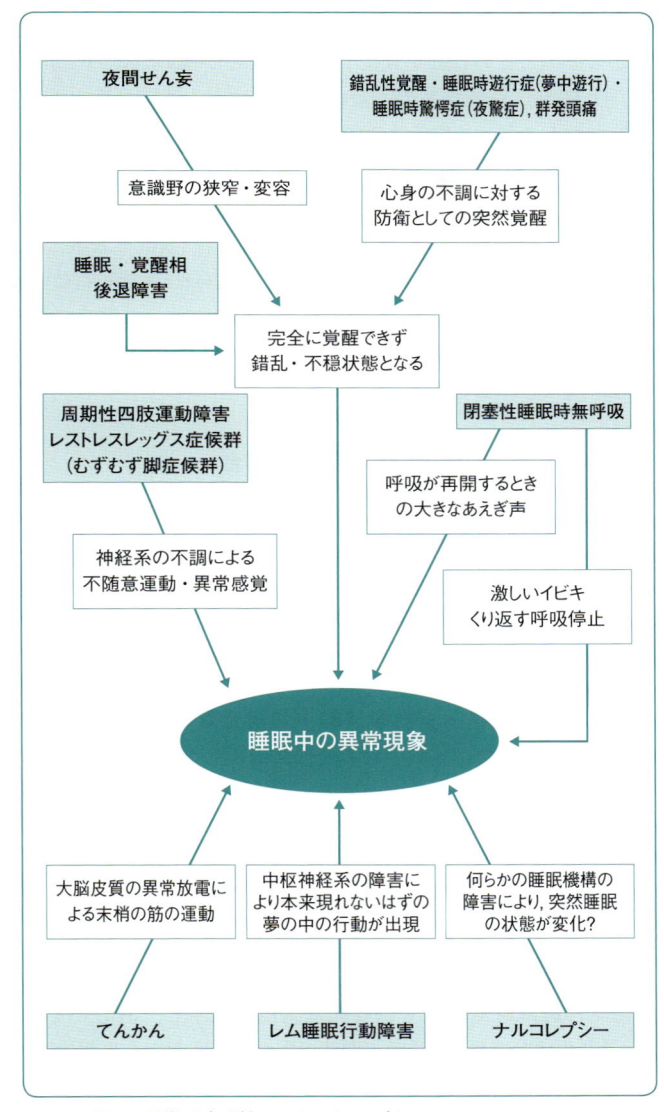

図9　睡眠の異常現象が起こるメカニズム

ような不完全な覚醒状態になると奇異な言動が出現し，しかも後からそのときの行動を覚えていないことが多い。このなかには，①痛み，恐怖などの心身の不調に対する防衛反応として突然覚醒した場合（錯乱性覚醒，睡眠時遊行症（夢中遊行），睡眠時驚愕症（夜驚症），群発頭痛など），②深い睡眠のときに強制的に起こされた場合（睡眠・覚醒相後退障害など），③意識障害があり完全な覚醒が阻害されている場合（夜間せん妄，てんかん発作後もうろう状態など）がある。（➡p.59 総論Ⅲ「Q17.夜間せん妄で不眠を起こしている患者さんへの対処法は？」，p.208 各論Ⅴ「3.睡眠・覚醒相後退障害」，p.242 各論Ⅷ「1.睡眠時遊行症（夢中遊行）と睡眠時驚愕症（夜驚症）」）

(2) 夢の中の行動が出現してしまう場合

　夢をみている際は多数の神経核が協力して夢の中の行動が実際の動作として出現しないようにしている。この機構に障害が生じると夢の中の逃避行動や攻撃行動が実際に身体の動きとなって出現する。（➡p.194 各論Ⅳ「1.ナルコレプシー」，p.246 各論Ⅷ「2.レム睡眠行動障害」）

(3) てんかん発作・不随意運動・異常感覚

　てんかん患者では睡眠中のみ発作が出現したり，日中とは異なった発作が出現することがある。夜間睡眠中あるいはその前後に限って不随意運動や異常感覚が生じることがある。（➡p.234 各論Ⅶ「レストレスレッグス症候群（むずむず脚症候群）と周期性四肢運動障害」）

(4) 身体疾患の症状としての異常現象

　閉塞性睡眠時無呼吸では夜間に気道が狭窄し，激しいイビキ，くり返す呼吸停止，呼吸再開時の大きなあえぎ声が出現する。多尿や膀胱・尿道の障害があると失禁が出現する。（➡p.221 各論Ⅵ「睡眠関連呼吸障害群」）

2 ▶ 症候のとり方と診断の手順

　睡眠中の異常現象についての訴えは多彩であり，患者にとって非常に深刻にとらえられていることもあれば，軽視されていることもある。非常にまれな現象と考えがちだが，不眠を訴える患者にじっくりと問診してみると，睡眠中の異常現象が不眠の原因であることが少なくない。また，睡眠中に異常現象を起こす疾患もさまざまであり，医原性のもの，放置すると重篤な事態に至るもの，外来で比較的簡単に治療可能なものが含まれている。ここでは，睡眠障害の専門家以外の者が，特殊な検査を行わずに症候から睡眠中の異常現象を系統的に診断するための手順を示した（**図10**）。（➡p.262 資料Ⅰ「ピッツバーグ睡眠質問票（PSQI）」）

(1) 薬剤性・二次性の異常現象か？

① 薬剤性の睡眠時異常現象

　患者や家族は夜間の異常現象に気をとられており，そちらを中心に訴えがちであるが，まず，薬剤性，ほかの疾患による二次性のものではないか検討することが大切である。

　さまざまな薬剤が睡眠中の異常現象の原因となる（**図11**）。炭酸リチウム，抗精神病薬，三環系抗うつ薬は寝ぼけた状態で歩き回ったりする睡眠時遊行症を引き起こし，レボドパは，悪夢，突然悲鳴をあげて起き上がったりする睡眠時驚愕症を，βブロッカーは悪夢を引き起こす。睡眠薬も中途覚醒時や朝覚醒してからの健忘やねぼけ行動を引き起こす。また，睡眠障害ではないが夜間の異常行動の原因となるせん妄，幻覚妄想状態を起こす薬剤としては，ジギタリス，ステロイド，インターフェロン，αメチルドパ，抗腫瘍薬，抗パーキンソン病薬，抗コリン薬，H_2ブロッカー，エフェドリン，抗結核薬などがある。高齢者や手術などの身体侵襲後，内分泌疾患では特にせん妄や精神病状態が出現しやすく，通常の胃薬や風邪薬でもこうした状態が出現することがある。（➡p.173 各論Ⅲ「3. 薬原性不眠」）

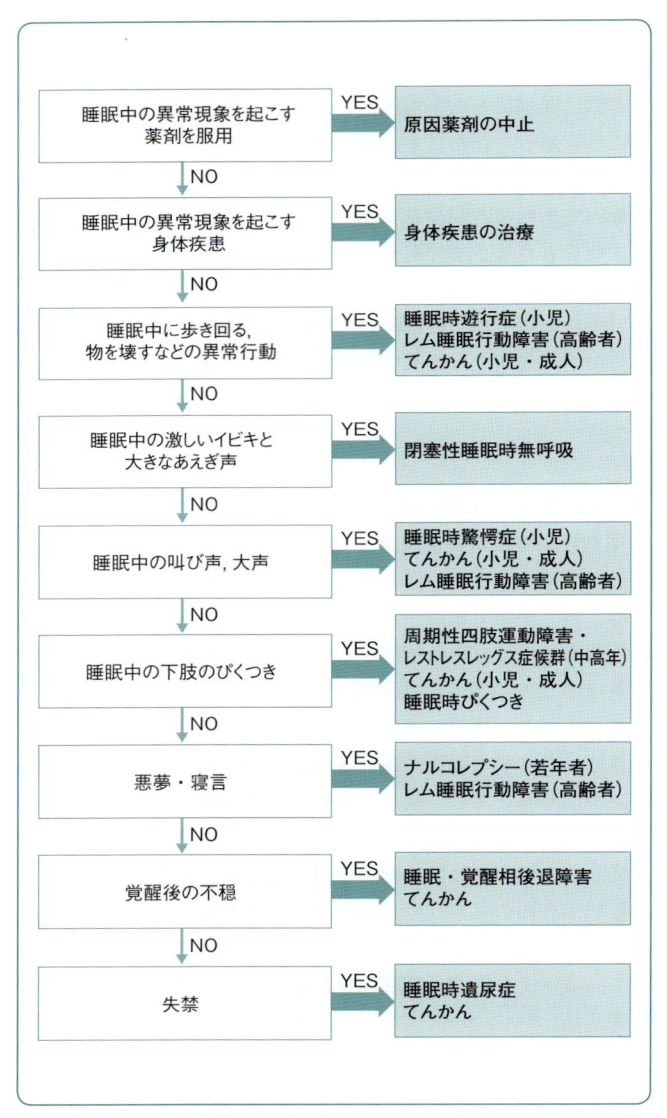

図10　睡眠中の異常現象診断フローチャート

②薬剤性の睡眠時異常現象の診断

薬剤性の睡眠時異常現象の診断には，疑われる薬剤の投与量の変化と症状の時間的な対応が重要である。複数の医療機関にかかっていたり，知人からもらった薬を自己判断で服用していたりする患者もいるため，症状が出現する前後に服用した薬剤をすべて調べる必要がある。薬剤性の場合，原因薬剤を中止すれば次第に症状は消失する。基礎疾患のために中止できない場合は，減量や薬剤変更を行う。不定愁訴が多く，不要と思われ

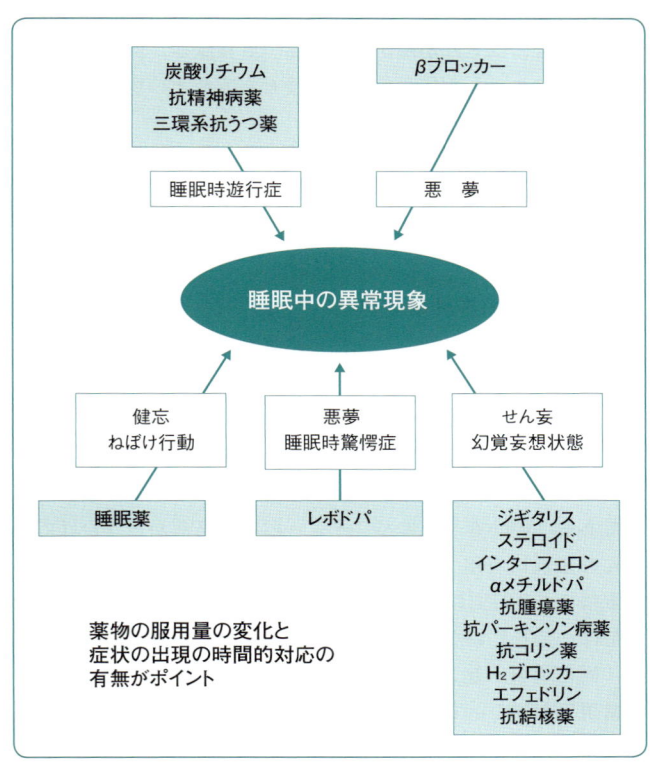

図11　睡眠中の異常現象を起こす薬剤

る薬剤を多種大量に服用している患者の場合は主治医，薬剤師などの協力による患者教育が必要である。

③二次性の睡眠時異常現象

　身体疾患・状態による睡眠時異常行動を検討する。かゆみ，痛み，多尿などの不快な身体症状を伴う疾患では夜間に何度も睡眠が中断されるため，ねぼけ行動が出現することがある。頭痛のため睡眠が中断される場合のほとんどは片頭痛か群発頭痛によるものである。特に群発頭痛は睡眠中に起こり，激しい頭痛のため完全に覚醒していないのに立ち上がってしまうなどのねぼけ行動が出現する。また，同じパターンの一連の動作がみられる場合にはてんかんが疑われる。肝性脳症，低血糖・高血糖発作，アルコール依存症の離脱後せん妄などの意識障害でも睡眠時の異常行動がみられる。

　患者の持参した検診の結果，臨床検査，身体所見，日中の身体症状の聴取により基礎疾患の有無について検討する。基礎疾患の改善により睡眠中の異常現象も改善する。

（2）異常現象の詳細な問診

　前述のように医原性，二次性の睡眠時異常行動をまず除外したのち，異常現象そのものについて詳しく問診していく。まず，異常現象の内容について，自覚的，他覚的両面からどのような現象が何分間くらい出現したかを詳細に聴取する。本人が思い出せるかどうか，悪夢と関係しているかどうかは鑑別に有用である。いつも一定のパターン・順序があるかどうかはてんかんの鑑別に有用である。また，入眠と同時に出現するのか，入眠後2〜3時間以内に出現するのか，明け方が多いのか，時間帯は一定していないのか確認する。続いて，普段の睡眠の状態，異常現象が起こった晩に普段と違いがなかったかどうか，異常現象が起こっている際には覚醒しているかどうか，異常現象の際に容易に覚醒させることができるかどうか，覚醒できた場合異常現象は消失するかどうか，その後普通に再入眠できる

かどうか，異常現象の頻度（一晩に何回，あるいは何日・何カ月に1回），翌朝普通に起床できるかどうか，翌日の日中は普段と変わりないかどうかなどを聴取する。異常現象の情報が得られたら，以下の手順で行動化の度合いの強いものから鑑別していく。スマートフォンなどで異常現象をビデオ記録してもらうと診断の大きな助けとなる。

Ⅳ

（3）著しい異常行動がみられる場合

　まず，歩き回る，物を壊す，隣で寝ている人を殴る・けるなどの著しい異常行動があり，行動中には普段と違い呼びかけに対する反応が乏しい場合は，小児であれば睡眠時遊行症，初老期以降の高齢者であればレム睡眠行動障害がほとんどである。睡眠時遊行症では異常行動の最中には覚醒しにくく，無理に覚醒させようとすると錯乱状態となり，暴力的になることがある。この際，散瞳がみられまぶしがることが多い。成長するにしたがって自然に消失することが多く，成人では極めてまれである。レム睡眠行動障害は，夢の中の行動がそのまま身体に出てしまう病気である。呼びかけをくり返すと完全に覚醒させることができる。本人には悪夢をみていた記憶があり，「夢の中で逃げ回っていた」「夢の中で襲われて反撃したところで目が覚めた」などと訴える。また，いつも一定のパターンの複雑な動作をくり返す場合，てんかんである可能性がある。口をとがらせる，舌なめずりをする，いつも同じ方向に頭部が向くなどの動作から異常行動が始まることがてんかん発作に特徴的な所見である。異常行動の鑑別を**表3**に示した。複数の睡眠時随伴症が一晩のなかに混在して出現することもある。（➡p.242各論Ⅷ「1. 睡眠時遊行症（夢中遊行）と睡眠時驚愕症（夜驚症）」，p.246「2. レム睡眠行動障害」）

表3　夜間の異常行動の鑑別

	レム睡眠行動障害	睡眠関連摂食障害	睡眠時遊行症・睡眠時驚愕症	てんかん発作	閉塞性睡眠時無呼吸
暴力的行動	しばしば	なし	まれ	まれ	なし
大声	大きな寝言	なし	叫び，泣き声	あり	呼吸再開時のあえぎ
尿失禁	なし	なし	なし	あり	なし
刺激による覚醒	すみやか	すみやか	困難	困難	すみやか
障害物など外界の認知	不可能	完全	可能	不可能	完全
外傷	多い	少ない	少ない	少ない	なし
イビキ・呼吸停止	なし	ときに	なし	ときに	常に
悪夢	常に	なし	なし	なし	少ない
瞳孔の変化	なし	なし	散瞳	散瞳	なし
好発年齢・性差	老年，男＞女	20〜30歳代，男＜女	小児	小児・老年	肥満者，男＞女

(4) 激しいイビキ，呼吸停止，あえぎ声が出現する場合

　睡眠中に激しいイビキが持続し，くり返し呼吸が停止し，呼吸が再開する際に大きなあえぎ声がみられる場合は閉塞性睡眠時無呼吸の可能性が高い。肥満した中年の男性が多いが，扁桃の肥大した小児，高齢者でもみられる。(➡ p.221 各論Ⅵ「睡眠関連呼吸障害群」)

(5) 叫び声，大声が出現する場合

　睡眠中に叫び声や大声がみられる場合は，小児であれば睡眠時驚愕症，初老期以降の高齢者であればレム睡眠行動障害がほとんどである。睡眠時驚愕症では悲鳴や泣き声が睡眠中に突然出現し，患者は起き上がることが多いが完全に覚醒せず寝ぼけた状態が数分続く。この際，散瞳がみられまぶしがることが多い。睡眠時遊行症と同様に錯乱状態となって暴力的になることもある。思春期以降自然に消失する。レム睡眠行動障害では粗大な行動が出現する前から大声の寝言がみられることや，やは

表4　睡眠中の下肢症状の鑑別

	周期性四肢運動障害	レストレスレッグス症候群	レム睡眠行動障害	てんかん
訴え	足がぴくんと動く	脚がむずむずして動かさずにはいられない	手足が動く	身体が動く（家族が気づく）失禁
好発年齢性差	成人	成人	老年男＞女	小児老年
自覚症状	中途覚醒日中の眠気	入眠困難中途覚醒後の再入眠障害日中の眠気深部異常感覚	悪夢夢内容に沿った行動	
他覚所見	膝・足関節の屈曲バビンスキー反射様運動	バビンスキー反射様運動随意的運動	睡眠時異常行動大きな寝言	失禁発作に伴う他の部位の運動

IV

り悪夢をみていることが多く，夢の内容に対応した寝言である。てんかんでもうめき声や大声が出現することがある。
（➡ p.242 各論Ⅷ「1. 睡眠時遊行症（夢中遊行）と睡眠時驚愕症（夜驚症）」，p.246「2. レム睡眠行動障害」）

（6）下肢のぴくつきなど不随意運動が出現する場合

　入眠期や睡眠中に下肢が不随意にぴくんぴくんと動くことがある。多くの場合この動きはバビンスキー反射様である。この不随意運動は周期性四肢運動と呼ばれ，ほとんどが周期性四肢運動障害によるものである。レストレスレッグス症候群（むずむず脚症候群）はこの不随意運動に加えて，下肢の痛がゆい，むずむず，ほてる，ビリビリ痛むなどの異常感覚があり，下肢を動かすことでこの異常感覚が消失することが多く，下肢の随意運動も多数みられる。中年以降に多いが，透析患者，貧血患者，下肢静脈瘤患者，妊娠，脊髄障害，末梢神経障害に伴った二次性のものもある。てんかんでも下肢の常動的な不随意運動が出現することがある。下肢症状の鑑別を**表4**に示した。
（➡ p.234 各論Ⅶ「レストレスレッグス症候群（むずむず脚症候群）と周期性四肢運動障害」）

表5 悪夢・寝言の鑑別

	睡眠時驚愕症	閉塞性睡眠時無呼吸	レム睡眠行動障害	ナルコレプシー
寝言の特徴	叫び，悲鳴	うめき声，あえぎ	ぶつぶつ，悲鳴	ぶつぶつ，悲鳴
感情表出	強い	なし	強い	強い
経過	一過性	慢性	慢性	慢性
悪夢	なし	なし	しばしば	しばしば
刺激による覚醒	困難	すみやか	すみやか	すみやか
その他の行動障害	起き上がる，興奮	なし	手足の動き，歩き回る	手足の動き，歩き回る
好発年齢	小児	中年・老年	老年	若年
特徴的所見	頻脈，頻呼吸，発汗，散瞳	イビキ，呼吸停止	夢の中の行動と一致	情動脱力発作，入眠時幻覚，睡眠麻痺

(7) 悪夢・寝言が出現する場合

　悪夢・寝言を主訴として受診する場合は，若年者ではナルコレプシー，初老期以降の高齢者ではレム睡眠行動障害を考える。ナルコレプシーでは悪夢・寝言が初発症状の場合があり，次第に日中の眠気，情動脱力発作（笑ったり，おこったりすると身体の一部の力が抜ける），入眠時幻覚（寝入りばなに身体が宙に浮かんだり，何者かがのしかかってくるような幻覚が出現），睡眠麻痺（いわゆる金縛り）などの主要症状が出現してくる。悪夢・寝言の鑑別を**表5**に示した。(➡p.194 各論Ⅳ「1. ナルコレプシー」，p.246 各論Ⅷ「2. レム睡眠行動障害」)

(8) 朝起こそうとすると不穏となる場合

　朝，なかなか覚醒せず，無理に起こすと不穏となって家族に暴力をふるう場合には，睡眠・覚醒相後退障害，睡眠不足症候群，てんかん発作後もうろう状態が疑われる。睡眠・覚醒相後退障害は睡眠のとれる時間帯が明け方から昼ごろに固定してしまい，夜寝つけず，朝起きられなくなってしまう状態である。

朝，無理に家族が起こすと完全に覚醒できず，錯乱状態となったり子どもっぽい興奮状態となることがある。てんかん発作後もうろう状態は長時間持続することがあり，夜間の発作の後，起床時刻になってももうろう状態が持続していると，無理に起こされるとやはり完全に覚醒できず，興奮状態となることがある。てんかん発作後もうろう状態では散瞳がみられるのが特徴である。(➡p.208 各論Ⅴ「3. 睡眠・覚醒相後退障害」)

(9) 失禁がみられる場合

夜間の失禁はさまざまな疾患でみられる。多尿や膀胱・尿道系の障害がみられない患者で睡眠中の失禁がみられる場合には，てんかん発作に伴う失禁をまず疑うべきである。小児の睡眠時遺尿症は自然に消失するが，親が世間体を気にして必要以上に叱らないことが大切である。(➡p.41 総論Ⅲ「Q2. おねしょは何歳くらいまでなら正常ですか？」)

(10) その他

歯ぎしりの原因についてはよくわかっていないことが多い。歯ぎしりにより歯の摩耗だけでなく顎関節症や頭痛・肩こりが誘発される。(➡p.43 総論Ⅲ「Q4. イビキ・歯ぎしりがひどいといわれます。」)

以上睡眠中の異常現象の症候・診断についてまとめた。診断の確定が難しい場合には睡眠障害の専門医に依頼するのがよい。

（田ヶ谷浩邦）

各　論

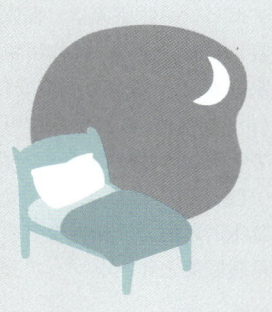

薬物治療

1 睡眠薬開発の歴史

　睡眠薬はその化学構造などにより①バルビツール酸系，②非バルビツール酸系，③ベンゾジアゼピン系，④非ベンゾジアゼピン系，⑤メラトニン受容体作動薬，⑥オレキシン受容体拮抗薬の6つに大別される。20世紀初頭に登場したバルビツール酸系睡眠薬は優れた催眠作用を有するものの，耐性や依存性を早期に形成し，大量服用により呼吸抑制をもたらし致死的となる危険があること，さらに薬の中断によってせん妄やけいれん発作などの激しい退薬症候を生じることなどから，これらの欠点を克服すべく非バルビツール酸系睡眠薬が開発された。しかし，非バルビツール酸系薬物も耐性や依存性が強く，睡眠薬としてはあまり適切なものではなかった。1960年代になって開発されたベンゾジアゼピン系睡眠薬は，経口投与の場合には中枢性呼吸抑制などの危険な副作用はほとんどなく，耐性も生じにくく激しい退薬症候を起こすことも少ないことから，安全性と臨床効果に優れた画期的な睡眠薬であった。また，ベンゾジアゼピン系睡眠薬とは化学構造が異なる非ベンゾジアゼピン系睡眠薬が開発され臨床に応用されている。非ベンゾジアゼピン系睡眠薬は，催眠作用に関係したベンゾジアゼピン受容体（ω_1受容体）に作用するが，多くのベンゾジアゼピン系睡眠薬が持っていた抗不安作用や筋弛緩作用に関連した受容体（ω_2受容体）に対する作用が少ない。このように，非ベンゾジアゼピン系睡眠薬はベンゾジアゼピン系睡眠薬とはその作用が一部異なっており，ω_1受容体により選択的に作用するため，臨床的に脱力や転倒などの副作用が少ない。ベンゾジアゼピン系睡眠薬と非ベンゾジアゼピン系睡眠薬は基本的化学構造は異

なるが，両者ともにベンゾジアゼピン受容体に作用する薬物であるため，以下，特別に区別する必要のある場合を除いてまとめてベンゾジアゼピン受容体作動薬として扱う。

メラトニン受容体作動薬は，日本で開発された薬剤であり，メラトニンⅠ型（MT_1）受容体とメラトニンⅡ型（MT_2）受容体に選択的に結合し，ベンゾジアゼピン受容体には結合しない。この睡眠薬は，反跳性現象や退薬症候が認められず，乱用や依存が起こらないことが明らかにされている。（➡p.121 各論Ⅰ「4. メラトニン受容体作動薬」）

オレキシン受容体拮抗薬は，覚醒の維持・安定化に関連するオレキシン受容体の選択的拮抗薬として作用し，脳を生理的に覚醒状態から睡眠状態へ移行させることで，自然な睡眠をもたらすと考えられる。この睡眠薬は，メラトニン受容体作動薬と同様に，反跳性や退薬症候が認められず，依存のリスクは低い。（➡p.123 各論Ⅰ「5. オレキシン受容体拮抗薬」）

（梶村尚史）

2 ベンゾジアゼピン受容体作動薬

1 ▶ ベンゾジアゼピン受容体作動薬の種類

(1) ベンゾジアゼピン系睡眠薬

ベンゾジアゼピン系睡眠薬は，$GABA_A$受容体複合に含まれるベンゾジアゼピン受容体に結合してGABAの作用を強める。ベンゾジアゼピン受容体には催眠作用に関係するω_1受容体と，抗不安作用，筋弛緩作用に関係するω_2受容体があり，ベンゾジアゼピン系睡眠薬はこの両者に作用する。そのため不安や緊張が強い場合には効果的であるが，ふらつきや転倒などの副作用に注意が必要であり，長期に使用した場合には耐性や依存性を生じる可能性がある。作用時間の短いものから順に，トリアゾラム，エチゾラム，ブロチゾラム，ロルメタゼパム，フルニトラゼパム，エスタゾラム，ニトラゼパム，クアゼパムなどがある（**表1**）。

(2) 非ベンゾジアゼピン系睡眠薬

　非ベンゾジアゼピン系睡眠薬は，ベンゾジアゼピン受容体のなかで催眠作用に関係する ω_1 受容体により選択的に作用し，抗不安作用，筋弛緩作用に関係する ω_2 受容体への作用が相対的に弱いため，臨床的にはふらつきや転倒などの副作用が少ない。長期に使用した場合には，ベンゾジアゼピン系睡眠薬よりは軽度であるが，耐性や依存性のリスクを考える必要がある。ゾルピデム，ゾピクロン，エスゾピクロンがあるが，いずれも作用時間が非常に短い。エスゾピクロンは，S体とR体からなるゾピクロンから活性のあるS体を抽出したものである。

(3) 作用時間

　ベンゾジアゼピン受容体作動薬は，服薬してから血中濃度が最高値の半分の値になるまでの時間（消失半減期）により，超短時間作用型，短時間作用型，中間作用型，長時間作用型の4つに分類される。超短時間作用型の睡眠薬は，**表1**に示すように消失半減期が2〜5時間と非常に短く，服用後よりすみやかに血中濃度が上昇し最高値を示すが，翌朝にはすでに血中濃度は有効濃度を下回っており，翌朝の眠気やふらつきなどの睡眠薬による持ち越し効果が非常に少ない。エスゾピクロンは，超短時間作用型のなかでは消失半減期が5時間と比較的長いため，中途覚醒にも効果が期待できる。短時間作用型は，消失半減期が6〜10時間と比較的短く，やはり翌朝の持ち越し効果は少ない。中間作用型は，消失半減期が20〜30時間であり，翌日の就寝前にもある程度の血中濃度が保たれている。したがって，連用していると薬物が蓄積されることになるが，4〜5日たつと定常状態となる。中間作用型の睡眠薬では，翌朝の持ち越し効果がみられることも少なくない。長時間作用型は，消失半減期が30〜100時間であり，夜間だけでなく日中にも高い血中濃度を維持することになる。また，定常状態に達するのに1週間くらいかかる。長時間作用型の睡眠薬は，翌朝の持

表1　わが国で使用されているベンゾジアゼピン受容体作動薬
　　　（＊非ベンゾジアゼピン系睡眠薬）

作用時間	一般名	商品名	臨床用量（mg）	消失半減期（時間）
超短時間作用型	ゾルピデム	マイスリー＊	5〜10	2
	トリアゾラム	ハルシオン	0.125〜0.5	2〜4
	ゾピクロン	アモバン＊	7.5〜10	4
	エスゾピクロン	ルネスタ＊	1〜3	5
短時間作用型	エチゾラム	デパス	1〜3	6
	ブロチゾラム	レンドルミン	0.25〜0.5	7
	リルマザホン	リスミー	1〜2	10
	ロルメタゼパム	エバミール・ロラメット	1〜2	10
中間作用型	フルニトラゼパム	サイレース	0.5〜2	24
	エスタゾラム	ユーロジン	1〜4	24
	ニトラゼパム	ベンザリン・ネルボン	5〜10	28
長時間作用型	クアゼパム	ドラール	15〜30	36
	フルラゼパム	ダルメート	10〜30	65
	ハロキサゾラム	ソメリン	5〜10	85

ち越し効果が出現しやすい。現在，わが国で使用されているベンゾジアゼピン受容体作動薬について**表1**にまとめてある。

2 ▶ ベンゾジアゼピン受容体作動薬の選択法

　超短時間作用型，短時間作用型，中間作用型，長時間作用型の4つの種類のベンゾジアゼピン受容体作動薬のなかで，どれを選択すればよいかについては，不眠のタイプによって使い分けされることが一般的である。入眠困難が目立つタイプには，超短時間作用型あるいは短時間作用型の睡眠薬が有効であり，翌朝の持ち越し効果などの副作用も生じにくい。中途覚醒や早朝覚醒など睡眠の維持の障害を主訴とするタイプには，中間作用型や長時間作用型の睡眠薬が効果的である。熟眠感の欠如するタイプには，寝覚めのよい超短時間作用型の睡眠薬が向いている。

表2　不眠症のタイプ

一過性不眠（持続：数日間）
　急性のストレス　　不安，痛み，外科手術前などに遭遇した場合や時差
　　　　　　　　　　ぼけなど

短期不眠（持続：1～3週間）
　より長時間の状況性ストレス　　仕事や家庭生活上のストレス，重大な
　　　　　　　　　　　　　　　　病気などに起因

長期不眠（持続：1～3カ月以上）
　精神生理性不眠症
　身体疾患に伴う不眠症　　睡眠時無呼吸，周期性四肢運動障害，レスト
　　　　　　　　　　　　　レスレッグス症候群，高血圧，心疾患など
　精神疾患に伴う不眠症　　神経症，うつ病，統合失調症，老年期認知症
　　　　　　　　　　　　　など
　アルコール・薬物に関連した不眠症
　高齢者の不眠症
　概日リズムに関連した不眠　　睡眠・覚醒相後退障害，睡眠・覚醒相前
　　　　　　　　　　　　　　　進障害，非24時間睡眠・覚醒リズム障害

　不眠症は，臨床的に持続期間と原因とを組みあわせることに
よって，一過性不眠，短期不眠および長期不眠の大きく3つに
分けて治療を考える（**表2**）。

(1) 一過性不眠

　一過性不眠は，普段は睡眠が正常な人が，急性のストレスに
遭遇した場合，あるいは時差のある地域へジェット機で旅行し
た場合などに起こるもので，持続はせいぜい数日間であり，多
くは睡眠薬を使用しなくても切り抜けられる。しかし，強度の
ストレスのため不眠の程度が強い場合には睡眠薬を使用するこ
とがある。この場合の不眠では，入眠困難が主症状であること
が多く，超短時間作用型の睡眠薬が適応となる。時差ぼけで
は，4～5時間以上の時差がある距離をジェット機で移動した
場合に，体内時計はまだ日本の時間のままなのに現地の生活時
間にあわさなければならなくなるため，体内時計と現地時間の
間に脱同調を生じ，そのために不眠や日中の眠気などの身体の
不調和状態が一時的に出現する。旅行中や帰国後に超短時間作
用型や短時間作用型の睡眠薬を数日間服用することでかなり時

差ぼけ症状を軽減できる。(➡p.201 各論Ⅴ「1. 時差障害」)

(2) 短期不眠

短期不眠は，仕事や家族生活あるいは重大な病気などによる比較的長期間の状況性ストレスに起因するもので，持続は1〜3週間である。治療としては，基本的には不眠のタイプにより睡眠薬を使い分けるが，漫然と使用しないようにする。

(3) 長期不眠

長期不眠は，持続が1〜3カ月以上にわたることが特徴であり，その原因にはさまざまなものがある。性格要因が主に関与する精神生理性不眠症，基盤に精神疾患や身体疾患を有するもの，アルコールなどの薬物の影響，高齢者の不眠，概日リズム睡眠・覚醒障害などがあげられる。長期不眠のなかで，睡眠薬の主な適応となるものとしては，精神生理性不眠症，精神疾患に伴う不眠，アルコールに関連した不眠，高齢者の不眠などがあげられる。

① 精神生理性不眠症

精神生理性不眠症では入眠困難を訴えることが多い。この場合，超短時間作用型や短時間作用型の睡眠薬が用いられる。中途覚醒や早朝覚醒を伴うものでは中間作用型や長時間作用型の睡眠薬が適応となる。不眠に対する不安が非常に強く，就床時刻が近づくにつれて高まる緊張や不眠に対する恐怖感に対しては，抗不安薬を夕食後などにあらかじめ投与しておくことが有効である。神経症に伴う不眠の場合には，日中に不安，緊張感や焦燥感などが存在するため，日中に抗不安薬を併用するが，中間作用型や長時間作用型の睡眠薬を使用して不眠の解消を図るとともにこれらの睡眠薬による日中の抗不安作用を期待することも有用である。(➡p.163各論Ⅲ「2. 精神生理性(原発性)不眠症」)

② 精神疾患に伴う不眠症

うつ病や統合失調症に伴う不眠症の場合には，それぞれ抗う

つ薬や抗精神病薬のなかで鎮静作用の強いものを睡眠薬に併用することがある。実際に抗うつ薬や抗精神病薬には，原疾患に対する効果だけでなく睡眠を深くする作用も認められる。内因性うつ病の不眠では早朝覚醒を呈することが多く，この場合には抗うつ薬とともに中間作用型や長時間作用型の睡眠薬を用いる。(➡p.184 各論Ⅲ「5. 精神疾患による不眠」)

③アルコールによる不眠症

　アルコール連用者の不眠症に対しては，アルコールを中止させ，中間作用型や長時間作用型など作用時間の長い睡眠薬を使用する。寝酒としてのアルコール中止がうまくできない場合には，相互作用のないメラトニン受容体作動薬をまず投与する。(➡p.143 各論Ⅱ「1-4. アルコールと嗜好品について」)

④高齢者の不眠症

　高齢者では，睡眠薬の体内への蓄積が起こりやすいだけでなく，睡眠薬に対する感受性自体が亢進しているといわれている。すなわち，高齢者では若年者に比べて，睡眠薬の有効作用時間が延長しやすく，翌日への持ち越し効果や健忘，脱力などの副作用も出やすくなる。したがって，ベンゾジアゼピン受容体作動薬のなかでは代謝経路が単純で代謝されやすいロルメタゼパムのような睡眠薬，または筋弛緩作用の少ないω_1選択性睡眠薬(ゾルピデム，ゾピクロン，エスゾピクロンなど)を選択することが推奨される。高齢者では，常用量の半分程度から開始し，できるだけ低用量を使用するのがよい。短期間で不眠を改善させようとあせって過量投与になることに注意したい。後に述べるメラトニン受容体作動薬やオレキシン受容体拮抗薬は副作用が少ない点で，高齢者への投与において有利な点がいくつかある。(➡p.121 各論Ⅰ「4. メラトニン受容体作動薬」，p.123 各論Ⅰ「5. オレキシン受容体拮抗薬」)

　表3に不眠のタイプによる睡眠薬・抗不安薬の選択を示した。(➡p.32 総論Ⅱ「7. 高齢者の睡眠」)

表3　不眠症のタイプと睡眠薬

	入眠困難～中途覚醒 (超短時間型, 短時間型など)	中途覚醒～早朝覚醒 (中間型, 長時間型など)
神経症的傾向が弱い場合 脱力・ふらつきが出やすい場合 (抗不安作用・筋弛緩作用が弱い薬剤)	ゾルピデム ゾピクロン エスゾピクロン ラメルテオン* スボレキサント**	クアゼパム
神経症的傾向が強い場合 肩こりなどを伴う場合 (抗不安作用・筋弛緩作用を持つ薬剤)	トリアゾラム ブロチゾラム エチゾラムなど	フルニトラゼパム ニトラゼパム エスタゾラムなど
腎機能障害, 肝機能障害がある場合 (代謝産物が活性を持たない薬剤)	ロルメタゼパム	ロラゼパム

(*ラメルテオンは121ページ, **スボレキサントは123ページ参照)

3 ▶ ベンゾジアゼピン受容体作動薬の副作用

(1) 持ち越し効果

　睡眠薬の効果が翌朝以降も持続して出現するために, 日中の眠気, ふらつき, 脱力・頭痛, 倦怠感などの症状が出現する。原則として, 作用時間の長いものほど出現しやすく, 高齢者ほど出やすい。持ち越し効果が強い場合には, 睡眠薬を減量するか, 作用時間の短いものへの変更を行う。

(2) 記憶障害

　前向性健忘であり, 服薬後から寝つくまでのできごと, 睡眠中に起こされた際のできごと, 翌朝覚醒してからのできごとなどに対する健忘を認める。睡眠薬の用量依存性に健忘作用も増強するが, 催眠作用が強く作用時間の短いものを多く使用すると起こりやすい。アルコールとの併用時に特に出現しやすいため, けっして併用しない。予防するには, 睡眠薬は必要最低限の用量とし, 用事をすべて終了してから服用し, 服用後はできるだけ早く就床する。

(3) 早朝覚醒・日中不安

　超短時間作用型や短時間作用型の睡眠薬では，早朝に作用がきれて早く目が覚めてしまったり，連用しているときに日中に薬物の効果が消失して不安が増強することがある。対策としては，作用時間のより長い睡眠薬への変更を考える。

(4) 反跳性不眠・退薬症候

　睡眠薬を連用してよく眠れるようになったときに服用を突然中断すると，強い不眠が出現する。長期大量服用の場合は治療開始前よりもさらに強い不眠となる（反跳性不眠）。作用時間の短い睡眠薬ほど起こりやすく，不眠だけでなく，ときに不安・焦燥，振戦，発汗，まれにせん妄，けいれんなどの退薬症候が出ることもある。睡眠薬を離脱する場合には，急に服用を中断するのではなく，少しずつ減量していく漸減法を行うようにする。これでうまくいかない場合には，いったん作用時間の長い睡眠薬に置き換えたうえで漸減法を行う。ω_1選択性の強い非ベンゾジアゼピン系睡眠薬やラメルテオン，スボレキサントでは反跳性不眠が起こりにくい。

(5) 筋弛緩作用

　作用時間の長い睡眠薬で比較的強く出現し，ふらつきや転倒の原因となる。特に高齢者では，この作用が強く出やすいため転倒・骨折に注意が必要である。高齢者ではω_1選択性の強い睡眠薬やラメルテオン，スボレキサントなど，筋弛緩作用の少ない睡眠薬を使用する必要がある。

(6) 奇異反応

　ごくまれに睡眠薬を投与してかえって，不安・緊張が高まり，興奮や攻撃性が増したり錯乱状態となることがある。この奇異反応は，高用量を用いた場合に起こりやすいとされるが，特に超短時間作用型の睡眠薬とアルコールとの併用時の報告が多い。

4 ▶ ベンゾジアゼピン受容体作動薬の相互作用

　ベンゾジアゼピン受容体作動薬とアルコールとの併用により，肝臓での代謝が障害され，睡眠薬の作用も副作用も増強され，元来安全なはずのベンゾジアゼピン受容体作動薬によっても呼吸抑制などの危険な症状が起こりうることもあるため併用は禁忌である。さらに，記憶障害や興奮・錯乱などの奇異反応も出現しやすくなり問題となる。また，多くのベンゾジアゼピン受容体作動薬では，抗真菌薬，マクロライド系抗生物質，カルシウム拮抗薬，抗ウイルス薬，抗潰瘍薬であるシメチジンなどとの併用により，代謝が阻害され，血中濃度が上昇し，睡眠薬の作用が増強されるのでなるべく併用を避けるようにする。また，薬剤ではないが，グレープフルーツジュースも睡眠薬の代謝を阻害することで睡眠薬の血中濃度を上げることがあるため，睡眠薬とは併用しないことが望ましい。一方，抗結核薬であるリファンピシンや抗てんかん薬との併用により，代謝が促進されて睡眠薬の効果が減弱するため注意が必要である（**表4**）。

5 ▶ 高齢者への投与法

　高齢者に対しては吸収が速く，筋弛緩作用が弱く，代謝産物が活性を持たない睡眠薬を若年者の半量程度から投与する。不眠のタイプに応じて，入眠困難が主体であれば，ラメルテオン（8mg），スボレキサントや超短時間型（例：ゾルピデム 2.5 ～ 5mg），中途覚醒・早朝覚醒主体であればスボレキサント，短時間型から中間型睡眠薬（例：ロルメタゼパム 1mg）より開始する。作用時間が長い睡眠薬は，投与開始後数日間かけて体内に蓄積していく。このため，服用開始後数日たってから，副作用の問題が出現してくることが多い。このような睡眠薬を使用するときは，不眠をすぐに改善しようとせず，数日間は薬剤の効果を見極めることが必要である。増量する際には，筋弛緩作用によるふらつき，持ち越し作用による日中の眠気がないことを確認のうえ，少しずつ増量する。効果がない場合は，精神科

表4 ベンゾジアゼピン受容体作動薬とほかの薬剤との相互作用

1. 効果の減弱

a. 消化管での吸収を抑制
制酸剤

b. ベンゾジアゼピン受容体作動薬の代謝を促進して血中濃度を低下させる
抗結核薬 　リファンピシン
抗てんかん薬 　カルバマゼピン, フェニトイン, フェノバルビタール

2. 効果の増強

a. 中枢神経系に抑制的に作用する薬剤
抗ヒスタミン薬
バルビツール酸系薬剤
抗精神病薬
三環系・四環系抗うつ薬
エタノール（アルコール）

b. ベンゾジアゼピン受容体作動薬の代謝を阻害して血中濃度を上昇させる
抗真菌薬 　フルコナゾール, イトラコナゾール
マクロライド系抗生物質 　クラリスロマイシン, エリスロマイシン, ジョサマイシン
カルシウム拮抗薬 　ジルチアゼム, ニカルジピン, ベラパミル
抗ウイルス薬 　インジナビル, リトナビル
抗潰瘍薬 　シメチジン
抗うつ薬（SSRI） 　フルボキサミン
グレープフルーツジュース

あるいは睡眠障害専門医に紹介する。（➡ p.32 総論Ⅱ「7. 高齢者の睡眠」）

6 ▶ まとめ

近年，睡眠薬として新たにメラトニン受容体作動薬やオレキシン受容体拮抗薬が販売されているが，現在もなおベンゾジアゼピン受容体作動薬が睡眠薬としては最も多く使われている。ベンゾジアゼピン受容体作動薬は，適正な用量・用法を守って使えば，呼吸抑制などの重篤な副作用はほとんどなく，長期に使用しても危険性は少ない。しかし，睡眠薬は麻薬と同じような危険な薬であり，使用してはいけないと考えている人も少なくない。ときには医療者側がこのような間違ったイメージを持っている場合もある。不眠を慢性化・難治化させず効果的に治療していくためには，睡眠薬を処方する側と服用する側の両者が，睡眠薬に関する正しい知識を共有し，適切に使用することが大切である。

（梶村尚史）

3 ベンゾジアゼピン受容体作動薬の離脱法

1 ▶ ベンゾジアゼピン受容体作動薬の使用上の問題

ベンゾジアゼピン受容体作動薬は常用量であっても長期間服用すれば耐性や依存性を形成し，退薬症候が出現する可能性が高まるため，原則的には不眠が改善したうえで減量・中止を試みる。

ベンゾジアゼピン受容体作動薬は自殺する目的で大量に服用されても，身体疾患や脳器質疾患を合併している場合を除いて，経口的に摂取したベンゾジアゼピン受容体作動薬のみで死亡に至ることはほとんどない。

このようにベンゾジアゼピン受容体作動薬は，医師の指示ど

おりに服用していれば比較的安全な薬剤であるが，依存性が強いとか，飲みつづけているとぼける，飲みすぎると生命に危険が及ぶなどといった誤ったイメージを抱いている人が多い。こうした患者では，不眠が改善していないのに医師に無断で服用を中断してしまうことが多く，突然中断すると反跳性不眠を来して，服用開始前よりも不眠や不安が強まり，不眠が増悪し，服用を再開せざるを得なくなる。

　一方，処方している医師の側に，長期間高用量の睡眠薬を投与しつづけたり，不眠の原因が解消されないうちに投与を中止してしまうこともあり，臨床用量における依存形成の一因となっている。睡眠薬を投与する際には，必要最低限の量とすることが大切である。

2 ▶ ベンゾジアゼピン受容体作動薬の離脱方法

(1) 離脱開始の判断基準

　ベンゾジアゼピン受容体作動薬の離脱開始の判断基準としては，不眠症が寛解（回復）していることが必要であり，**表5**の基準を満たして1〜2カ月以上の安定期を経てから開始すべきである。

　不眠が改善していないにもかかわらず，睡眠薬服用に対する過度の恐怖感から減薬・服用中止を希望する患者に対しては，睡眠薬に対する恐怖感を取り除くことが先決であり，離脱可能な段階には達していないと判断する。ベンゾジアゼピン受容体作動薬は，催眠作用だけでなく，抗不安作用も不眠の改善に重要な役割を果たしているので，患者が自分の睡眠に対して自信

表5　ベンゾジアゼピン受容体作動薬離脱開始の判断基準

> ① 不眠症状の改善（完全に消失しなくてよい）
> ② 誤った睡眠習慣の是正
> ③ 睡眠に対するこだわりの緩和
> ④ 日中の不調（QOL）の改善

が持てず，不眠への恐怖感が残存しているうちは，無理に減量，中止しない。また，睡眠時間に対するこだわりが強く，身体が必要とする以上に睡眠をとろうとするような患者では，生活指導や認知・行動療法によりこうしたこだわりを解消する必要がある。同時に寝床で過ごす時間が年齢相応の睡眠時間を大きく超えないように指導することが大事である。

夕方以降のカフェイン摂取など睡眠に悪影響を及ぼす習慣や，騒音など寝室環境に問題がある患者では，睡眠衛生教育によりこうした要因を除去する。（➡p.47 総論Ⅲ「Q7. 正常な睡眠時間はどのくらいですか？」，p.139 各論Ⅱ「非薬物治療」）

精神生理性不眠症などのいわゆる不眠症では1カ月程度不眠が改善した状態が続けば減量・中止を考慮する。

うつ病や統合失調症などの精神疾患に伴う不眠の場合には，原疾患が改善するまで睡眠薬も継続する必要がある。

上記の条件を満たしていない場合や，比較的高用量のベンゾジアゼピン受容体作動薬を長期間服用していた場合に，服薬を突然中止すると，不眠が再燃することが多い。高用量を長期使用していた場合には，睡眠薬服用前よりもさらに不眠がひどくなる反跳性不眠や不安，振戦，発汗などの退薬症候群が出現することもある（図1）。

離脱の開始に先だって，離脱に伴って生じうる反跳性不眠や退薬症候群の症状についての，十分な説明を行う。また，休薬できなくても，少量を安全に継続することで健康生活が望めることも説明する。

(2) 離脱方法

ベンゾジアゼピン受容体作動薬は，作用時間の短いものほど反跳性不眠や退薬症候を生じやすいので，超短時間や短時間型など作用時間の短い睡眠薬では，徐々に減量しながら中止に持っていく漸減法を用いる（図2-A）。睡眠薬の用量を2週か4週おきに3/4，1/2次いで1/4に減量する。減量により再び不

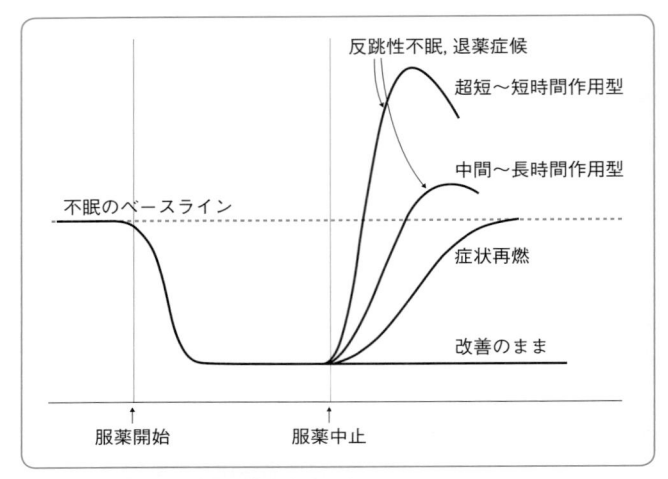

図1　長期連用中の睡眠薬中止後の経過

眠が出現すれば，その前の用量に戻す。どうしても睡眠薬がやめられない場合には，睡眠習慣を評価し必要に応じて見直すとともに必要最小量の服薬を続けていく。

　作用時間の長い睡眠薬では，1日服用を中止しても薬の血中濃度はゆっくりと下降するため，作用時間の短い睡眠薬に比べると反跳性不眠や退薬症候は起こりにくい。したがって，中間型や長時間型など作用時間の長い睡眠薬では，一定量まで減量できたら，睡眠薬を服用しない日を設けてそれをだんだんと増やして中止に持っていく隔日法を用いる（**図2-B**）。どうしても睡眠薬がやめられない場合には必要最小日数の服用を続けていく。

　作用時間の短い睡眠薬で漸減法がうまくいかない場合には，いったん作用時間の長い睡眠薬に置き換えた後，漸減法および隔日法を用いて減量・中止を試みるのもよい。睡眠薬を置き換えた際に一過性に不眠を生じることがあるが，1週間くらいで消失することが多い。

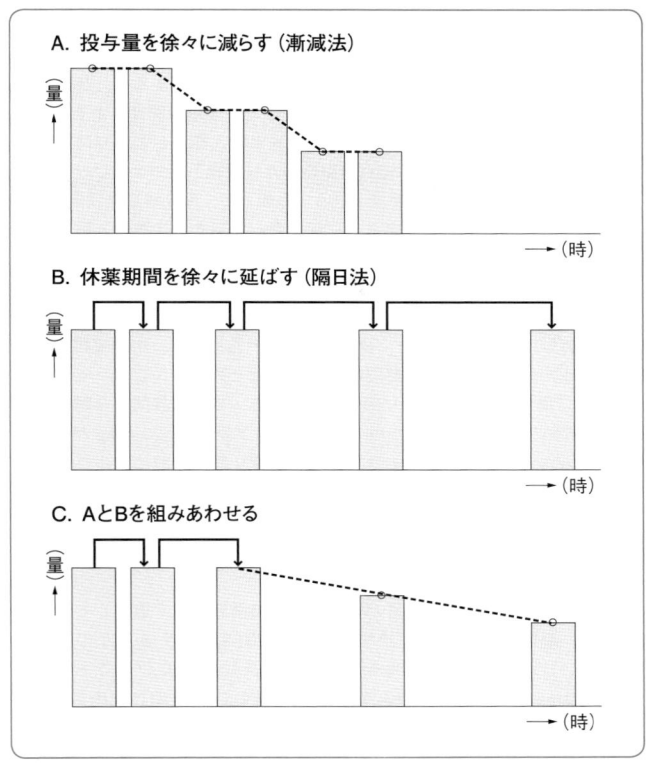

図2 睡眠薬の中止方法

　作用時間の短い睡眠薬であっても長い睡眠薬であっても，まず漸減法で用量を減量しておいて，隔日法により中止にもっていくという両者の方法の組みあわせも可能である（**図2-C**）。

症例

睡眠習慣の改善により離脱に成功した症例

　55歳，女性。53歳のときに末の息子が独立するまでは，夜は11時半に就床し，5時半に起きる生活であった。睡眠時間はおよそ6時間で，寝つきはよく熟眠感もあった。夫と2人暮らしとなり時間的ゆとりができた。それまで20年間にわたり睡眠不足ではないかと感じていたこともあり8時間以上眠ろうと思って，夜9時には就床し7時過ぎまで床の中で過ごすようになった。すると，次第に入眠に時間がかかるようになり，夜中に何度も目覚めるようになった。起床時にさっぱりせず，疲れがとれないと感じることが多くなった。

　近医を受診し，眠れないと訴えたところフルニトラゼパム1mgが就眠前30分で処方された。夜8時半にこれを服用し，中途覚醒回数は減ったものの，やはり熟眠感がなかったため，フルニトラゼパム2mgに増量したが，あまり変化はなかった。さらに昼間から睡眠のことが気になると訴えたため，日中にアルプラゾラム0.4mgが毎食後，処方されるようになった。患者は，夜9時就眠前にフルニトラゼパム2mgとアルプラゾラム0.8mgを服用し，多少熟眠感が得られるようになったが，起床時のだるさはかえって強まった。睡眠薬や安定剤を連用していることに対して不安を感じ，睡眠障害専門外来を受診した。

　患者が毎日夜9時から朝7時まで，10時間床の中で過ごしているため，睡眠衛生について説明し，睡眠時間を短くすることにした（➡p.139各論Ⅱ「1．睡眠衛生教育」）。夜10時半にフルニトラゼパム2mgとアルプラゾラム0.4mgを服薬し，夜11時に就床し朝6時に起床するよう指導した。しかし，患者は，「遅くまで起きていたら，さらに日中つらくなる」と訴えるため夜9時半に服薬し，夜10時に床に就くことにした。1カ月ほど，この状態で経過をみたところ，これまでと比べて熟眠感が出てきた。アルプラゾラムを中止したが，特に悪化はみられなかった。最初の指示を守るよう勧めると，患者は夜10時に服薬し10時半に就床するようになった。この状態で，日中の疲労感や眠気などの出現がみられなかったため，3カ月後にフルニトラゼパム1mgに減量した。さらに，6時に確実に起床するようにし，3カ月間経過を観察したところ，よりすみやかに入眠できるようになったため，フルニトラゼパム0.5mg（1mg半錠）に減量した。これにより，特に不眠症状の悪化はみられなかった。2カ月の経過のなかで，次第に夜11時まで起きていることができるようになり，服薬を忘れたがいつものように眠れたことが数回あり，少し自信がつ

いてきたと述べるようになった。そこで，服薬を隔日で行うように指示した。初めは，なかなか指示どおり実行できなかったが，6カ月後には，週に1〜2回，睡眠に不安のあるときのみ服用することで毎晩比較的よく眠れるようになった。

　現在は，2カ月に1回来院して，生活についての指導を行っているが，夜11時以降に就床し，6時に起床するという睡眠習慣がつき，服薬することなく，日中も社会活動に参加するようになった。

I

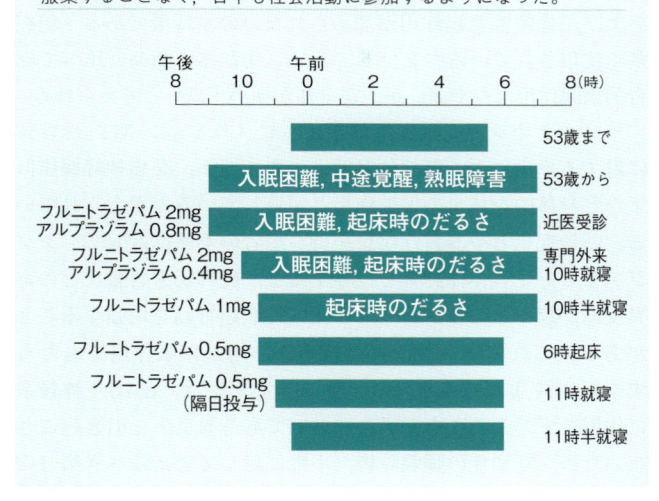

（内村直尚）

4　メラトニン受容体作動薬

　メラトニンは松果体で作られ，体内時計の発振する概日リズムにしたがって，生物が昼行性か夜行性かにかかわらず夜間に分泌される。メラトニン受容体作動薬は，体内時計の機能を担う視床下部視交叉上核のメラトニン MT_1 および MT_2 受容体に選択的に作用する。ヒトにおいて，MT_1 受容体に対する刺激は入眠促進作用や睡眠持続作用をもたらし，MT_2 受容体に対する刺激は概日リズムを前進ないし後退させる作用をもたらす。

　ラメルテオンは世界で初めて実用化されたメラトニン受容体作動性の睡眠薬である。単回投与での血中半減期は約2時間である。ラメルテオンは，不眠症患者の就眠前に投与すると，入眠潜時の短縮，総睡眠時間の増加がみられる。ベンゾジアゼピン受容体作動薬のような GABA 神経系に対する作用を持たず，反跳現象や依存，翌朝の認知機能への影響，奇異反応，筋弛緩作用および記憶障害惹起作用が認められないのが特徴である。現在多く使用されているベンゾジアゼピン受容体作動薬と比べて総合的催眠作用はやや弱いが，安全性が極めて高いと考えられる。

　ラメルテオンの入眠促進効果は主にメラトニン MT_1 受容体に対する作用による深部体温低下，血圧低下，交感神経機能低下など身体的な休息の促進作用と関連していると考えられている。認知症患者や器質性疾患を持つ患者の不眠に対してベンゾジアゼピン受容体作動薬を投与すると，脱抑制や興奮などの奇異反応が起こることがあり，かえって問題行動を増強することがある。これらは，GABA 神経系に作用し催眠作用をもたらす薬剤に共通してみられる。ラメルテオンは，GABA 神経系に作用せず，このような場合においても奇異反応を引き起こさないため，認知症の睡眠障害，不眠に対して考えるべき第一の選択になりうる。

　メラトニン受容体刺激は体内時計を通じて夜と同様な変化を全身に引き起こし，冬のように日長が短くなったのと同様な効果をもたらすことが予想される。こうした効果は，メラトニンやメラトニン受容体作動薬を投与した際にまれにみられる朝の起床困難感と関連している可能性がある。

　ラメルテオンの MT_2 受容体を介した作用として，1～4 mg 程度の少用量を習慣的就床時刻の数時間前に投与した場合に概日リズム位相の前進が認められることが報告されている。実験的に，少量のメラトニンをこれから活動が始まろうとしている早朝の状態で投与すると概日リズムの位相が後退することも明らかにされている。これより，概日リズム睡眠・覚醒障害によ

る極端な睡眠時間帯の後退や前進，昼夜逆転などへの治療応用が期待できる。（➡p.201 各論V「概日リズム睡眠・覚醒障害群」）

ラメルテオンの相互作用に関して注意を要する薬剤がいくつかある。フルボキサミンマレイン酸塩と併用すると代謝が阻害され，血中濃度が上昇するため併用禁忌となっている。同様の代謝阻害は，キノロン系抗菌薬，マクロライド系抗生物質，抗真菌薬でも起こりうるため注意が必要である。

（中島　亨，梶村尚史，内山　真）

I

5 オレキシン受容体拮抗薬

オレキシンは視床下部外側野のオレキシンニューロンに局在する神経ペプチドであり，ノルアドレナリンを産生する青斑核，セロトニンを産生する縫線核，ヒスタミンを産生する結節乳頭体核などからなる中枢神経覚醒系を統合制御し，覚醒維持にかかわる。

ヒトにおいては，夜間はオレキシン－覚醒系の活動低下により入眠を促し，睡眠を維持しやすい状態となるが，不眠症では夜になっても覚醒系の活動が適切に低下しない。オレキシン受容体拮抗薬はこの覚醒系の活動を適切に低下させ，入眠困難や中途覚醒の改善をもたらす薬剤である（図3）。

オレキシン受容体は，オレキシン1受容体（OX1R）とオレキシン2受容体（OX2R）の2種類が同定されている。オレキシン受容体の組織分布は偏在しており，青斑核にはOX1Rのみが，結節乳頭体核にはOX2Rのみが発現し，その他の神経核には両方の受容体が発現していることがわかっている。

現在日本で使われているオレキシン受容体拮抗薬のスボレキサントは，OX1R，OX2Rの両方に拮抗し，催眠作用を発揮する薬剤である。単回投与後の血中半減期は約12時間である。スボレキサントを就寝前に投与すると，不眠症患者において入眠潜時の短縮，中途覚醒時間の短縮，総睡眠時間の延長がもた

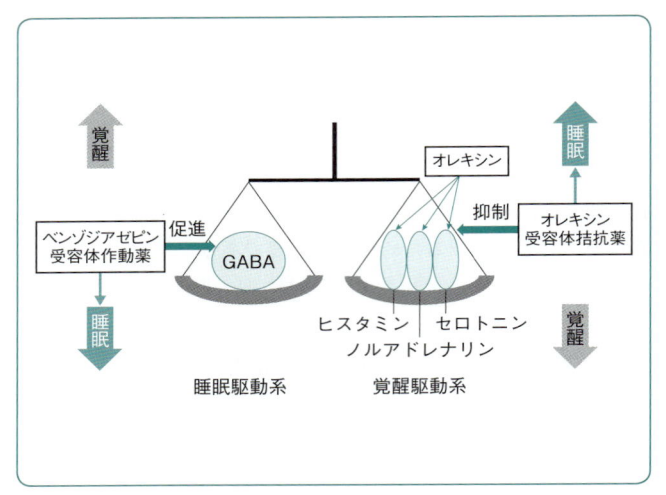

図3　ベンゾジアゼピン受容体作動薬およびオレキシン受容体拮抗薬による不眠改善の概念

らされる。投与初期にレム睡眠の出現率が増加し，レム潜時が短縮することが報告されており，この点がベンゾジアゼピン受容体作動薬やメラトニン受容体作動薬と異なる。

　スボレキサントは成人の不眠症患者には20mg が初期投与量，高齢者に対しては15mg の初期投与量が定められている。スボレキサントは主に肝臓に多く分布する CYP3A4 で代謝されることから，CYP3A4 を阻害する薬剤との併用，および同経路の低下が予測される肝機能障害患者や高齢者に対しては，あらかじめ低用量で使用する。また，CYP3A4 を特に強く阻害する抗菌薬との併用は禁忌である。

　スボレキサントの最も注意すべき副作用は傾眠であり，市販後調査の結果から3.6%の患者で翌日日中への持ち越し効果（傾眠）が認められる。さらに，約1%に浮動性めまいや不眠も報告されている。1%程度で悪夢の出現も報告されており，これ

は本剤が睡眠構造に与える影響の一つであるレム睡眠出現率の増加と関連している可能性がある。臨床的には，悪夢の訴えは比較的多い印象があり，スボレキサントの使用継続が困難になる要因として無視できない。

ベンゾジアゼピン受容体作動薬と異なり，オレキシン受容体拮抗薬には筋弛緩作用や転倒，健忘などの副作用は認められない。さらにランダム化比較試験で，スボレキサントはベンゾジアゼピン受容体作動薬より認知機能への影響が少ない。高齢者の不眠症に対しても比較的安全に投与できる薬剤と考えられている。

オレキシン受容体拮抗薬の薬理特性を考えると，オレキシン欠乏を病態とするナルコレプシー患者への投与は慎重である必要がある。また，脳器質障害を有する患者においてもオレキシン系の脆弱性を伴う可能性があるため，投与の際には慎重を期する必要がある。

精神疾患などに合併する不眠症に対する有効性は確立しておらず，特にうつ病やPTSD（心的外傷後ストレス障害）などのレム睡眠制御が病態と関連する可能性が指摘されている疾患には慎重に投与する必要がある。

オレキシン受容体拮抗薬は，ベンゾジアゼピン受容体作動薬と異なり，GABA神経系への作用を有せず，脱抑制や依存形成も極めて少ないと考えられるが，不眠改善作用は強いため，離脱時には不眠の再燃には注意が必要である。米国ではベンゾジアゼピン受容体作動薬と同等の管理が求められるスケジュールIV薬物に位置づけられ，日本でも習慣性医薬品として取り扱われている。

（栗山健一）

6 その他の睡眠薬と向精神薬

これまで述べた不眠症治療薬のみでは効果が不十分な場合，

高齢者や脳器質性障害のある症例などでせん妄を誘発する危険がある場合，副作用の面で使用困難な場合では，睡眠薬以外の薬物を不眠症治療の目的で投与することがある。これらの薬物にはさまざまな種類のものが含まれるが，いずれも，大量服薬においてベンゾジアゼピン受容体作動薬よりも安全域が狭く，自殺企図に利用されたり，服薬法の間違いによる思わぬ事故を引き起こすことがあるので，睡眠障害の専門家や精神科医の管理下以外では使用すべきではない。

1 ▶ バルビツール酸系睡眠薬

バルビツール酸系睡眠薬は，$GABA_A$ 受容体複合に直接作用し鎮静作用を示す薬物である。耐性，依存性を有するものが多く，さらに過量投与では容易に呼吸抑制を来して死亡することもあるなど，使用には十分な知識が必要とされる薬物であり，基本的に睡眠薬として使用すべきでない。

大量服薬により急性中毒を来した場合は，呼吸不全の管理が主体となり，重症の場合には人工呼吸が必要である。

バルビツール酸系睡眠薬は代謝経路が複雑で，血中薬物濃度半減期と作用時間の間に開きがあるため，経験的な作用時間を記載した。また，この作用時間にも個体差があるため，臨床上は表記した量の50％減〜100％増程度の範囲で適宜増減することが必要である。

①ペントバルビタール

バルビツール酸系の睡眠薬のなかでも，作用時間が短い薬物であり，臨床的な作用時間は1時間程度と考えてよい。錠剤の剤形は50mg/錠である。

②アモバルビタール

ペントバルビタールよりも作用時間が長く，効果の持続は3〜6時間程度である。

③フェノバルビタール

アモバルビタールよりもさらに作用時間が長く，効果の持続

は7〜9時間程度であり，使用翌日の眠気，ふらつきなどの持ち越し効果が出現しやすい。

2 ▶ 非バルビツール酸系睡眠薬

バルビツール酸系以外の睡眠薬で，ベンゾジアゼピン受容体作動薬，メラトニン受容体作動薬，オレキシン受容体拮抗薬とは異なる構造を有する以下の睡眠薬を非バルビツール酸系睡眠薬と便宜的に総称している。いずれも依存性を有し，副作用が強く，安全域も狭いため，基本的に睡眠薬として使用すべきでない。

①ブロモバレリル尿素

作用時間は短く，1〜2時間程度である。また，バルビツール酸系睡眠薬と同様に依存性，耐性が出現する可能性があり，呼吸抑制作用を有する。

②抱水クロラール

主として脳波などの理学検査時に短時間の睡眠導入目的に使用されることがあるが，不眠症治療に使用されることはない。作用時間は1時間程度である。依存性を有する。

③トリクロホス

抱水クロラールと同様，脳波などの理学検査時に短時間の睡眠導入目的に使用されることがある。作用時間は，1時間以内である。やはり依存性を有する。

3 ▶ 抗うつ薬

抗うつ薬の睡眠に対する作用として，①抗コリン作用によるレム睡眠の抑制と，②ヒスタミン1，セロトニン2A/2C遮断作用を介した睡眠維持作用，睡眠深度維持作用，③ヒスタミン1遮断作用による入眠作用，睡眠維持作用の3つがあげられる。これらの作用の強さは抗うつ薬の種類によって異なる。抗うつ薬は，大量服薬した場合の安全域がベンゾジアゼピン受容体作動薬より狭いため，精神科医によるうつ症状，自殺企図の危険

性の十分な評価なしに使用すべきでない。ここでは睡眠障害に使用される抗うつ薬についてのみ述べる。

①クロミプラミン，イミプラミン

クロミプラミンとイミプラミンは代表的な三環系抗うつ薬で，通常は抗うつ薬として使用されているが，強力なレム睡眠抑制作用を有し，ナルコレプシーなどレム睡眠が病的に増加した状態における情動脱力発作や睡眠麻痺などの治療にも使用される。

睡眠後半の中途覚醒増加や，夢に関連した夜尿など，レム睡眠の抑制を目的とする場合にも使用する場合がある。

レム睡眠抑制を目的に使用する場合の投与量は，眠前に $10 \sim 25\,\text{mg}$ 程度である。抗うつ作用の場合，効果発現までに $1 \sim 2$ 週間を要するが，レム睡眠抑制作用は抗うつ作用とは異なり，投与初日から発現する。

抗コリン作用が強いため，便秘や起立性低血圧などの副作用が出現することがある。依存性，耐性は臨床的に問題となることはない。(➡ p.194 各論Ⅳ「1. ナルコレプシー」)

②アミトリプチリン

アミトリプチリンも三環系抗うつ薬であるが，レム睡眠の抑制作用は強くない。アミトリプチリンは抗ヒスタミン作用による比較的強い鎮静催眠作用を有し，入眠困難，中途覚醒，早朝覚醒とそれに伴う熟眠困難に使用することがあった。

アミトリプチリンは安全域の面でここにあげた抗うつ薬のなかでは過量服薬に対する注意が最も必要な薬物であり，希死念慮を有する症例や，服薬指示を守れない症例に対しては長期処方をするべきではない。

③ミアンセリン，ミルタザピン

ミアンセリンは四環系抗うつ薬であり，入眠困難，中途覚醒，早朝覚醒とそれに伴う熟眠困難に使われることがある。

強い抗ヒスタミン作用を持つ。セロトニン $2\text{A}/2\text{C}$ 遮断作用が強く，抗コリン作用が少ないため，高齢者にも比較的安全に

投与可能である。特に高齢者の不眠でベンゾジアゼピン受容体作動薬の投与によってせん妄や軽度意識障害が誘発されるような場合に使用されることがある。眠前に10〜30mg程度を投与する。依存性，耐性は問題となる程度ではない。

ミルタザピンはミアンセリンとほぼ同じ分子構造を持ち，同様の睡眠導入・維持，睡眠深度増強の効果を期待できる。通常15mgを使用するが，強い抗うつ作用を有し，作用の個体差も大きく，精神科医以外が使用すべきではない。(➡p.59 総論Ⅲ「Q17. 夜間せん妄で不眠を起こしている患者さんへの対処法は？」，p.187 各論Ⅲ「6-①. せん妄に伴う睡眠障害」)

④ トラゾドン

トラゾドンは単環系抗うつ薬であり，抗ヒスタミン作用や抗セロトニン2A/2C作用を持ち，入眠困難，中途覚醒やそれに伴う熟眠困難に使われる。

トラゾドンは高齢者に比較的安全に投与可能な薬物ではあるが，10％程度の症例に脱力を引き起こすため，ふらつきやパーキンソン症候群が出現している症例など歩行状況に問題のある症例には慎重に投与した方がよい。眠前に25〜50mg程度を投与する。

依存性，耐性は問題となる程度ではない。

4 ▶ 抗精神病薬

抗精神病薬は精神疾患の不眠に対して使用される薬物である。精神疾患の症状としての脳の部分的過活動を原因とする不眠に対して有効に作用する。

また，抗セロトニン2A/2C作用を持つものでは，睡眠構築に対しては深睡眠を増加させる作用を持つ。このような作用は抗ヒスタミン作用を持つフェノチアジン系の抗精神病薬や非定型抗精神病薬で強く認められる。

抗アドレナリン作用による血圧低下，抗ドーパミン作用によるジストニア，アカシジア（静座不能）などのパーキンソン症候

群などの副作用に注意する必要がある。

① クエチアピン

クエチアピンは非定型抗精神病薬で，催眠鎮静作用が強く，不眠に対し通常25mgを眠前に1回投与する。せん妄や軽症意識障害に対して使用することもあるが，慎重を期して投与する必要がある。

② レボメプロマジン，クロルプロマジン

レボメプロマジン，クロルプロマジンはフェノチアジン系の抗精神病薬で，強力な鎮静作用を有し，通常は統合失調症，躁病などに使用される薬物である。血圧低下や運動失調を招くことが多く，高齢者や全身状態の悪い症例に対しての投与は特に慎重を期すべきである。

5 ▶ 抗ヒスタミン薬

抗ヒスタミン薬には種類により高率に眠気を誘発するものがあり，この作用は脳内のヒスタミン神経系を介した作用と考えられている。抗ヒスタミン薬での催眠作用は個体差が大きく，ときにまったく眠気を生じない症例もある。

ヒドロキシジン

ヒドロキシジンは抗アレルギー作用も有する抗ヒスタミン薬であるが，催眠鎮静作用があり，剤形として注射剤もあることから外科を中心として一般診療科において広く使用されている。

（中島　亨）

7 睡眠薬の適正使用について

1 ▶ 診療ガイドラインを要した背景

不眠障害（不眠症）の薬物療法の主剤は睡眠薬であるが，日本人は睡眠薬に関する不安がとても強い。一般生活者を対象にした睡眠薬に関する意識調査でも，「禁断症状でやめられなくなる（離脱症状）」「効果が弱くなり服薬量が増える（耐性）」「日

中にぼんやりする，能率が低下する（持ち越し）」「認知症になる」などさまざまな不安を抱えている。そのため，安心できる服用期間も1週間以内が半数をしめるなど長期服用に対する拒否反応が強い。その結果，睡眠薬に対する不信感から指示どおりに服用しない，勝手に断薬してしまうなど服薬法を順守しない患者も少なくない。

　患者が抱えているこれらの懸念を和らげ，治療アドヒアランスを高めるためには，適切な薬物選択から治療終結（出口戦略）に至る不眠症の薬物療法のクリニカルパスが必要である。平成25年（2013年）6月に発出された「睡眠薬の適正な使用と休薬のための診療ガイドライン」（厚生労働科学研究・障害者対策総合研究事業「睡眠薬の適正使用及び減量・中止のための診療ガイドラインに関する研究班」および日本睡眠学会・睡眠薬使用ガイドライン作成ワーキンググループ 編）の意図は，睡眠薬を用いた初期薬物療法の後に「減薬，休薬」か「安全な長期維持療法」のどちらをめざすのか患者と共有意思決定（Shared Decision Making）してほしいという点にある。本稿では当ガイドラインの概要について紹介する。

2 ▶ ガイドラインの概要

　ガイドラインでは不眠症の診断・治療アルゴリズム（**図4**）が示されている。また，不眠診療の各ステージにおいて遭遇する代表的な40のクリニカルクエスチョンを設定し（**図5**，**表6**），既存のエビデンスのシステマティックレビューの結果に基づき，また十分なエビデンスが存在しない場合にはエキスパートコンセンサスにより，理解しやすい患者向けの解説および治療者向けの勧告（推奨）が行われている。

3 ▶ 治療アルゴリズムの各論

　図4に示した不眠症の診断・治療アルゴリズムに沿って解説する。

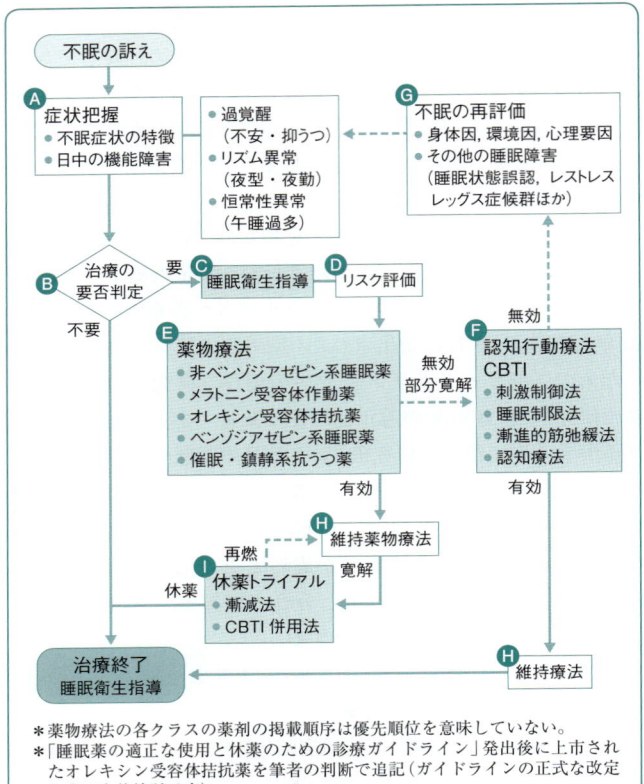

図4 不眠症の診断・治療アルゴリズム
(三島和夫・編：睡眠薬の適正使用・休薬ガイドライン，じほう，p37，2014を
もとに改変)

(1) A. 症状把握

　後述するように，睡眠薬は作用機序によって，消失半減期，抗不安作用の有無，リズム調整効果の有無など作用特性が異なる。不眠症状の特徴（入眠困難，中途覚醒，早朝覚醒）に加えて，過覚醒（例：不安・抑うつによる緊張），リズム異常（例：

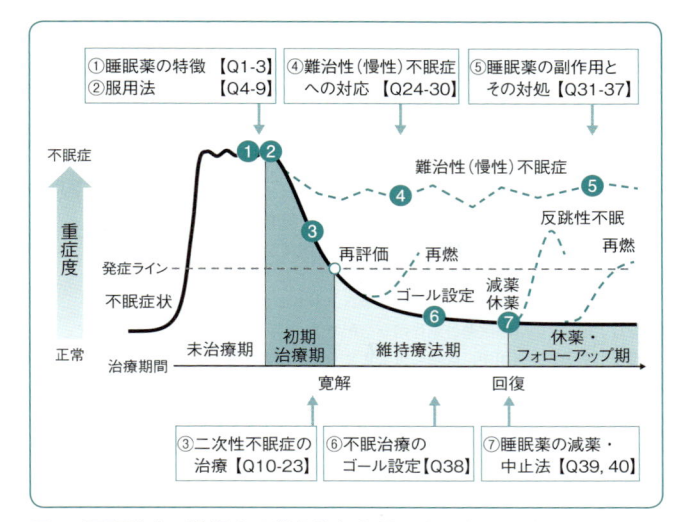

図5　不眠診療で遭遇する代表的なクリニカルクエスチョン
（三島和夫・編：睡眠薬の適正使用・休薬ガイドライン，じほう，p47，2014
をもとに改変）

表6　不眠医療のステージと代表的なクリニカルクエスチョン

番号	クリニカルクエスチョン
① **睡眠薬の特徴**	
Q1	睡眠薬によって効果も違うのですか？
Q2	睡眠薬は服用してからどのくらいで効果が出ますか？
Q3	睡眠薬，睡眠導入剤，安定剤の違いは何でしょうか？
② **服用法**	
Q4	睡眠薬はいつ服用すればよいでしょうか？
Q5	眠れない時だけ睡眠薬を服用してもよいでしょうか？
Q6	寝つけない時や，夜間に目を覚ました時は何時ごろまで追加頓用してもよいでしょうか？
Q7	睡眠薬より寝酒の方が安心のような気がします。
Q8	睡眠薬は，晩酌後何時間くらい空けてから服用したらよいでしょうか？
Q9	睡眠薬を服用した翌朝に運転しても大丈夫ですか？
③ **二次性不眠症の治療**	
Q10	ストレスや精神的な病気が原因の不眠にも睡眠薬は効果がありますか？
Q11	脳神経の持病があります。睡眠薬を服用しても大丈夫でしょうか？

表6 不眠医療のステージと代表的なクリニカルクエスチョン(続き)

番号	クリニカルクエスチョン
Q12	認知症の不眠や昼夜逆転に睡眠薬は効果があるでしょうか?
Q13	かゆみで眠れません。眠気の出る抗ヒスタミン薬を服用すれば一石二鳥だと言われましたが…。
Q14	かゆみで眠れません。睡眠薬を服用すべきでしょうか?
Q15	痛みで眠れません。睡眠薬を服用すべきでしょうか?
Q16	トイレが近く, 眠れません。睡眠薬を服用すべきでしょうか?
Q17	睡眠時無呼吸症候群の治療中です。睡眠薬を服用しても大丈夫でしょうか?
Q18	せん妄治療における睡眠薬の用い方について教えてください。
Q19	高齢者の不眠症にも睡眠薬は効果があるでしょうか?
Q20	高齢なので睡眠薬の副作用が心配です。
Q21	睡眠薬を服用中に妊娠に気づきました。胎児に影響はないでしょうか?
Q22	更年期障害で眠れません。睡眠薬を服用すべきでしょうか?
Q23	夜勤明けに眠りたいのですが, 睡眠薬を服用してもよいでしょうか?
④ 難治性(慢性)不眠症への対応	
Q24	睡眠薬を服用しても眠れません。増量すれば効果が出ますか?
Q25	睡眠薬を服用しても眠れません。何種類か組み合わせれば効果が出ますか?
Q26	抗うつ薬も不眠症に効果がありますか?
Q27	漢方薬やメラトニンも不眠症に効果があるでしょうか?
Q28	市販の睡眠薬も不眠症に効果があるでしょうか?
Q29	市販のサプリメントも不眠症に効果があるでしょうか?
Q30	薬を使わない治療法はあるでしょうか?
⑤ 睡眠薬の副作用とその対処	
Q31	睡眠薬を何種類か服用しているので副作用が心配です。
Q32	睡眠薬服用後の記憶がありません。
Q33	徐々に睡眠薬の効果が弱くなり, 量が増えるのが心配です。
Q34	睡眠薬をやめられなくなるのではないか心配です。
Q35	睡眠薬を服用していると認知症になると聞いて心配です。
Q36	睡眠薬の飲み過ぎで死亡した人がいると聞いて不安です。
Q37	他の治療薬との飲み合わせが心配です。
⑥ 不眠治療のゴール設定	
Q38	睡眠薬はいつまで服用すればよいのでしょうか? 服用すれば眠れますが, 治っているのでしょうか?
⑦ 睡眠薬の減薬・中止法	
Q39	禁断症状が出るため睡眠薬が減らせません。
Q40	睡眠薬の減量法を教えてください。

(三島和夫・編:睡眠薬の適正使用・休薬ガイドライン, じほう, pp48-49, 2014)

夜型や睡眠相後退による入眠困難，夜勤による不眠），恒常性異常（例：午睡による睡眠ニーズの減少）など，患者の不眠症の病理を正確にとらえ，薬剤選択に反映させる。

(2) B. 治療の要否判定

不眠の特徴を把握するとともに，日中の機能障害についても能動的に聞き取ることで治療の要否判定が可能である。不眠症患者では夜間の不眠症状に加えて，種々の日中の機能障害（能率低下，眠気，倦怠，不安，こだわり，抑うつなどの社会機能障害や QOL 障害）に悩まされている。日中の機能障害の有無と重症度が薬物療法の要否のポイントになる。たとえば，生理的な加齢変化に伴い緩やかに出現する不眠では機能障害を伴わない，もしくは軽症の場合も多く，睡眠衛生指導によって症状が緩和されれば薬物療法を要しないことも少なくない。

(3) D. リスク評価

睡眠薬を処方する際に，高用量・多剤併用，長期服用に陥りやすいハイリスク群であるか事前に評価する。高用量・多剤併用のリスク要因としては，不眠が重度であること，抗不安薬（主としてベンゾジアゼピン系薬物）の服用もしくは服用歴，高齢，合併症の存在，ストレスの存在，薬物依存の履歴，アルコールとの併用，性格特性（受動的，依存的，慢性不安，心気的）などがあげられる。減薬・休薬を困難にさせる要因としては，高用量・多剤併用，うつ病や器質性脳障害などの精神神経疾患の存在，瘙痒，疼痛，頻尿など睡眠を阻害する身体疾患の存在がある。これらのリスク要因については専門診療科との連携，心理カウンセリング，環境調整などが必要となる。

(4) E. 薬物療法

ガイドラインでは長期使用時の安全性を最重視して選択薬剤を推奨している。現在でも，ベンゾジアゼピン系睡眠薬は処方

せん発行ベースで睡眠薬全体の約70%以上をしめているが，身体依存，認知機能障害，転倒・骨折などのリスクにより高齢不眠症患者に対する使用は推奨されていない。よりリスクが低減された新しいクラスの睡眠薬として，非ベンゾジアゼピン系睡眠薬，メラトニン受容体作動薬，オレキシン受容体拮抗薬が登場し，今後はこの3つのクラスの睡眠薬を適宜選択して不眠症の薬物療法を組み立てることになるだろう。最新の米国のガイドラインにおいても，この3つのクラスが推奨され，ベンゾジアゼピン系睡眠薬は first line から外されている（**表7**）。非ベンゾジアゼピン系睡眠薬はベンゾジアゼピン系睡眠薬に比較して身体依存リスクが相対的に低いことが多数の臨床試験で示されているが，平成30年度の診療報酬改定では1年以上の継

表7　米国内の不眠症の治療ガイドライン

A Clinical Practice Guideline From the American College of Physicians (2016)

```
一般成人
□心理療法
  1. 認知行動療法，刺激制御療法
□薬物療法
  1. エスゾピクロン
  2. ゾルピデム（頓用，持効製剤，
     舌下）
  3. スボレキサント
  4. ドキセピン
高齢者
□心理療法
  1. 認知行動療法，簡易行動療法，
     刺激制御療法
□薬物療法
  1. エスゾピクロン
  2. ゾルピデム
  3. ラメルテオン
  4. ドキセピン
```

An American Academy of Sleep Medicine Clinical Practice Guideline (2017)

薬剤	利益	適応（成人）
スボレキサント	利益＞不利益	睡眠維持障害
エスゾピクロン		入眠困難 睡眠維持障害
ゾルピデム		入眠困難 睡眠維持障害
ラメルテオン		入眠困難
ドキセピン		睡眠維持障害
トリアゾラム		入眠困難
ジフェンヒドラミン	利益＝不利益	入眠困難 睡眠維持障害
メラトニン		
トラゾドン	不利益＞利益	入眠困難 睡眠維持障害

ドキセピンは国内未承認

(Qaseem A, Kansagara D, Forciea MA, et al: Management of Chronic Insomnia Disorder in Adults: A Clinical Practice Guideline From the American College of Physicians. Ann Intern Med, 165(2): 125-133, 2016
Sateia MJ, Buysse DJ, Krystal AD, et al: Clinical Practice Guideline for the Pharmacologic Treatment of Chronic Insomnia in Adults: An American Academy of Sleep Medicine Clinical Practice Guideline. J Clin Sleep Med, 13(2): 307-349, 2017)

続処方時の減算対象にベンゾジアゼピン系睡眠薬と同列で含まれてしまったのは国内外のガイドラインの推奨内容を鑑みても合理的でない。

(5) G. 不眠の再評価

　睡眠薬が奏功しない場合には，増量やほかの向精神薬を併用する前に，診断や治療抵抗を生じる要因について再評価を行う必要がある。特に，脳波上は睡眠状態にあっても自覚的には眠っていないと感じる睡眠状態誤認（不眠症の一型）は注意が必要である。慢性不眠症患者の多くは程度の違いはあっても睡眠状態を誤認している。睡眠状態誤認では，患者の愁訴のままに睡眠薬を処方・増量しても不眠症状は消失しないため，認知行動療法など睡眠習慣指導が必要である。また，レストレスレッグス症候群（むずむず脚症候群），周期性四肢運動障害，概日リズム睡眠・覚醒障害，睡眠時無呼吸など，不眠症と誤診されやすい睡眠障害についても再検討する必要がある。

(6) H. 維持療法

　不眠症状が改善したら，現在行っている薬物療法（維持療法）をどの程度の期間続けるべきか患者ごとに検討する。すなわち治療のゴールを設定する。減薬・休薬を実施する前提として，不眠症状と日中の機能障害の両面が改善している，すなわち不眠症が寛解（回復）していることが必要である。寛解（回復）に至ってから減薬・休薬を開始するまでの間には，再燃（再発）リスクを低減させるのに十分な期間をおくべきである。不眠症患者の一部では，重度不眠，高齢，合併症，ストレスや性格的要因などのために長期服用のベネフィットがリスクを上回り許容される臨床例が存在する（表8）。これらはエキスパートコンセンサスに基づく事例であり，必ずしも十分なエビデンスに支えられているわけではない。また定義が曖昧であり，基礎疾患の重症度，性別，年齢などにより判断は大きく左右されるため，

表8　睡眠薬の長期服用が許容される臨床例

- 慢性的な精神疾患やけいれん性疾患，中等度以上の心血管系疾患など重篤な基礎疾患を有する患者が睡眠薬により不眠が改善しており，不眠症の再燃により基礎疾患に悪影響が生じる可能性が高いケース
- 重度不眠症があり，治療を継続しないと，もしくは中止により深刻な QOL 障害が出現する可能性が高いケース
- 睡眠薬を適切な方法で減薬・休薬したが，不眠症が再燃・再発した既往があるケース
- 高齢者で，常用量を（耐性なしに），副作用なく継続できているケース
- 強い慢性不安がある，睡眠薬の中止によりアルコールやほかの薬物への依存が生じる可能性が高い，などの性格上のハンディキャップがあるケース

長期服用の適否は患者ごとに判断する必要がある。

　例示されたようなケースでは不眠症の再燃・再発によって基礎疾患の悪化が想定されるほか，安全で効果的な休薬を達成するのが一般に困難であるため，副作用リスクに留意しつつ睡眠薬を長期服用する選択肢がありうる。その場合，可能な限り副作用リスクの低い薬剤を選択し，安全性に関する十分な説明とフォローアップを行う。

(7) I. 休薬トライアル

　減薬・休薬を実施する前提として，先述のとおり不眠が寛解している，すなわち不眠症状と QOL 障害の両面が改善していることが前提となる。寛解後すぐに減薬・休薬を開始するのではなく，1つの目安としては，不眠症状が改善し，日中機能に大きな支障がなくなり，不眠に対するこだわりや不安，睡眠薬に対する固執緩和されたのち4〜8週間を経てから減薬・休薬に取りかかる方が安全だろう。(➡p.115 各論 I「3. ベンゾジアゼピン受容体作動薬の離脱法」)

（三島和夫）

郵便はがき

101-8791

707

（受取人）
東京都千代田区神田猿楽町
1−5−15（猿楽町SSビル）

株式会社 **じほう** 出版局

愛読者 係 行

|||・|・||・||・|・||||・||・|・|・|・|・|・|・|・|・|・||||

（フリガナ） ご 住 所	☐☐☐-☐☐☐☐ TEL :　　　　　　FAX : E-mail :　　　　　　@		☐ご自宅 ☐お勤め先
（フリガナ） ご 所 属 先		部署名	
（フリガナ） ご 芳 名			男・女 年齢（　　）
ご 職 業			

睡眠障害の対応と治療ガイドライン
第3版

ご愛読者はがき　　　　　　　　　5201-5

1．職種をお聞かせください。

☐ 医師　☐ 看護師　☐ 薬剤師　☐ 登録販売者　☐ 介護・福祉職
☐ 製薬企業関係者　☐ 教員（大学・専門学校等）　☐ 学生
☐ その他（　　　　　　　　　　　　　　　　　　　　　　）

2．本書の購入目的をお聞かせください。

☐ 自己学習のため　☐ 患者指導のため
☐ 新人教育のため　☐ 学生の教育のため
☐ その他（　　　　　　　　　　　　　　　　　　　　　　）

3．本書の評価についてお聞かせください。

a.本書の内容に対する満足度は

☐ たいへん満足　☐ 満足　☐ まあまあ　☐ 不満　☐ たいへん不満

b.本書の価格については

☐ 割安感がある　☐ 内容相応　☐ 割高感がある

4．本書をどこでお知りになりましたか。

☐ 書店の店頭で　☐ 弊社からのDMで　☐ 弊社のHPで
☐ 学会展示販売で　☐ 知人・書評の紹介で
☐ 雑誌・新聞広告で【媒体名：　　　　　　　　　　　　　】
☐ ネット書店で【サイト名：　　　　　　　　　　　　　　】
☐ その他（　　　　　　　　　　　　　　　　　　　　　）

5．本書へのご意見・ご感想をご自由にお書きください。

ご協力ありがとうございました。弊社書籍アンケートのご回答者全員の中から**毎月抽選で30名様に図書カード（500円分）を**プレゼントいたします。お客様の個人情報に関するお問い合わせは、E-Mail：privacy@jiho.co.jpでお受けしております。

1 睡眠衛生教育

　睡眠衛生とは，睡眠に関連する問題を解消し，睡眠の質や量を向上させることを目的とした入眠手法や睡眠環境を整えることであり，ひと言でいえば，正しい睡眠知識の普及である。睡眠に限らず，近年の健康への欲求の高まりにより，マスコミ，口コミなどでさまざまな健康知識が氾濫している。このなかにはもちろん正しいものもあるが，多くはまったく科学的根拠がないか，あったとしてもその健康法自体は極めて極端なもので，かえって害をもたらすことも少なくない。また，睡眠に関しては，医師，薬剤師，保健師，看護師などの医療関係者の間にも，誤った知識が広まっている。こうした誤った情報によりかえって睡眠障害を悪化させていたり，睡眠習慣を変えようとして睡眠障害に陥ったり，自分の睡眠が不健康なものと誤解して受診したりといった事例が見受けられる。

　ここには，科学的根拠に基づく正しい睡眠知識のみを示した（**表1**）。

1 ▶ 睡眠時間について

　睡眠時間には個人差があり，6時間未満の短時間の睡眠で十分な人から，成人でも8時間以上の睡眠を必要とする人までさまざまである。身体が必要としている時間以上の睡眠をとることは不可能であり，睡眠時間にこだわりすぎるとかえって睡眠が浅くなったり，不眠に陥ることが多い。朝心地よく目覚めることができ，日中過度な眠気がなければ，その人にとって十分な睡眠をとっていることになる。また，朝型の人と夜型の人がいるように，最適な入眠時刻に関しても個人差があり，同じ人

表 1 睡眠障害対処 12 の指針

1. **睡眠時間は人それぞれ，日中の眠気で困らなければ十分**
   睡眠の長い人，短い人，季節でも変化，8 時間にこだわらない
   歳をとると必要な睡眠時間は短くなる

2. **刺激物を避け，眠る前には自分なりのリラックス法**
   就床前 4 時間のカフェイン摂取，就床前 1 時間の喫煙は避ける
   軽い読書，音楽，ぬるめの入浴，香り，筋弛緩トレーニング

3. **眠たくなってから床に就く，就床時刻にこだわりすぎない**
   眠ろうとする意気込みが頭をさえさせ寝つきを悪くする

4. **同じ時刻に毎日起床**
   早寝早起きでなく，早起きが早寝に通じる
   日曜に遅くまで床で過ごすと，月曜の朝がつらくなる

5. **光の利用でよい睡眠**
   目が覚めたら日光を取り入れ，体内時計をスイッチオン
   夜は明るすぎない照明を

6. **規則正しい 3 度の食事，規則的な運動習慣**
   朝食は心と体の目覚めに重要，夜食はごく軽く
   運動習慣は熟睡を促進

7. **昼寝をするなら，15 時前の 20 〜 30 分**
   長い昼寝はかえってぼんやりのもと
   夕方以降の昼寝は夜の睡眠に悪影響

8. **眠りが浅いときは，むしろ積極的に遅寝・早起きに**
   寝床で長く過ごしすぎると熟眠感が減る

9. **睡眠中の激しいイビキ・呼吸停止や足のぴくつき・むずむず感は要注意**
   背景に睡眠の病気，専門治療が必要

10. **十分眠っても日中の眠気が強いときは専門医に**
    長時間眠っても日中の眠気で仕事・学業に支障がある場合は専門医に相談
    車の運転に注意

11. **睡眠薬代わりの寝酒は不眠のもと**
    睡眠薬代わりの寝酒は，深い睡眠を減らし，夜中に目覚める原因となる

12. **睡眠薬は医師の指示で正しく使えば安全**
    一定時刻に服用し就床
    アルコールとの併用をしない

(厚生労働省　精神・神経疾患研究委託費　睡眠障害の診断・治療ガイドライン作成
とその実証的研究班，平成 13 年度研究報告書より)

でも，睡眠時間は季節，加齢によって変動するので，あまり時刻にこだわらない方がよい。学校や仕事などの日常生活に支障が生じない範囲ならば問題はない。昼寝は，若年者では 20 分以内，高齢者なら 30 分以内ならば午後の眠気を防ぐ作用がある。(➡ p.47 総論 III「Q7. 正常な睡眠時間はどのくらいですか？」)

2 ▶ 概日リズムについて

　睡眠障害の原因の1つに体内時計が発振する概日リズムの乱れがあげられる。概日リズム睡眠・覚醒障害の患者だけでなく，不眠に悩んでいる人では概日リズムの乱れが高率に認められる。したがって，これと生活のスケジュールを同調させ，メリハリをつけることは，不眠の解消にも役立つ。概日リズムの同調因子は多数あるが，そのなかで光が特に重要である。

　光は，概日リズムの同調因子として最も強力なものである。ヒトの眼は強力な調節機構が備わっているため室内の電球や蛍光灯などの光でもかなり明るく感じるが，実際には晴れた日の屋外（約1万ルクス）の1/10 ～ 1/20の光量しかない。体内時計を同調させるためには屋外の太陽光が最も効果的である。入眠直前の強い光は概日リズムを遅らせる作用があり，起床直後の強い光は概日リズムを早める作用がある。

　ヒトの体内時計による睡眠・覚醒の概日リズム周期は約25時間であるが，朝の強い光で毎日体内時計がリセットされ，地球の24時間の自転周期にあうようになっている。このため，起床時刻を一定にし，屋外に出るか，雨戸・カーテンを開けて外の光を室内に取り入れることが体内時計の同調に大切である。日中の光は，覚醒度を上げ，眠気をとる作用があり，昼夜のメリハリをつける作用がある。したがって，日中，特に午前中に太陽光を浴びることで寝つきはよくなり睡眠も深くなる。なお，屋外では，空や周囲のものから反射してくる太陽光で十分な光量を得られる。網膜に障害を来し，視力障害を残すこともあるので，太陽を直接見てはいけない。

　一方，夜入眠前の強い光は生体リズムを遅らせ寝つきを悪くする。最近のコンビニエンス・ストア，ガソリンスタンドなどでは1,000 ～ 2,000ルクスの強い照明を使用しているので注意が必要である。

　規則的な生活を送ることで，毎朝の光量が確保され，食事，運動といった光以外の同調因子も毎日一定の時刻に体内時計に

入力されるので，体内時計がより同調しやすくなり，概日リズムのメリハリがつく。外出をせず，屋外の光を浴びず，運動量も少ない不登校児や寝たきり老人，家に閉じこもっている精神疾患患者においては概日リズムが乱れ二次性の概日リズム睡眠・覚醒障害が起こりやすい。(➡p.15 総論Ⅱ「1．睡眠のメカニズム」，p.201 各論Ⅴ「概日リズム睡眠・覚醒障害群」)

3 ▶ 食事・入浴・運動について

(1) 食事

　入眠時に胃腸が活発に活動していると睡眠が障害されるので，夕食は入眠の3時間以上前にすべきである。また，消化酵素の働きもいつもの食事の時間にあわせて上昇するので，食事の時刻を大体毎日一定にすると，消化がよくなる。

(2) 入浴

　ヒトの体温は，午後から夕方にかけて最高になり，その後低下して夜明け前に最低となる。体温が下降する時期には入眠しやすく，体温が上昇する時期には入眠しにくいことが明らかにされている。入浴して体温を上げておくと，体温が下がってくるときにスムーズに入眠できることになるが，就寝前30〜60分に熱い湯に入ってしまうと，入眠時刻になっても体温が上がったまま下がらず，かえって入眠しにくくなってしまう。また，熱い湯は身体に負担がかかるばかりでなく，交感神経系の活動を活発にし，入眠を妨げる。就寝前30〜60分に入浴する場合は，40℃前後のぬるめの湯にすべきである。

(3) 運動

　昼間から夕方の適度な運動は，入眠しやすくし，夜間の睡眠を深くすることが知られている。しかし，夜の激しい運動は就床直前の熱い湯と同じく体温を上昇させ，交感神経系の活動を活発にするため入眠を妨げる。

4 ▶ アルコールと嗜好品について

アルコール，カフェイン，ニコチンなどは眠りを妨げる作用がある。これらを習慣的に摂取している場合は，不眠の原因である可能性がある。

(1) アルコール

「睡眠薬を飲んで寝るなら寝酒の方が安全」という誤った知識が広まっている。アルコールは睡眠導入には効果があるが，睡眠後半では逆に睡眠を浅くし，利尿作用もあることから，中途覚醒・早朝覚醒の原因となり，かえって睡眠障害を引き起こす。また，アルコールは容易に耐性を形成し，同じ量では入眠できなくなるため，次第に摂取量が増加することになる。長期化すると，肝障害，アルコール依存症などの危険がある。今日広く使われている睡眠薬は，アルコールのように睡眠後半での睡眠障害を起こさない。また，常用量では著しい耐性も形成せず，長期間使用しても身体依存を形成しにくく，肝障害も少ないため，アルコールよりはるかに安全である。けっしてアルコールを睡眠薬代わりに使用してはならない。

(2) カフェイン

カフェインの覚醒作用はよく知られている。その作用は数時間持続するため，夕食後に摂取したカフェインにより入眠が障害されたり，就床直前のカフェインにより中途覚醒が引き起こされたりする。また，カフェインの利尿作用により，夜中の尿意による中途覚醒も出現する。カフェインはコーヒー，紅茶，ココア，緑茶だけでなく，チョコレート，清涼飲料，健康飲料などにも含まれているので，注意が必要である。入眠にはハーブティーがよいと勧められている。これは，ハーブティーはカフェインを含まないので，夜にお茶を飲む習慣がある不眠症の人にカフェインをとらせないようにするためであり，このような習慣のない人がわざわざハーブティーを飲んでもあまり効果

はない。

(3) ニコチン

　タバコの煙に含まれるニコチンは，吸入直後にはリラックス作用があるが，この作用は急速に消失し，覚醒作用のみが数時間持続する。このため，夜間のタバコは睡眠を障害する。禁煙用のニコチンガム，ニコチンパッチも同様に注意が必要である。飲酒しながらタバコを吸ったときなどは，当初アルコールの睡眠導入作用で入眠するが，しばらくして，アルコールとニコチンの覚醒作用，利尿作用により覚醒してしまうことになる。

5 ▶ リラックスするために

　入眠前に心身をリラックスさせることは，入眠にとって重要である。前述したぬるめの入浴，適度な運動，満ち足りたセックス・マスターベーションは心身をリラックスさせる。その他，心地よい香り，軽い音楽なども心身のリラックスに有効であり，入眠を促進する。過度に睡眠にこだわりを持つと，入眠前に「今日は眠れるだろうか」とかえって緊張してしまうことになり，これが不眠の原因となる。いろいろなリラックス法があるが，「これなら自分はリラックスできる」と自信を持つことで，より容易にリラックスができるようになる。必要な睡眠時間と同様に自分にあったリラックス法が大切である。

6 ▶ 睡眠環境について

　騒音，温度，湿度，照度などのさまざまな環境要因によって睡眠が障害される。

　騒音は，自動車の音など屋外からの音のほかに，隣で寝ている人のイビキ・歯ぎしりなども含まれる。耳栓をしたり，防音設備などが必要となる場合がある。まったくの無音状態でもかえって不安が強まり眠れないこともある。

　寝室の室温，湿度も睡眠に影響を与える。前述したように体

温は入眠してから夜明け前まで下がりつづける。この間，末梢血管が拡張することによって放熱が行われるので，寝間着・布団は湿気がこもらないものがよい。断熱性・保温性がよすぎるのもよくない。理想的には室温を適温とし，寝間着・布団は補助的に用いるのがよい。寝室の照度は，明るすぎた場合には睡眠が浅くなり，逆に，完全な暗闇は不安を引き起こして眠れないこともある。マットレス，敷き布団，まくらも快適な睡眠を得るために重要である。マットレス，敷き布団は必要以上に身体が沈み込まないものを，まくらは自分の身体にあったものを使用する。快適な睡眠のためには，これら睡眠環境や寝具に注意する必要がある。

7 ▶ 睡眠薬の使用について

　睡眠薬は，就床時刻の20〜30分前に服用する。高齢者では，薬物代謝が若年者より低下しており，筋弛緩作用によるふらつきや持ち越し効果によるもうろう状態などの副作用の出現に注意すべきである。一般の人では，睡眠薬は依存や耐性があり怖いという誤った認識があるが，現在使用されている睡眠薬は適正に用いれば依存や耐性は生じにくく，安心して服用できる薬剤である。（➡p.104 各論Ⅰ「薬物治療」）

（山田尚登）

2 　認知行動療法

　不眠症に対する薬物以外の治療法として，認知行動療法がある。これは，慢性的な不眠に陥った患者が，寝室に行くだけで苦痛に感じるような認知のゆがみを正常化し，寝室に行って眠るという本来の目的に沿うように，行動を制御するという治療法である。この治療法は，薬物療法と併用できるばかりではなく，薬物離脱に際しても臨床的に有効である。

1 ▶ 刺激制御法

　さまざまな原因で数週間から数カ月にわたって眠れない人は，床に就いて眠れなかったというこれまでの体験や記憶に条件付けられ，床に就くという行動でかえって目がさえてしまうと訴える。これは条件不眠と呼ばれている。就床時刻が近づくとイライラするというのも条件不眠に陥っている証拠といえる（**図1**）。刺激制御法では，こうした条件付けられた悪循環を断つために，睡眠を妨げる条件反射を引き起こすような刺激をすべて取り去ることから始める。具体的には，寝具や寝室は夜間睡眠と性生活以外に使わないようにする。さらに寝室で眠れず苦しむという望ましくない条件付けの形成を防ぐために，就床

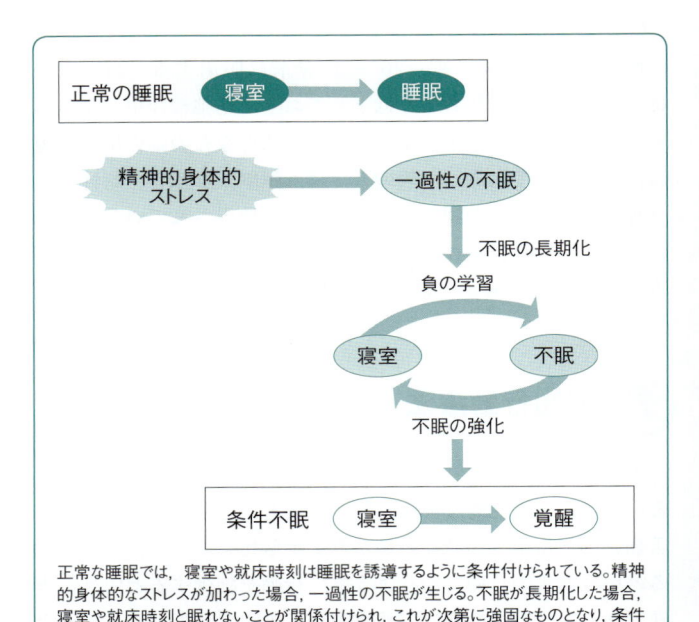

正常な睡眠では，寝室や就床時刻は睡眠を誘導するように条件付けられている。精神的身体的なストレスが加わった場合，一過性の不眠が生じる。不眠が長期化した場合，寝室や就床時刻と眠れないことが関係付けられ，これが次第に強固なものとなり，条件不眠となる。刺激制御療法は，刺激を除去し，この悪循環をとめることで治療を行う。

図1　正常の睡眠と条件不眠

表2 刺激制御法の指導内容

刺激制御法

1. 眠くなったときのみに寝床に就く。
2. 寝床を睡眠とセックス以外の目的に使わない。寝床で本を読んだり，テレビを見たり，食べたりしない。
3. 眠れなければ（たとえば20分間），寝室を出て別の部屋に行く。本当に眠くなるまでそこにいて，それから寝室に戻る。もしすぐに眠くならなければ，再び，寝室から出る。この間，時計を見てはいけない。また，ホラー映画を見るなど刺激の強いことはしない。
4. もしまだ眠れないのなら，夜通し3をくり返す。
5. その晩いかに眠れなくても，目覚まし時計をセットして，毎朝同じ時間に起きる。起床時刻を一定にすることは，体に一定の睡眠覚醒リズムを身につけるのに役立つ。
6. 日中，昼寝はしない。

しても入眠できないときは離床するように指導する。この方法の指導内容を**表2**に示す。刺激制御法により，寝室でリラックスできるという条件付けが強化される。

　刺激制御法は，睡眠障害のなかでも特に入眠困難と中途覚醒に効果がある。しかし，後に述べるようなほかの行動療法と同様，不眠を治そうとする患者の強い動機付けが不可欠であり，治療者はこの治療法の原理を説明するとともに，常に患者を励ましつづけなければならない。単に刺激制御法の説明書を患者に見せるだけでは不十分である。さらに，治療成功のために重要なことは，起床時刻を一定にし，すみやかに太陽光にあたることを徹底させることである。

2 ▶ 睡眠制限法

　不眠症患者は，少しでも長く眠ろうとして長時間床のなかで過ごしていることが多い。これがかえって浅眠感や中途覚醒の原因となっている場合がある。睡眠制限法は，就床から起床まで床の上で過ごす時間（床上時間）を制限し，床上時間と身体が要求する睡眠時間とのギャップを少なくするとともに，軽度の断眠効果を利用することで不眠を改善する治療法である。こ

表3　睡眠制限法の指導内容

> **睡眠制限法**
>
> 1. ２週間睡眠日誌を記録し，床上時間を２週間の平均睡眠時間（実際に一晩に眠れた時間）プラス 15 分に設定し，床上時間が５時間を切るような場合は，５時間に設定する。
> 2. 起床時刻は，休日を含め毎日一定にし，就床時刻を遅くすることで計算した床上時間に生活をあわせる。
> 3. 日中に昼寝をしたり，床に就いたりしない。
> 4. 起床時に何時間眠れたかを記録する。
> 5. ５日間にわたり床上時間の90％以上眠れたら，就床時刻を15分早める。
> 6. ５日間の床上時間の85 〜 90％眠れたら，床上時間は変えない。
> 7. ５日間の床上時間の85％以下しか眠れないなら，過去５日間の平均睡眠時間まで床上時間を減らす。

の方法の指導内容を**表3**に示す。

　まず患者に２週間の睡眠日誌を記録させ，それを参考に自分の平均睡眠時間を算出し，床上時間を平均睡眠時間にあわせて制限する。日中の過剰な眠気を避けるため，床上時間の下限は５時間とし，起床時刻は一定にする。５日ごとに睡眠時間を検討し，床上時間の90％以上睡眠がとれるようになったら，15分就床時刻を早めるという操作をくり返す。逆に睡眠時間が85％以下であれば，過去５日間の平均睡眠時間まで床上時間を減らす。睡眠時間が85 〜 90％ならば，床上時間は変えない。この方法によって，身体が必要とする分だけ床上で過ごすことになり，熟眠感が得られる。少なくとも床のなかにいるときには眠ることができるという条件付けがされ，床に入る前の不眠への不安感が軽減される。患者は８時間眠らないといけないなどのように睡眠時間そのものにこだわりを持っている場合が多いため，睡眠衛生に関する理解が前提条件となる。（➡p.259資料Ⅰ「睡眠日誌」）

3 ▶ 筋弛緩療法

不眠症患者では就寝前でも交感神経系の緊張が亢進しており筋緊張も高い状態にあり，これが睡眠障害の原因になっている場合がある。この治療法は，末梢の筋肉を弛緩させ，さらに全身の持続性の筋緊張を減弱させることによって，スムーズな入眠へと導く。筋弛緩療法には特定の部位の筋緊張の解除から，全身の筋群を順序だって体系的に弛緩させる漸進的筋弛緩療法まである。漸進的筋弛緩療法はヤコブソンにより考案されたもので，患者に筋緊張の存在を認識させ，この緊張をいかに制御するのかを学ばせる。まず，患者に筋緊張が高まった状態と弛緩した状態の差を明確に認識させるため，前腕部，上腕部，頸部などの特定の筋肉を収縮させ，筋緊張が高まった感覚を覚えさせる。次に，緊張した部位の筋肉を弛緩させ，筋緊張が解けていく際の感覚と，筋が弛緩した状態の感覚を覚えさせる。腕，顔面，頸部，肩，上背部，胸部，腹部，下背部，臀部，大腿，下腿，全身の順に筋肉を弛緩させていく。これにより，持続性の筋緊張をほぐし，睡眠の障害である筋緊張を取り除く方法を学ぶことができる。1日2〜3回行うが，最終回は就寝直前に行うのがよい。

4 ▶ 自律訓練法

自律訓練法とは，注意の集中や自己暗示の練習を段階的に行うことで全身の緊張を解き，心身の状態を自分自身でうまく調整できるように工夫された段階的訓練法である。臨床的には睡眠障害のほかにも，心身症や神経症の治療やストレスの解消などに用いられている。催眠状態になってリラックスすると手足が温かく重たく感じ，呼吸は楽になり心臓は規則正しく静かに動き，身体は気持ちよく温かく感じる。自律訓練法は，これらの生理現象を逆に利用し，リラックスした状態を引き起こせるように訓練するものである。以下の6段階の各項目を一定の順序で自己暗示をかけ練習していく。各項目は，①重感練習，

②温感練習, ③心臓調整練習, ④呼吸調整練習, ⑤腹部温感練習, ⑥額涼感練習よりなる。具体的には, **表4**の順番で行う。

　実際には, 重感療法では, 最初「右腕（利き腕）が重い」という自己暗示を20〜30秒行う。自己暗示を行った後, 腕の屈伸3回, 深呼吸, 開眼という消去動作を行う。右腕の重い感じが得られるようになったら次の段階に進む。もし得られない場合でも1週間後には次の段階である「左腕が重い」という訓練に進む。このようにして, 各段階を進んでいく。各訓練終了時には必ず消去動作を入れる。練習は1セッション3回で, これを朝, 昼, 夜に各1セッションずつ行う。自律訓練法は, 室内の静かな場所で行うと治療効果が高まる。身体を圧迫するような衣服は着用しないか, あらかじめ緩めておく。姿勢は, 仰臥姿勢, 安楽いす姿勢, 単純いす姿勢などがあるが, 本人が楽な姿勢で行う。

　自律訓練法では, このように段階的に自己暗示をくり返し, リラックスした状態を作り出せるようにし, 心身の緊張を解くことで睡眠を促す。

表4　自律訓練法

第1公式（重感練習）
「手足－右手, 左手, 右足, 左足が重たい」

第2公式（温感練習）
「手足－右手, 左手, 右足, 左足が温かい」

第3公式（心臓調整練習）
「心臓が穏やかに規則正しく鼓動している」

第4公式（呼吸調整練習）
「楽に呼吸している」

第5公式（腹部温感練習）
「お腹が温かい」

第6公式（額涼感練習）
「額が涼しい」

5 ▶ バイオフィードバック法

バイオフィードバック法とは，自分自身では感じることができない程度のごく小さな身体の変化を特定の機械を用いて音や光などに変換してわかりやすくし，その変化をコントロールできるように訓練するものである。

不眠症の患者では，身体の筋肉が緊張している場合が多いので，筋電図を用いる場合が多い。通常，患者の前額部に筋電図用の電極を取り付け，筋の緊張を音の高さに変換する。患者は，この音を聞きながら筋肉の緊張を減少させるように訓練を行う。筋肉の緊張が高いときには高い周波数の音が，緊張が減少すれば低い周波数の音になる。

このように，バイオフィードバック法により筋緊張をほぐすことで，入眠をしやすくすることができる。

6 ▶ 認知行動療法の組みあわせ

これらの治療法は，単独で行うよりも組みあわせて行うことで効果はさらに大きくなる。また，薬物療法と組みあわせることも可能であり，その際には薬物単独より効果の持続期間は延長する。(➡p.104 各論Ⅰ「薬物治療」)

（山田尚登）

3 精神療法

不眠は，臨床場面で頻繁に遭遇する訴えの1つである。しかし，ひと口に不眠といってもその病態はさまざまであり，薬物治療の必要のない場合から，通常の睡眠薬を投与するとかえって病状が悪化してしまう場合までが含まれている。慢性不眠障害の多くをしめる精神生理性不眠症では，不眠に対する恐怖感がさらに不眠を悪化させるという悪循環に陥っており，睡眠や睡眠薬に対する誤った知識を持つようになると薬物治療もうまくいかないことが多い。このため，不眠を主訴とする患者の治療

に際しては，不眠を引き起こしている基礎疾患，あるいは薬物治療の有無にかかわらず精神療法的アプローチが極めて重要である。

　本項では，精神生理性不眠症に対する精神療法を中心に概説する。

1 ▶ 医師・患者関係の確立

　あらゆる疾患に対する治療的接近と同様に，不眠症患者の治療においても，まず第1に良好な医師・患者関係の確立が重要である。信頼関係確立の第一歩は，患者の訴えによく耳を傾ける。不眠症患者の多くは神経質な性格傾向を持ち，その訴えが極めて執拗で主観的虚構性が目立つ場合も多く，特に精神科以外の外来では，時間を割いて患者の訴えを十分に聞くことは困難である。しかし，たとえ，患者が自分の言いたいことをすべて訴えられなかったと感じたとしても，短い時間のなかではあるが極力患者の訴えを聞こうという治療者の姿勢が伝われば，患者の信頼感を得ることができ，その後の精神療法，薬物療法がスムーズに進行する。患者の訴えのすべてに同意したり，医学的解説を加える必要はなく，要所要所で理解を示し「それはたいへんですね」などと受容的に接するようにする。高圧的な態度をとったり，患者の誤解を医学的に解きほぐそうなどとしても，かえって執拗な訴えを誘発することが多い。また，暗示をかけようとして「この薬を飲めば一発でよく眠れる」などと大言壮語するとかえって患者の信頼を失うことが多い。

　身体疾患・常用薬の有無，睡眠習慣・睡眠環境，睡眠障害の症状（入眠困難か，中途覚醒か，早朝覚醒かそのほかの睡眠の困難か），不眠が出現した際の誘因および状況因については精神科以外でも聴取しておく必要がある。こうした患者に関する情報を把握したうえで，医師と患者間に協力関係が確立してはじめて良好な治療効果が期待できることになる。

2 ▶ 精神療法のポイント

不眠症患者に対する精神療法において最も重要な点は，次に述べるような不眠の発生機序を患者に十分理解させ，患者の睡眠に対する誤った知識を是正することである。

(1) 不眠の発生機序

何らかの心理的ストレスや環境変化による一過性の不眠は，生体の防御反応として正常なことである。神経質で完全主義の性格傾向を持つ人では，ささいなことでも一過性の不眠が出現しやすい。眠れないことに対する過度の恐怖自体がストレスとなったり，寝室以外では居眠りできるのに寝室に入ると不眠の恐怖がよみがえるなどといった条件付けにより持続的になったのが精神生理性不眠症である。

わが国独自の精神療法理論である森田学説では，精神生理性不眠症（森田学説では神経質性不眠という）の発生機序をヒポコンドリー性基調（自己の心身の状態に過度に敏感となる傾向）のある者が，誰にでも生じうるささいな睡眠変化を病的で危険なものと考え，過度に注意を向け不安を強く抱くにいたった，一種の不眠恐怖であるとしている。

精神生理性不眠症の患者では眠ろうと努めれば努めるほど眠れなくなるのに対して，眠ろうとはしていないとき，たとえば読書中，テレビを見ているときなどには容易に入眠できることがある。

終夜睡眠ポリグラフ検査や活動量測定の結果では入眠までの時間（入眠潜時）の延長，睡眠効率の低下，覚醒回数および覚醒時間の増加などの所見が認められるが，その程度は比較的軽く，むしろ自己の睡眠状態に関する主観的評価と客観的評価が一致しない場合が多い。つまり精神生理性不眠症は自己の睡眠問題のみに強くとらわれ，このとらわれにより良好な睡眠が持続的に障害されている状態である。

不眠症の精神療法に際してはこうした不眠の発生機序，あるいは患者の心理機制を十分に理解し，患者に対してもわかりや

すくり返し説明し，まず患者自身の理解を深めることが重要である。

　前述したように，精神生理性不眠症では睡眠状態に関する主観的評価と客観的評価との間に大きな解離が存在することが多い。たとえ客観的には深刻な睡眠障害が存在していなくとも，患者自身は強い不眠感を自覚しているのであり，検査所見により患者の睡眠に関する自己評価を否定することは治療関係を損ない，かえって逆効果となることが多い。検査による客観的所見はあくまでも患者の不安の軽減に利用すべきである。

(2) 正しい睡眠に関する知識の伝達

　不眠症患者は「人間には 8 時間の睡眠が必要である」「睡眠不足になると取り返しのつかない病気になる」「睡眠薬は癖になり危険な薬である」「睡眠薬を飲みつづけるとぼける」「睡眠不足を解消するには長く床に入って長く寝る必要がある」などといった誤った知識を持つものが多い。これに基づいて，不眠の弊害を拡大解釈し，不眠・睡眠薬を必要以上に恐れ，かえって熟眠感を損なうような睡眠習慣を形成している。そのため，患者に対し睡眠に関する正しい知識を教育する必要がある。（➡ p.139 各論 II「1. 睡眠衛生教育」）

　たとえば，2〜3 日間不眠が続いてもけっして心配するような事態は生じないこと，あるいは睡眠が本当に必要な状況になれば人はどんな状態（たとえ歩行していても）でも入眠してしまうこと，などを説明するのも治療上有効である。また，眠ろう眠ろうと努めることは不眠に対してむしろ逆効果であり，眠れるだけ眠れば十分であるといった考えを持つように指導することも有効である。

3 ▶ 森田療法に基づく生活指導

　前述の事項を十分患者に理解させたうえで，不眠を改善するための生活指導を行い，不眠のとらわれから脱却して生活全般

を立て直していく。

森田療法では，7〜8時間の床上における休息期間がとれれば睡眠時間は短くとも十分であるとしており，8時間以上床に就くことを禁止している。夜間の良好な睡眠には日中の適度な運動が必要であることを説明し，前夜の睡眠状況とは無関係に，たとえ主観的にはまったく眠れなかったとしても一定の時刻に起床し，起床後は屋外に出て散歩などの適度な運動を行うように指導する。朝の時間帯の高照度光は体内時計に作用し適切な睡眠覚醒リズムを維持するのに重要な役割を担っていること，また日中の運動は夜間の睡眠を深くすることが明らかにされている。

実際の臨床場面では睡眠薬を投与し，多少なりとも患者の不眠を軽減させたうえで本格的な精神療法を行うのが現実的である。薬物投与に際しては，不眠症患者の多くは睡眠薬を「危険な薬である」と誤解しているので，投与する薬物の薬理特性，予想される効果と副作用および注意事項などについて十分説明する必要がある。

不眠を訴える患者に対する精神療法について森田療法を含めて概説した。治療に際してまず重要なことは不眠を引き起こしている原因に関する正確な診断である。次に患者の訴えをよく聞き，良好な医師と患者関係の確立に努めるべきである。患者の不眠を引き起こしている機序を十分理解し，患者に対してはそれをわかりやすく説明し，そのうえで睡眠に関する教育や生活指導を行うのが原則である。精神療法的アプローチが薬物療法をより有効なものにすることを強調したい。

（山寺　亘，伊藤　洋）

4 高照度光療法

高照度光療法とは，1日のうちのある時間帯に数十分から数時間程度，患者に高照度の光を照射する治療法である。高照度

155

とは2,000 ～ 2,500 ルクス以上の照度のことをいう。高照度光を一定時間浴びただけで精神疾患が改善したことが初めて報告されたのは，1982 年のことである。毎年冬になると抑うつ状態をくり返していた症例に対して高照度光を照射したところ，抑うつ状態が改善したというものである。その後，同様の病態は季節性感情障害（季節性うつ病）として取り上げられ，高照度光療法はその第1選択の治療法として認識されるようになった。また，高照度光には概日リズムの位相を変化させる作用があることが明らかにされ，概日リズム睡眠・覚醒障害や不眠症などの治療法に用いられるようになった。

1 ▶ 治療の方法

高照度光療法には通常5,000 ～ 10,000 ルクスの高照度光が用いられる。照射装置としては，蛍光灯を並べたものが用いられ，室内の天井や壁面に埋め込まれたもの，携帯型のものがある。図2に高照度光照射装置を示す。患者には，高照度光照射装置が顔の正面に来るように設置して座り，光源を1分間に数秒以上見つめるように指示する。網膜にしっかりと光が届くように，照射装置の角度や距離を調節する。自宅での治療も可能であるが，毎日一定時間できるかどうかがポイントである。

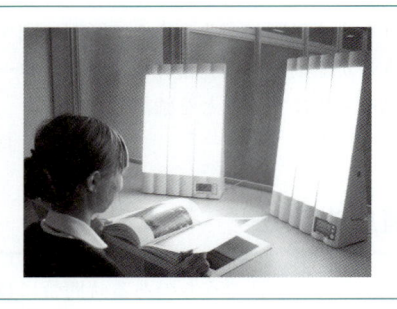

図2 高照度光照射装置

2 ▶ 副作用

　副作用は少ないが，眼精疲労，頭痛，倦怠感，イライラ感，吐き気などの症状が認められることがある。しかし，副作用のために高照度光療法の中断が必要になった症例は現実にはごく少数である。また，抑うつ状態から軽躁〜躁状態に転じることがあり，注意を要する。

3 ▶ 適応

(1) 季節性感情障害

　季節性感情障害は，毎年秋から冬にかかる期間に抑うつ状態を呈して，春になると自然寛解し，夏季は正常状態になるという季節変化に伴う感情障害である。抑うつ気分，不安，精神運動制止などうつ病に典型的な症状のほかに，過眠，過食，炭水化物渇望といった，典型的なうつ病では出現しにくい症状が認められる。季節性感情障害では，日の出時刻が遅く日照時間が不足する冬季に限ってうつ病相が発症すること，緯度の高さと季節性感情障害の発症率に正の相関がみられることなどから，季節依存的な発症の原因は，日照の不足によって生じる生体リズムの異常ではないかと推測されている。このようなことから，季節性感情障害に対する第1選択の治療法として，高照度光療法が用いられる。光療法の照度と抗うつ効果には正の相関が認められるため，照度は高い方がよい。メラトニン分泌開始時刻から7.5〜9.5時間後の光照射で抗うつ効果が高いとの報告がある。メラトニン分泌開始時刻は，習慣的な入眠時刻の約2時間前であることを考えると，習慣的入眠時刻の5.5〜7.5時間後の早朝に行うのがよいと思われる。日中や夕方時照射の有効性も確かめられており，早朝の照射が難しい場合はほかの時間帯に照射する。効果は比較的早く認められ，1週間程度で改善されることが多いが，中断すると再発する可能性が高いので，冬季の間は連日行う方がよい。頻度は少ないが，治療中に躁状態に移行することがあり，このような場合にはすみやかに高照

度光療法を中止する。(➡p.17 コラム「季節性感情障害について」)

(2) 概日リズム睡眠・覚醒障害

ヒトの体内時計は，ほかのほ乳類と同様に太陽光（高照度光）によりリズムの位相を変化させ，外界の明暗周期へ同調する機能を持つ。

早朝の時間帯（深部体温上昇時）に高照度光を照射すると，深部体温リズムやメラトニンリズムなどの概日リズム位相が早まり，夜の就寝時刻前後（深部体温下降時）に高照度光を照射すると概日リズム位相が遅くなる。一方，日中の時間帯の高照度光は位相反応を引き起こさない。これらの光情報は網膜から網膜視床下部投射を通じて体内時計に伝達される。したがって，アイマスクをかけて光を照射しても位相反応は起こらない。

こうした知見に基づき，体内時計の機能不全が関係していると考えられている概日リズム睡眠・覚醒障害に対して，高照度光照射が治療として応用されるようになった。すなわち，人工照明器を用いて高照度光を一定時間照射し，概日リズムの位相を変化させることによって，睡眠相を望ましい時間帯に矯正するという方法である。この治療法の原則は，**図3**に示すような位相反応を念頭に置き，前進あるいは後退するのに最も適切な時間帯に高照度光照射を行い，反対の方向への位相反応が起こりうる時間帯には，サングラスなどで眼に入る光の照度を落とすことである。

睡眠・覚醒相後退障害では，睡眠相の前進を促進するため朝に高照度光照射を行う。非24時間睡眠・覚醒リズム障害では毎日睡眠相が遅れていくので，夜間に睡眠相があるときに朝に高照度光療法を行い，睡眠相が遅れるのを防ぐ。高照度光療法は，自然に覚醒できる時刻の2〜3時間前に起床させ，2時間程度行う。1〜2週間は，同じ時間帯に行う。これで，入眠時刻の前進や固定ができたならば，照射時刻を1時間早める。これをくり返し，望ましい時間帯に睡眠相を前進させる。さら

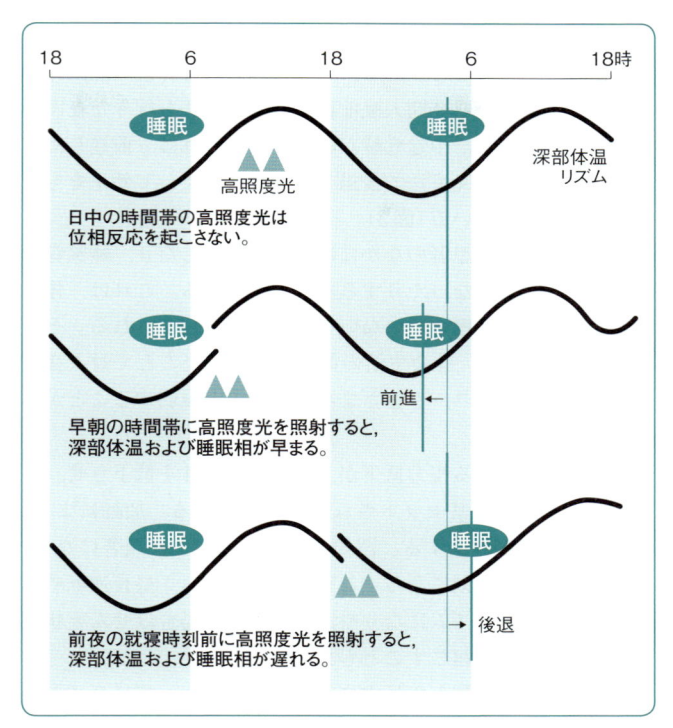

図3 光によるヒト生体リズムの位相反応

に，高照度光療法とともに，自然に入眠できる時刻の5時間前になったら，高照度光（日光）を避けるためにサングラスなどを用いることも治療に役立つ．軽症の場合には，規則的な日光浴などが効果をあげる場合がある．（➡p.201 各論Ⅴ「概日リズム睡眠・覚醒障害群」）

(3) 高齢者における睡眠障害

歳をとると早寝早起きになる．これは，加齢によって概日リズムが前進するという生理的な変化から起きると考えられてい

159

る。なかには，入眠・覚醒時刻が極端に早まり，日中の眠気などが出現してくることがある。こうした高齢者特有の睡眠障害に対して，夕方から夜間入眠前に高照度光療法を行うと夜間の深い睡眠が増加し，中途覚醒が減少する。これは，前進した概日リズムを高照度光療法で後退させることによって効果をもたらすと考えられている（**図3**）。

　高齢者や認知症患者のなかには，昼夜逆転したり，睡眠覚醒リズムが不規則になったりする場合がみられる。これは，体内時計機構が十分に働いていないことから引き起こされる。その原因の1つとして，社会生活の第一線を退いたことで対人交流や外出の機会が減り，さまざまな同調因子が減弱することがあげられる。

　白内障などによる視力低下が，光への感受性を低下させ，概日リズムがうまくリセットされない原因となる。加齢により，体内時計機能が低下する。認知症ではこれがより顕著になり，生体リズムが不規則になる。こうしたことから，昼夜逆転や不規則な睡眠覚醒リズムになりやすい。重症の場合はせん妄状態や異常行動を引き起こすこともある。

　高照度光療法を朝から日中に行うことにより，概日リズムが正常化し，夜間睡眠の改善，日中の眠気の軽減，夜間異常行動の改善などが期待できる。（➡ p.32 総論Ⅱ「7. 高齢者の睡眠」）

（亀井雄一）

各論 Ⅲ　不眠症

1　ICSD-3 の不眠症概念と実地臨床における対応

　2014 年に米国睡眠医学会が刊行した睡眠障害国際分類第3版（International Classification of Sleep Disorders, Third Edition：ICSD-3）においては，①眠る機会や環境が適切であるにもかかわらず，②睡眠の開始と持続，安定性，あるいは質に持続的な障害が認められ，③その結果，何らかの日中の障害を来す場合に不眠症と定義される。すなわち，入眠困難や睡眠維持困難などの不眠症状の存在だけでは不眠症とは診断されず，これらによって日中の機能障害が生じてはじめて不眠症と診断される。これら3要素によって構成される不眠症の一般的基準は前版の ICSD-2 を継承したものであるが，分類学的には，ICSD-3 では不眠症について大きな変更がなされた。

　ICSD-2 においては，不眠症は原因別に分類され，原発性不眠症に相当する精神生理性不眠症や特発性不眠症のほかに，薬剤や身体疾患，精神疾患によるいわゆる続発性不眠症が下位分類として設けられていた。しかし，ICSD-3 では，このような原因別の分類は廃止され，罹患期間に基づく3つの診断カテゴリー（慢性不眠障害，短期不眠障害，その他の不眠障害）にまとめられた。その理由は，不眠はほかの何らかの病態によって二次的に惹起されたようにみえる場合でも，しばしば元の病態とは独立した経過をたどることがあるためである。たとえば，うつ病において不眠は高頻度に出現する症状であるが，抑うつ症状が改善した後でもしばしば残存する。さらに，このような残遺不眠はうつ病再発の危険因子となることが明らかにされている。このようなことから，続発性不眠という用語の代わりに

表 1　慢性不眠障害の診断基準（基準 A-F を満たす）

A．以下の症状の1つ以上を患者が訴えるか，親や介護者が観察する
1．入眠困難 2．睡眠維持困難 3．早朝覚醒 4．適切な時間に就床することを拒む（ぐずる） 5．親や介護者がいないと眠れない
B．夜間の睡眠困難に関連した以下の症状の1つ以上を患者が訴えるか，親や介護者が観察する
1．疲労または倦怠感 2．注意力，集中力，記憶力の低下 3．社会生活上，家庭生活上，職業生活上の機能障害，または学業成績の低下 4．気分がすぐれない，いらいら 5．日中の眠気 6．行動の問題（例；過活動，衝動性，攻撃性） 7．やる気，気力，自発性の低下 8．過失や事故を起こしやすい 9．眠ることについて心配し，不満を抱いている
C．眠る機会（睡眠に割り当てられた十分な時間）や環境（安全性，照度，静寂性，快適性）が適切であるにもかかわらず，上述の睡眠・覚醒に関する症状を訴える
D．睡眠障害とそれに関連した日中の症状は，少なくとも週に3回は生じる
E．睡眠障害とそれに関連した日中の症状は，少なくとも3カ月間認められる
F．睡眠・覚醒困難は，その他の睡眠障害ではよく説明できない

（American Academy of Sleep Medicine，日本睡眠学会診断分類委員会 訳：
睡眠障害国際分類 第3版，ライフ・サイエンス，p3，2018）

併存不眠という用語を用い，不眠症を独立した治療標的ととらえる考え方が奨励され，ICSD-3にもそれが反映されている。

　ICSD-3では，不眠症状とそれに関連した日中の機能障害が3カ月以上持続している場合は慢性不眠障害（**表1**），それに満たない場合は短期不眠障害（**表2**）と診断される。慢性不眠障害では不眠症状と日中の機能障害が週3回以上であることが基準の1つになっているが，短期不眠障害では症状の頻度についての基準は設けられていない。その他の不眠障害は，短期不眠障害の基準を満たさないが，不眠症として十分な症状を持ち，臨床的留意を要するまれな症例に用いられる。これら3つの診断分

表2　短期不眠障害の診断基準（基準 A-E を満たす）

A．C．は慢性不眠障害と同じ
B．夜間の睡眠困難に関連した以下の症状の1つ以上を患者が訴えるか，親や介護者が観察する

1. 疲労または倦怠感
2. 注意力，集中力，記憶力の低下
3. 社会生活上，家庭生活上，職業生活上の支障，または学業成績の低下
4. 気分がすぐれない，いらいら
5. 日中の眠気
6. 行動の問題（例；過活動，衝動性，攻撃性）
7. やる気，気力，自発性の低下
8. 過失や事故を起こしやすい
9. 眠ることについて心配し，不満を抱いている

D．睡眠障害とそれに関連した日中の症状が認められるのは3カ月未満である
E．睡眠・覚醒困難は，その他の睡眠障害ではよく説明できない

（American Academy of Sleep Medicine，日本睡眠学会診断分類委員会 訳：睡眠障害国際分類 第3版，ライフ・サイエンス，p16，2018）

類は併存疾患の有無にかかわらず適用され，併存疾患が睡眠を分断する可能性があるかどうかは考慮しないことになっている。ここからの不眠症の各論では，実地臨床における対応と治療という観点から，ICSD-3の慢性不眠障害を臨床的立場から原因別にとらえ直して，いくつかの特徴ある不眠症として従来の分類に近い形で解説する。（➡p.50 コラム「睡眠・覚醒障害の種類について」）

（鈴木正泰）

2 精神生理性（原発性）不眠症

1 ▶ 疫学的事項

　臨床場面で最も高頻度に認められる病態であり，代表的な慢性不眠障害である。日本の一般人口において夜間不眠の訴えを持つものは，成人の約20%とされ，夜間不眠に加えて日中の機能障害を伴う本症は約10%とされる。本症は小児期にはまれであり，典型的には20〜30歳代に始まり，中年以降から急激に増加し，40〜50歳代でピークを示す。性比は女性に多い。

2 ▶ 臨床症状

　次に述べるすべての型の不眠が生じうるが，なかでも入眠困難を訴える場合が多い。患者は「なかなか寝つけないが，眠りについてしまえばある程度は眠れる」と訴えることが多い。

① 入眠困難

　就床後入眠するまでの時間が延長して，寝つきが悪くなるもので，不眠の訴えのなかでは最も多い。一般的には入眠に30分以上かかり，本人がそれを苦痛であると感じている場合に入眠困難と判断される。ただし，入眠時間は個人差や年齢により大きく異なる。ただ単に入眠に要する時間が長いだけで入眠困難と診断するのではなく，本来の入眠時間と比べて長くなっているかどうか，それを苦痛と感じているかが臨床上重要である。

症例

精神生理性不眠症

　55歳，女性。神経質，完全主義的傾向が目立ち，くよくよしやすい性格であった。ささいなことで不眠が生じやすかった。25歳時第1子出産後，授乳による慢性の睡眠不足に陥りつらい思いをした。このころから「自分は十分眠らないとだめな体質だ」という思いを抱くようになった。3カ月前，軽度認知症の義母と同居することになり，そのころから寝つきに時間がかかり，数回の中途覚醒を自覚するようになった。当初はさほど気にもとめなかったが，次第に入眠困難が増悪し，主観的には入眠するまでに2〜3時間を要するようになった。朝は7時ごろには目覚めるが，疲れが抜けずに1日中どんよりと頭痛が残る。食欲は普通で家事は何とかできているが，午前中から夜の睡眠のことを考えて意識してしまうようになった。専門的な治療を希望して当科睡眠障害専門外来を受診した。治療は睡眠衛生教育および森田療法的アプローチを主とし，さらに睡眠薬の作用，副作用を含めた睡眠薬の使用法および離脱法を2カ月ほどかけて根気よく説明した。その結果，月に数回睡眠薬を服用することはあるものの，自己の睡眠状況への不満を持つことなく，良好な日常生活を送れるようになった。

② 中途覚醒

いったん入眠した後，翌朝起床するまでの間に何度も目が覚める状態である。ただし，中途覚醒は加齢に伴って健常者でも増加するので，高齢者ではその回数が数回以上であったり持続時間が長い場合を除けば必ずしも病的とは判断されない。

③ 早朝覚醒

本人が望む時刻，あるいは通常の起床時刻の30分以上前に覚醒してしまい，その後再入眠できない状態である。やはり加齢に伴って増加する。

④ 熟眠困難

睡眠時間は十分であるにもかかわらず深く眠った感覚が得られない状態である。健常者の場合，熟眠感は深いノンレム睡眠の量と相関するとされているが，不眠症患者では検査による客観的な睡眠内容に大きな問題がないにもかかわらず「うとうとしただけで一晩中ほとんど眠れなかった」などと熟眠困難を執拗に訴える場合がある。

前述した症状に加えて日中の眠気，集中力低下などの精神運

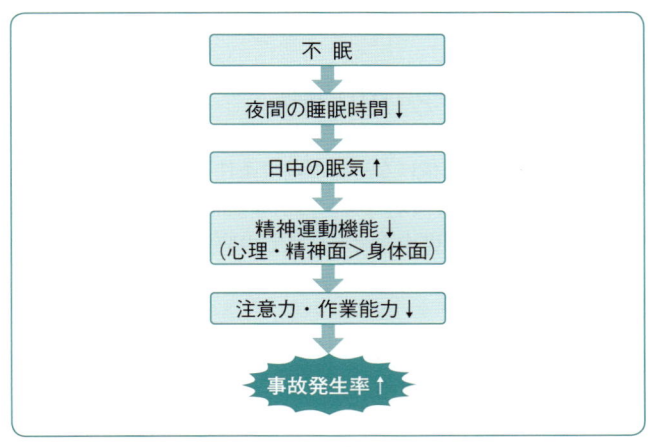

図1　不眠による精神運動機能の障害

動機能の障害が認められる。**図1**に不眠による精神運動機能障害の発生機序を示した。不眠により夜間の睡眠時間が減少し，これにより日中の過剰な眠気が生じ，注意力低下，作業能力の低下を主とする精神機能の障害が生じる。睡眠時間の減少に伴って日中の眠気は強まるが，その関係は一定ではなく，睡眠時間が4時間以下に減少すると，日中の眠気は急激に強まる。また，1日1時間程度の睡眠不足でも，それが持続すれば，蓄積して日中の精神機能に大きな影響が生じる。

3 ▶ 診断

(1) 診断に際しての確認事項

①種々の型の不眠が日中の精神機能の障害を伴って認められる

患者は，日中の集中力の低下，ふらつき，頭重感などの精神機能の障害は夜間の不眠の結果であると認知していることが多い。

②不眠に対する過度の不安と緊張

大多数の患者は患者独自の，多くの場合は誤った方法で何とか眠ろうと過度に努力している。この過剰な努力により精神的緊張と興奮が高まるため，さらに睡眠が妨げられるという悪循環に陥っている。

③睡眠を妨げる条件づけられた連想

患者の多くは日常的に不眠とそれに伴う苦痛を体験しているため，自宅の寝室に横になっただけで条件反射的に緊張と不安が生じてしまう。したがって，患者は睡眠を意識しない状況（テレビ視聴中，読書中など）や自宅の寝室以外の場所（ホテル，自宅の長いすなど）では比較的良好な睡眠がとれることが多い。

状況の変化や精神的なストレスによる一過性の不眠は，誰にでも生じる正常な反応である。しかし，これを有害で病的なものととらえ，これを避けようと努めるために，自己の睡眠状態に過度にとらわれてしまう場合がある。こうして，当初，不眠

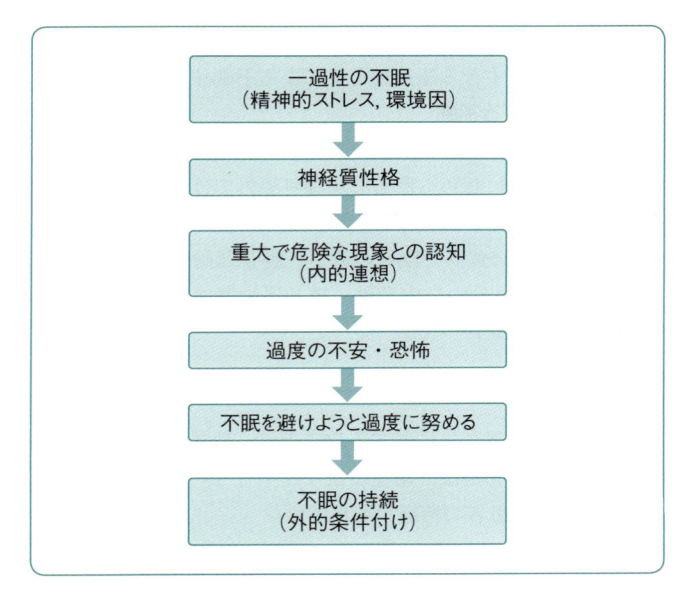

図2　精神生理性不眠症の発生機序

を誘発していた要因が取り除かれた後にも不眠が持続してしまい，精神生理性不眠症が発症する（**図2**）。

(2) 鑑別診断

① 逆説性不眠症

　客観的には正常な睡眠（入眠潜時30分未満，睡眠時間6時間以上）がとれているにもかかわらず，自己の睡眠に関する主観的評価と客観的評価とが一致せず，強い不眠感を訴える不眠症。正確な鑑別診断には終夜睡眠ポリグラフ検査や活動量測定が必要となる。臨床的には精神生理性不眠症との鑑別は困難な場合が多い。

② 不適切な睡眠衛生による不眠

　不規則な睡眠習慣（不規則な就床・起床時刻や長すぎる日中

の仮眠など），入眠前のコーヒー・紅茶の摂取あるいは多量飲酒，日中の少なすぎる運動量などによる不眠症。

③ 精神疾患による不眠

うつ病，躁病，統合失調症，神経症，認知症などの精神疾患に不眠は高頻度に認められる。精神科以外では仮面うつ病とも呼ばれていた抑うつ気分や絶望感の表出が少ないうつ病も，うつ病の身体症状（食欲・性欲の低下，腸管運動障害，早朝覚醒などの不眠），気分の日内変動，精神運動機能の低下，仮面様の顔貌などで診断がつく。

4 ▶ 治療

睡眠および睡眠衛生に関する教育指導，精神療法や認知行動療法などの非薬物療法，薬物療法などを行う。

図3に不眠症患者の治療手順を示す。

精神生理性（原発性）不眠症は，不眠への恐怖により，いざ眠ろうとすると極度の緊張と睡眠を妨害する連想が生じることによる不眠であり，薬物療法を行ううえでも精神療法的アプローチが治療上不可欠である。具体的にはまず良好な医師－患者関係の確立に努め，不眠を引き起こしている心理機制を患者にわかりやすく説明し，患者の恐怖感・不安感を和らげる。そのうえで睡眠や睡眠障害に関する基礎的知識を教育し，睡眠促進のための生活指導を行う。精神療法的アプローチは薬物療法の効果を強化する。

(1) 睡眠および睡眠衛生に関する教育指導

不眠症患者は睡眠に関する正確な知識を持たず，不眠の弊害を拡大解釈し過度に恐れていることが多く，睡眠に関する正確な知識を教育する必要がある。たとえば，季節・加齢により睡眠変化が生理的に生じること，睡眠時間には個人差が大きいこと，たとえ不眠が数日間持続したとしても，過度に心配する必要はないことを説明する。

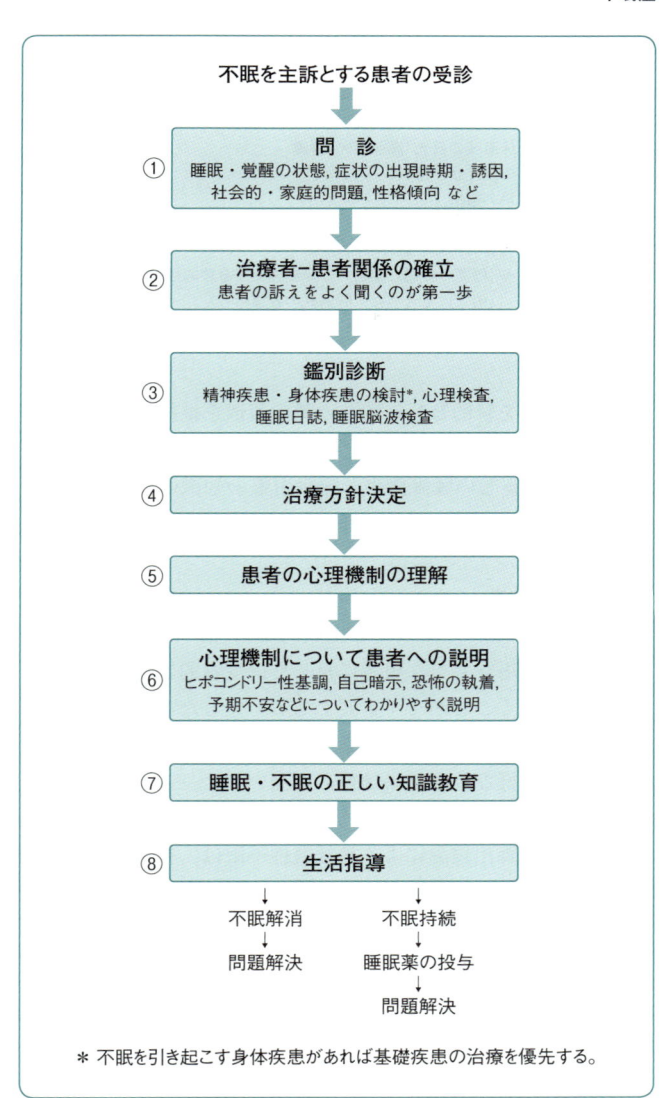

図3　不眠を主訴とする患者の治療手順

表3　不眠を改善するための睡眠衛生

睡眠衛生

- 就床時刻と睡眠時間にこだわりすぎない
- 規則正しい起床直後の日光（高照度光）曝露
- 午後から夕方の適度な運動
- 適切な睡眠環境の維持
- 寝室を眠る場所として以外には使用しない
- 睡眠を妨げる物質の摂取を避ける（カフェイン，アルコール，ニコチン）
- リラックスする（昼間の労働と関係のない精神的，身体的活動）
　　　　　（個人に見合った入眠儀式の習慣付け）
- 必要に応じた睡眠薬の一時的な使用

　睡眠の改善を目的とし，誤った睡眠習慣を継続している者が多く，さらに不眠が強化・慢性化している場合も少なくない。**表3**に示した正しい睡眠衛生・睡眠習慣の知識の教育が必要である。（➡p.139 各論Ⅱ「1. 睡眠衛生教育」）

(2) 非薬物療法

　不眠症患者の訴えは執拗で主観的虚構性が目立つ場合が多い。こうした場合でも，患者に対しては受容的に接し，患者の訴えをよく聞くことがまず重要である。大したことではないと訴えに耳を貸さず，ただ睡眠薬を処方して帰すといった態度ではけっして良好な治療効果は得られない。

　不眠症に対しては精神療法的アプローチなどの非薬物療法が必要である。森田理論による神経質性不眠は，神経質で完全主義的傾向を持ち，生の欲望の強い人が，誰でもが体験しうる一過性の不眠を体験した場合，それを病的で危険な現象であると認知し，不眠に対する過度の不安や恐怖心を抱き，これにより不眠が持続している状態とされる。こうした心理規制を患者に対してもわかりやすく何度も説明し，患者の自己の心理状態に関する理解を深めることが治療上重要である。

　終夜睡眠ポリグラフ検査や活動量測定による客観的な睡眠評価を不眠症患者に呈示することは，患者が持つ自己の睡眠状態

に関する主観的虚構性に気づかせる効果がある。しかし，患者が強い不眠感を自覚しているのは事実であり，客観的所見を根拠に一方的に患者の不眠の訴えを否定することは，その後の治療に悪影響を与えることからも避けるべきである。患者の訴えには理解を示し，客観的所見はあくまでも患者の不眠に関する不安の軽減に利用すべきである。

行動療法的アプローチとしては，刺激制御療法と睡眠制限療法が最も用いられる。そのほかに，不眠症患者にみられる睡眠前の筋緊張の軽減を目的とした自律訓練法，バイオフィードバック法，漸進的筋弛緩療法などもある。（➡ p.145 各論Ⅱ「2. 認知行動療法」）

(3) 薬物療法

不眠症の治療に関しては，前述した睡眠衛生に関する生活指導や非薬物療法が主体である。しかし，実際の臨床場面ではベンゾジアゼピン受容体作動薬を併用した方が治療効果が上がる場合が多い。大多数の患者が睡眠薬に対して過度の不安を持っているので，睡眠薬投与に際しては，薬剤の作用と副作用，服用に際しての注意事項などをわかりやすく説明し，患者の睡眠薬に関する誤解や不安を取り除いておくことが重要である。

作用機序や血中半減期などの臨床特性を考慮し，患者の呈している不眠の臨床型に基づいて睡眠薬を選択する。

ベンゾジアゼピン受容体作動薬は，血中半減期により超短時間作用型（血中半減期：〜6時間），短時間作用型（6〜12時間），中間作用型（12〜24時間），長時間作用型（24時間〜）に分類されている。長時間作用型睡眠薬では持ち越し効果に，短時間・超短時間作用型睡眠薬では投与中止時の反跳性不眠に注意する必要がある。

メラトニン受容体作動薬のラメルテオンは入眠困難に効果がある。ラメルテオンは，乱用や依存が生じず，睡眠構築を修飾することなく鎮静や抗不安作用によらない睡眠導入をもたらす

と考えられている。軽症例や高齢者などの不眠症状，特に初期治療に適している。

オレキシン受容体拮抗薬であるスボレキサントは入眠作用と睡眠維持効果を併せ持つ。オレキシンは覚醒を維持・安定化させる神経ペプチドであり，その拮抗薬は自然な眠りを導くと考えられている。

ラメルテオンとスボレキサントは作用機序が異なるが，それ以外の睡眠薬は，すべてベンゾジアゼピン受容体に働くという同一の作用機序を持つため併用には十分注意する。併用は2剤までにとどめるべきである。

不眠の臨床型に応じた睡眠薬の選択例を次に示す。(➡p.104 各論Ⅰ「薬物治療」)

● 入眠困難：超短時間，あるいは短時間作用型の睡眠薬のいずれかを選択する。

ゾルピデム	5〜10mg	1×就寝前
ゾピクロン	7.5mg	1×就寝前
エスゾピクロン	1〜3mg	1×就寝前
ブロチゾラム	0.25mg	1×就寝前
トリアゾラム	0.125〜0.25mg	1×就寝前
ラメルテオン	8mg	1×就寝前

● 中途覚醒，早朝覚醒，それに伴う熟眠障害：中間型，あるいは長時間作用型の睡眠薬のいずれかを選択する。入眠から1〜2時間以内の中途覚醒時に超短時間作用型睡眠薬の頓用投与が有効な場合もある。

クアゼパム	15〜20mg	1×就寝前
フルニトラゼパム	1〜2mg	1×就寝前
スボレキサント	15〜20mg	1×就寝前

（山寺　亘，伊藤　洋）

3 薬原性不眠

1 ▶ 疫学的事項

　常用量の薬剤による副作用として生じる睡眠障害は，古くから各方面で注目されてきた。その内容としては，不眠，日中の眠気，睡眠随伴症（主として睡眠時の意識障害下で幻覚が生じ，これに伴って異常行動を生じるものが多い）などがあげられている。本来，不眠を軽減する目的で投与された睡眠薬の効果が日中に持ち越すことによる日中の過眠や，過眠症状治療のために使用された精神刺激薬（ペモリン，メチルフェニデート，モダフィニルなど）による夜間不眠は，これらの薬剤を投与されている症例においてまれでない現象である。こうした薬剤の本来の作用による有害事象を発見することは困難ではなく，原因薬剤の変更・減量など対応も可能である。これに対し，身体疾患治療に用いる薬剤での副作用としての睡眠障害の実態はまだ十分に把握されておらず，薬剤の副作用と気づかれずに，対症的に睡眠薬が追加投与されているケースが多い。

症例
薬原性不眠

　39歳，女性。4年前より皮膚筋炎の治療を受けている。プレドニゾロン（副腎皮質ステロイド製剤）の経口投与を続けていたが，4カ月前に20mg/日に増量されてから，毎晩1時ごろまで寝つけなくなり，入眠しても一晩に4〜7回くらい目が覚めるようになった。早朝4〜5時に目覚めることも多く，いつも疲れた感じで，集中力がない。日中に午睡をとろうとしても寝つけない。同薬剤が25mg/日になってから，上記症状はさらに増悪した。

　診断：薬剤性睡眠障害（副腎皮質ステロイド製剤による）

　治療：中間型睡眠薬を投与したところ，症状は改善し，よく眠れるようになった。その後皮膚筋炎の症状の増悪がないことを確認しながら，プレドニゾロンを10mg/日まで減量したところ，睡眠薬なしでもよく眠れるようになった。

表4　睡眠障害をもたらす主な薬剤

薬剤			自他覚評価
抗パーキンソン病薬	ドパミン製剤	レボドパ	不眠，過眠，悪夢（75%）
	MAO-B阻害薬	セレギリン	不眠（10～22%）など
	ドパミンアゴニスト	プラミペキソール，ロピニロール	過眠，不眠
	ドパミン放出促進薬	アマンタジン	不眠（40%）など
	抗コリン薬	トリヘキシフェニジルなど	幻覚，妄想，躁状態，不安など行動異常が認められることがある
降圧薬	α₂刺激薬	クロニジンなど	眠気
	α₁・β遮断薬	ラベタロールなど	眠気
	β遮断薬（脂溶性）	プロプラノロールなど	不眠，悪夢，倦怠感，抑うつ
	β遮断薬（水溶性）	アテノロールなど	一般に脂溶性薬剤より症状は軽度
	カルシウム拮抗薬	ニフェジピン，ベラパミル	焦燥感・過覚醒など
脂質異常症治療薬		クロフィブラートなど	倦怠感，眠気
抗ヒスタミン薬	H₁遮断薬 H₂遮断薬	ジフェンヒドラミンなど	鎮静，眠気
ステロイド製剤		プレドニゾロンなど	不眠（20～50%）
気管支拡張薬		テオフィリンなど	不眠
抗てんかん薬		バルプロ酸，カルバマゼピンなど	鎮静，眠気
その他	インターフェロン，インターロイキン製剤		不眠，過眠

2 ▶ 睡眠障害をもたらす主な薬剤

　表4に睡眠障害を引き起こす可能性のある薬剤を示した。こうした薬剤による睡眠障害の発現率は，ステロイド製剤（20～50%）やインターフェロン製剤（2/3以上に達する）のように極めて高いものから，脂質異常症治療薬やカルシウム拮抗薬のように5%以下と低いものまで多様である。症状の発現は，インターフェロンのように投与初期にみられるものもあるが，大半

が慢性投与中に起こる。

(1) 抗パーキンソン病薬

　パーキンソン病の治療中に起こる不眠は，疾患自体の影響によるものと，抗パーキンソン病薬の影響によるものが混在しているが，後者の方が多いようである。また，不眠がこれらの薬剤の重要な副作用である精神病症状の前駆症状であることもある。レボドパや一部のドパミンアゴニストは，不眠だけでなく日中過眠を生じることもあるので注意すべきである。

(2) 降圧薬

　β遮断薬（特に脳血流関門を通過しやすい脂溶性のβ_1遮断薬プロプラノロールなど）では，不眠，悪夢体験などが起こりうる。一方，α_2刺激薬（クロニジン，メチルドパなど）では，日中過眠を来しやすい。$\alpha_1 \cdot \beta$遮断薬（ラベタロールなど）でも眠気を生じることがある。

(3) 抗ヒスタミン薬

　アレルギー疾患などに用いられるH_1遮断薬のうち，脳血流関門を通過しやすい脂溶性の薬剤（ジフェンヒドラミンなど）では，高頻度に眠気を生じるので，この作用を利用して睡眠薬として使うことがある。抗潰瘍薬として使用されるH_2遮断薬（シメチジン，ラニチジンなど）は，それ自体が睡眠に影響を及ぼすことは少ないが，肝臓の代謝酵素チトクローム P450 活性に影響を及ぼすので，ベンゾジアゼピン，抗うつ薬，抗てんかん薬などの代謝を遅らせ，日中の過眠もしくは夜間の不眠を来すことがある。

(4) ステロイド製剤

　不眠を呈するケースが多い。ステロイド使用中に不眠が生じている場合には，高揚感やイライラ感などの精神症状を併発し

ていることが少なくない。

3 ▶ 治療

原因になっている薬剤が特定できる場合は，その薬剤を減量・中止するのが原則である。身体疾患の治療上どうしても減量できない場合には，睡眠薬を追加投与することになるが，多剤併用にならないよう注意する。なお，薬剤因性の日中過眠に対しては，精神刺激薬は無効なことが多く，しかも精神症状発現・増悪の要因になるので，使用すべきではない。

（井上雄一）

4 　身体疾患による不眠

疫学的事項

呼吸器系，心血管系，消化器系，筋骨格系疾患などの身体疾患では不眠症状が出現することがある。特に臨床的に遭遇することが多く注意を要する身体疾患による不眠について述べる。身体疾患に伴う不眠では必ずしも身体疾患だけが原因ではなく，心理的社会的要因などにも配慮が必要である。

身体疾患に伴う不眠の有病率は基礎となる身体疾患によって異なるが，特に呼吸器系疾患，疼痛，かゆみや頻尿を伴う疾患では不眠症状が出現しやすい。

1 　慢性閉塞性肺疾患（COPD）

1 ▶ 臨床症状

慢性閉塞性肺疾患（COPD）患者では夜間の咳などで入眠困難や中途覚醒，熟眠感欠如などの重篤な不眠が生じやすい。また，COPD患者では睡眠に入ると呼吸機能が悪化し，覚醒時には血液ガスに異常がみられなくても睡眠中には低酸素血症や高炭酸ガス血症になることもある。特に閉塞性睡眠時無呼吸が

合併したオーバーラップ症候群では睡眠中に呼吸機能が悪化しやすい。

2 ▶ 診断

COPDの増悪時に不眠症状も悪化しやすい。習慣性のイビキや無呼吸の指摘があれば，無呼吸モニターや終夜睡眠ポリグラフ検査を施行し，閉塞性睡眠時無呼吸の合併に関する評価を行う。(➡p.221 各論Ⅵ「1. 閉塞性睡眠時無呼吸障害群」)

3 ▶ 治療

COPD患者の不眠症状に対しては睡眠薬の使用はできるだけ控える。COPD患者の不眠の改善を図るために高用量のベンゾジアゼピン受容体作動薬を使用すると，呼吸筋の活動の抑制や上気道の閉塞を生じ呼吸不全を悪化させ，CO_2ナルコーシスを生じる場合もある。このため，睡眠薬の使用にあたってはパルスオキシメトリーにて安静覚醒時の酸素飽和度をチェックし，必要に応じて動脈血の血液ガス分析にて高炭酸ガス血症の有無に関して確認する。小規模の研究であるが，ラメルテオンはCOPD患者に使用しても酸素飽和度の低下を生じないことが報告されており，COPD患者の呼吸機能は悪化しにくいと考えられる。あるいは，筋弛緩作用の少ない非ベンゾジアゼピン系睡眠薬のゾルピデムやゾピクロンを少量使用するが，呼吸機能への影響については十分注意する。なお，オレキシン受容体拮抗薬は呼吸中枢の化学受容体の反応を抑制する可能性が考慮されるため，注意が必要である。また，閉塞性睡眠時無呼吸を合併している場合，在宅持続陽圧呼吸療法(CPAP)による治療も必要である。

2 気管支喘息

1 ▶ 臨床症状

呼吸困難や喘鳴を主訴とすることがほとんどだが，診断や治療が開始されていない患者，治療のコントロールが困難あるいは不良である場合に不眠を訴えて受診することがある。

2 ▶ 診断

喘息と関連した覚醒や不眠によって診断される。気管支拡張薬など喘息の治療による改善の有無といった治療的診断が有用となることもある。

3 ▶ 治療

喘息の治療が優先される。不眠症状は喘息に対する治療によって改善するが，テオフィリンなどのキサンチン系薬剤はカフェインと同様の覚醒作用を持ち不眠の原因となることがある。

3 循環器疾患

1 ▶ 臨床症状

閉塞性睡眠時無呼吸は高血圧や虚血性心疾患のリスクとなり，中途覚醒や熟眠感欠如などの不眠症状を持つ患者では注意する。また，睡眠不足も心疾患のリスクとして報告されている。慢性心不全患者では夜間の呼吸困難感などによる不眠を生じることもある。

2 ▶ 診断

特に夜間高血圧や肥満を伴う患者では閉塞性睡眠時無呼吸に気をつける。習慣性のイビキや無呼吸の指摘があれば，無呼吸モニターや終夜睡眠ポリグラフ検査を施行し，閉塞性睡眠時無呼吸の合併に関する評価を行う。また，慢性心不全患者では閉

塞性睡眠時無呼吸だけでなくチェーンストークス呼吸を伴っている場合も少なくなく，終夜睡眠ポリグラフ検査にてその評価を行う。(➡p.221 各論Ⅵ「睡眠関連呼吸障害群」)

3 ▶ 治療

閉塞性睡眠時無呼吸と診断されれば，CPAP などによりその治療を積極的に行う。慢性心不全患者のチェーンストークス呼吸は心不全の治療によって改善するが，必要に応じて CPAP や在宅酸素を導入する。なお，ASV（Adaptive Servo Ventilation）の使用については，日本循環器学会および日本心不全学会の適正使用のステートメントをもとに慎重に行う。

Ⅲ

4 腎疾患

1 ▶ 臨床症状

腎疾患患者ではレストレスレッグス症候群（むずむず脚症候群）や周期性四肢運動障害，閉塞性睡眠時無呼吸を合併しやすく，不眠や日中の眠気を生じやすい。特に腎透析患者では重度のレストレスレッグス症候群による重篤な不眠症状を呈する場合がある。

2 ▶ 診断

レストレスレッグス症候群や閉塞性睡眠時無呼吸についても注意する。(➡p.221 各論Ⅵ「1. 閉塞性睡眠時無呼吸障害群」，p.234 各論Ⅶ「1. レストレスレッグス症候群（むずむず脚症候群）」)

3 ▶ 治療

レストレスレッグス症候群による不眠では睡眠薬はあまり効果がなく，ドパミン作動薬であるプラミペキソール（ビ・シフロール®），ロチゴチンなどによって著効することが多い。また，レストレスレッグス症候群は夕方から夜間にかけて悪化するこ

とから，腎透析はなるべく午前中に行う。また，睡眠薬は主に肝代謝される薬剤であるが，腎機能の低下した患者では血漿蛋白量，蛋白結合率などが変化し，薬物動態に影響するため，その使用には注意する。

5 夜間頻尿に伴う不眠

1 ▶ 臨床症状

特に高齢者では夜間の頻回の排尿に伴い，中途覚醒や熟眠感欠如などの不眠を呈しやすい。日中にも頻尿などの症状がみられる過活動膀胱が多いが，夜間の多量の飲水や閉塞性睡眠時無呼吸によって夜間頻尿のみが生じる場合もある。

2 ▶ 診断

日中にも切迫した尿意，10〜15回以上の頻回な排尿などがあれば過活動膀胱の疑いがあり，その治療や専門医への紹介が望まれる。生活習慣で就寝前や就寝中に多量の飲水が夜間頻尿の原因となることも少なくなく，飲水量の評価や排尿日誌の記載も有用である。また，閉塞性睡眠時無呼吸では尿量が増加し夜間頻尿を生じる場合もあり注意する。（➡p.221 各論Ⅵ「1. 閉塞性睡眠時無呼吸障害群」）

🌙 症例

夜間頻尿を伴う不眠

55歳，男性。夜間に排尿のための中途覚醒が多く熟眠感が得られないため，高血圧にて通院中のかかりつけ医に相談し睡眠薬が処方された。しかしながら，睡眠薬を服用しても中途覚醒は改善せず，日中の眠気が強くなったため，紹介され睡眠専門医を受診。終夜睡眠ポリグラフ検査の結果，重症の閉塞性睡眠時無呼吸と診断されCPAPを使用した結果，夜間頻尿や中途覚醒は消失し熟眠感も得られるようになった。

3 ▶ 治療

閉塞性睡眠時無呼吸では，CPAP などによる治療を行うと，夜間頻尿は改善することが多い。過活動膀胱の治療や夜間の飲水量が多い場合，その減量などの指導を行うが，頻尿で中途覚醒するのか，中途覚醒するためにトイレに行くのか判断に困ることも多く，中途覚醒の改善を目的とした睡眠薬の使用を考慮せざるを得ない場合もある。この際には，ふらつきによる転倒リスクなどには十分注意する。

6 疼痛を伴う疾患（リウマチ性疾患，線維筋痛症など）

1 ▶ 臨床症状

リウマチ性疾患，頭痛や頸部，腰背部の疼痛など，慢性の疼痛を伴う疾患は不眠を引き起こすことが多い。また，不眠により爽快感・休息感が得られず，日中の倦怠感を強め，疼痛閾値を低下させるため疼痛を悪化させやすい。

2 ▶ 診断

慢性の疼痛を伴う疾患と関連した不眠，日中の倦怠感の訴えによって診断される。

3 ▶ 治療

慢性の疼痛患者では，鎮痛薬やベンゾジアゼピン受容体作動性睡眠薬の耐性や依存性が出現しやすいため，その処方にあたって注意を要する。三環系，選択的セロトニン再取り込み阻害薬（SSRI），デュロキセチンなどの抗うつ薬を用いた薬物療法や認知行動療法を併用する必要がある。

7 更年期障害に伴う不眠

1 ▶ 臨床症状

中高年女性では閉経周辺期の女性ホルモン分泌の変動期で，不眠症状などの身体症状が出現しやすい。のぼせ，ほてり，発汗といった更年期障害に比較的特異的な症状と，不眠，倦怠感などの症状が認められることが多い。

2 ▶ 診断

更年期障害は閉経周辺期の不定愁訴が症状であり診断は難しい場合もあるが，のぼせ，ほてり，発汗を伴う不眠ではその可能性が高い。また，ホルモン補充療法による治療的診断も有用なことがある。

3 ▶ 治療

ホルモン補充療法を行うと，約2週間から3カ月以内にのぼせ，ほてり，発汗といった症状とともに不眠症状が軽快することも多いが，ホルモン補充療法は発癌リスクがあり，ベネフィットとリスクを考える必要がある。また，非ベンゾジアゼピン系睡眠薬のエスゾピクロン，ゾルピデムが更年期障害の不眠に対して有用であるという報告がある。不安やうつなどがある場合には，抗うつ薬，漢方製剤や心理療法などの併用が必要である。

症例

更年期障害に伴う不眠

50歳，女性。約1年前より月経不順となっているが，約3カ月前より，ほてり感やのぼせ感，発汗，顔面紅潮などの症状とともに，入眠困難，中途覚醒といった不眠が出現するようになった。ホルモン補充療法を開始して2週間後には，ほてり感やのぼせ感といった症状の消失とともに不眠症状も軽快した。

8 アトピー性皮膚炎での不眠

1 ▶ 臨床症状

　アトピー性皮膚炎や皮膚瘙痒症では，強いかゆみのために入眠困難や中途覚醒を呈することが多い。中等症以上のアトピー性皮膚炎患者の大半が，かゆみによる睡眠障害を経験しており，睡眠薬を服用している。夜間入浴による皮膚温の上昇に加えて，夜間就床時は身体を動かして気を紛らわすことができないため，かゆみがさらに増強されることとなり，不眠の原因となる。

　アトピー性皮膚炎が中等症以上になると入眠潜時が延長する。重症になると総睡眠時間が短縮し，深いノンレム睡眠が著しく減少する。患者は，「かゆみのために眠れなかった」という表現をすることが多いが，実際には睡眠中から身体を掻爬しはじめ，続いて睡眠が浅くなり中途覚醒する。すなわち，睡眠中も強いかゆみがあり，眠りながら掻爬する行為により覚醒してしまう。このようなかゆみ・掻爬は夜間前半の浅いノンレム睡眠期に多く，明け方には減少する。

2 ▶ 治療

　アトピー性皮膚炎自体の治療が主体であるが，夜間のかゆみを軽減することを目的とした薬物投与も必要となる。かゆみを抑制する治療のみでは不眠の改善が不十分であれば，睡眠薬の使用を考慮する。この際，入眠困難だけでなくかゆみに伴う中途覚醒にも考慮した薬剤選択を行う。掻爬によってびらん・瘢痕が生じると，これがさらにかゆみを増強するという悪循環を生じることも少なくないので，睡眠中の無意識の掻爬による受傷を抑制するために，患者に手袋をつけて入眠させることもある。

（谷口充孝）

5 ▶ 精神疾患による不眠

1 ▶ 疫学的事項

不眠は，多くの精神疾患における基本的な症状であり，特に気分障害や不安障害においてはその診断基準の一症状となっている。したがって，背景にあるこれらの精神疾患を適切に治療すれば，随伴する不眠の多くが解消される。しかし，精神疾患の治療によっても不眠が改善しない場合には，後述する種々の要因を考慮しながら，その診断と治療方針を決定していく。

2 ▶ 臨床症状

精神疾患の経過中に出現する不眠は，急性ストレス，不適応反応などによる数日程度の一過性不眠の場合もあるが，多くは数週から数カ月にわたって毎晩のように続く持続性不眠である。精神疾患患者の再燃・再発にも，そうした持続性不眠がかかわっていることが多い。

(1) 気分障害

うつ病では入眠困難に加え中途覚醒や早朝覚醒が，躁病では睡眠欲求の減少による睡眠時間の短縮と浅眠傾向がみられる。躁うつ病における不眠は，躁病あるいはうつ病エピソードの前兆症状として重要である。うつ病における持続性不眠は，QOL低下の要因になるとともに，初回エピソード後においては自殺の予測因子であり，さらには再発の予測因子でもあるので，特に注意を要する。

(2) 不安障害

全般性不安障害では，覚醒中の慢性かつ持続性の不安が夜間に持ち越されるため，入眠困難を訴えることが多い。一度不眠を経験すると，睡眠に対するこだわりがいっそう強化されて，一種の不眠恐怖ともいえるような状態になり，悪循環に陥る。

　パニック障害では，約３割の患者が夜間のパニック発作を経験するので，「また夜間のパニック発作が起こるのではないか」という強い予期不安から持続性の入眠困難を呈しやすい。

　心的外傷後ストレス障害（PTSD）では，原因となった外傷的な出来事が夢体験として現れることが多く，夜間に覚醒して強い不安症状を生じるため，不眠が引き起こされる。（➡ p.251 各論Ⅷ「4-①. 心的外傷後ストレス障害での睡眠障害」）

(3) 統合失調症

　急性期には不眠，なかでも入眠困難や中途覚醒，熟眠困難が必発であり，寛解期に至っても同様の不眠が持続することが多い。その原因については，統合失調症の背景にある神経機構の異常，過鎮静による日中の活動性低下，抗精神病薬の悪影響などが想定されているが，その詳細はいまだ明らかでない。

3 ▶ 診断

　精神疾患にみられる一過性不眠は何らかの契機があって生じるものであり，患者への問診により比較的容易に診断がつく。

　持続性不眠の診断には，精神疾患の存在の可能性を念頭におきながらの詳細な問診が必要である。その際，背景にある精神

☾ 症例
精神疾患による不眠

　46歳，男性。職場での昇進を契機に，部下の掌握について悩むようになり，不眠（中途覚醒，早朝覚醒），焦燥感，食欲低下，集中力低下，抑うつ気分が出現してきた。ひどい不眠が１カ月以上続くため，上司の勧めで精神科クリニックを受診。軽症うつ病と診断され，抗うつ薬および睡眠薬の内服を始めたところ，数日で不眠が著明に改善し，食欲も出てきた。抑うつ気分も次第にとれ，治療開始１カ月後には職場での意欲，集中力も回復した。それとともに不眠もすっかり消失し，睡眠薬の内服も不要となったが，症状の再燃予防のために少量の抗うつ薬内服を継続している。

疾患の治療が適切であるかどうかも検討し，投与された向精神薬の副作用（アカシジア，ジスキネジア，睡眠時遊行症（夢中遊行）など）による薬原性不眠，未治療ないし治療不十分な身体疾患（甲状腺疾患，血清鉄低下・ビタミン B$_{12}$ 欠乏などによるレストレスレッグス症候群（むずむず脚症候群）など）に伴う不眠，ひいては精神生理性不眠症についても考慮しなくてはならない。必要があれば精神科医に依頼する。（➡p.173 各論Ⅲ「3. 薬原性不眠」，p.234 各論Ⅶ「1. レストレスレッグス症候群（むずむず脚症候群）」）

4 ▶ 治療

　精神疾患による不眠の薬物治療は，一般の不眠症と同様に睡眠障害の型に応じて，入眠困難に対して短時間作用型，中途覚醒や早朝覚醒，熟眠障害に対して中〜長時間作用型のベンゾジアゼピン受容体作動薬を用いる。（➡p.104 各論Ⅰ「薬物治療」）

　気分障害の不眠や不安障害における強度の不眠には，鎮静作用の強い抗うつ薬，たとえばミアンセリン，ミルタザピン，トラゾドンなどを就寝前に投与して，不眠の改善を図ることも多い。

　統合失調症の著しい不眠には，鎮静作用の強い非定型抗精神病薬であるクエチアピンやフェノチアジン系抗精神病薬を就寝前に投与する。なお，大量のベンゾジアゼピン受容体作動薬が投与されている患者では，筋弛緩作用による睡眠中の舌根沈下によって睡眠時無呼吸が生じやすく，肥満を合併しているとそのリスクはさらに高くなる。こうした場合には，睡眠薬を減量して鎮静作用の強い非定型抗精神病薬や，フェノチアジン系抗精神病薬に置換することがある。（➡p.221 各論Ⅵ「睡眠関連呼吸障害群」）

（佐伯俊成）

6 脳器質性疾患による不眠（認知症を含む）

疫学的事項

　脳器質性疾患にはアルツハイマー病などの神経変性疾患，脳梗塞などの脳血管障害，脳腫瘍，頭部外傷などさまざまなものが含まれている。こうした脳器質性疾患は，何らかの睡眠障害を呈することがあるが，それぞれに疾患特異性のある睡眠症状があるわけではない。

　一般的に，脳器質性疾患の急性期はほとんどが意識障害を呈し，慢性期にはそのほとんどは認知症を呈する。慢性の脳器質性疾患患者では意識障害による問題行動が多くみられる。また，ある種の変性疾患はレム睡眠行動障害を引き起こすことが知られている。

1 せん妄に伴う睡眠障害

1 ▶ 臨床症状

　せん妄とは，身体状況の悪化などにより，覚醒維持機構が機能不全を起こした状態である。視覚などの感覚入力をゆがんで認知する一方で，感情，食欲，性欲などをつかさどる大脳辺縁系は逆に過剰に活動し，幻覚・妄想，行動障害が引き起こされる。夜間せん妄という言葉がよく使われているように，症状は夜間に出現，または悪化することが多い。このため，鎮静目的で薬剤を投与されることが多い。

　せん妄は広範な火傷，心不全，呼吸不全，腎不全，肝不全，大手術の後に起こりやすい。脳器質性疾患を持つ患者や高齢者では常用量の身体疾患治療薬や，高熱などにより容易に誘発される。認知症患者においては長期間にわたって持続することがある。

　軽症の場合は，夜間の不眠，日中の集中困難，軽度の失見当識がみられる程度である。中等度のせん妄では，夜間の不眠，

日中の傾眠に加えて，失見当識，幻覚・妄想など周囲の状況の誤認があり，それに基づいた行動障害がみられる。

2 ▶ 診断

せん妄では，失見当識，幻覚などの精神症状が1日のなかで，あるいは数日の周期で変動する点が特徴的である。脳波検査では基礎活動の徐波化を認める。

3 ▶ 治療

せん妄は，原因となる身体状況・薬剤がはっきりしている場合は，原因を取り除けば次第に改善する。しかし，脳器質性疾患や認知症を持つ患者では，原因がはっきりしないことが多く，ときに薬剤による鎮静が必要となる。

原因のはっきりしたせん妄でも身体状況・治療のためにただ

🌙 症例

せん妄に伴う睡眠障害

72歳，男性。数年前から物忘れに気づかれていた。数カ月前から家の中でトイレの場所がわからなくなることがあった。数日前から，夜間に限って，息子の名前を間違えたり，自分がいる場所を違った場所だと言い張ったりした。また，知らない人がいるなどと言い幻視の存在が疑われた。精査目的で入院。入院時の病歴聴取時もうとうと傾眠がちであったが，最近の状態に対するおおまかな病識はあった。長谷川式簡易知能評価スケール17点。入院初日より眠前にミアンセリン10mg投与。しかし，夜間帯になると落ち着かなくなり，「仕事，仕事はどうするんだ」「戸締まりしなくては」などと言いベッドから下りようとし，制止しようとした看護者に暴力を振るいそうになるなど，夜間せん妄を呈した。ゾルピデムの追加投与では効果がなく，ハロペリドール2.5mg筋肉内注射を施行して落ち着いた。その後，日中には落ち着いており検査などにも素直に応じていたが，夜間せん妄は持続していた。眠前のミアンセリン30mgに増量するとともに，日中は覚醒度を上げるためにデイルームに誘導して，簡単な手作業などを促したところ，徐々に夜間せん妄の出現は改善し退院となった。

ちに原因を取り除けない場合，不穏や興奮のため身体治療が行えない場合は薬剤による鎮静が必要である。

なお，せん妄に関連した以下の薬物療法については，適応外使用となるため注意が必要である。

不適切な睡眠薬投与は，覚醒維持機構の働きを障害するため，せん妄がさらに遷延化することがある。また，脳器質性疾患の患者では，睡眠薬により呼吸抑制が出現しやすいので，慎重に投与すべきである。行動障害が激しい場合には精神科医に依頼する。

① 点滴ラインが確保されている場合

ハロペリドールは静脈内投与した場合，心肺機能にも影響が少なく，排泄も比較的早いので安全に使用できる。ただし，錐体外路系の振戦や筋強剛などの副作用に十分注意する。鎮静が得られたときはすみやかに用量を減らす。フルニトラゼパムの持続点滴は呼吸抑制作用が強く，血中半減期が長いので，事故の危険性が高い。また，催眠作用が消失すると再びせん妄が出現することがある。

経口投与できる場合はリスペリドンなど少量の非定型抗精神病薬の使用も考慮する。

② 特に認知症患者で長期間にわたって意識障害が持続する場合

認知症患者では夜間にくり返しせん妄が出現（夜間せん妄）したり，夕方から，失見当識，不穏，徘徊が出現し（日没現象，夕暮れ症候群）長期間持続することが多い。

抗うつ薬であるトラゾドンやミアンセリンは催眠・鎮静作用が強い反面，抗精神病薬と異なり抗ドパミン作用による錐体外路系の副作用が出にくく，せん妄を悪化させる抗コリン作用が弱いため，脳器質性疾患を持つ患者や認知症患者にも使用しやすい。

② 概日リズムの異常に基づくと考えられる睡眠障害

1 ▶ 臨床症状

　ヒトの体内時計は視床下部の視交叉上核にあり，ここで約24時間の概日リズムが作り出されている。視交叉上核には視神経からの神経繊維の入力があり，太陽光線の1日の周期的変化に基づいて概日リズムを地球の自転に伴う環境変化に同調させている。視交叉上核からは，脳の他部位のさまざまな神経核，内分泌器官に神経線維が連絡しており，体内時計の作り出す概日リズムを伝達している。脳器質性疾患により，体内時計そのもの，体内時計への入力線維，体内時計からの出力線維，体内時計からの概日リズム情報を受け取る部位が障害されると，睡眠・覚醒リズムの異常が生じる。脳器質性疾患でみられる睡眠障害のうち，概日リズムの異常によると考えられるのは，昼夜逆転，夜間せん妄，日没現象である。これらは，認知症患者で特に多くみられる。

① **昼夜逆転**：日中はうとうとと居眠りなどをしており，夜間に不眠を訴えるものである。認知症ではない老人でも，視力・聴力が衰えたり，歩行障害により外出しなくなり太陽光などの刺激が少ないと，概日リズムの昼夜のメリハリが減弱した状態となり，日中の傾眠−夜間不眠へと容易に移行する。認知症老人の場合は外界への興味・関心が低下することにより，よりいっそうこの傾向が強まる。多くは次に述べる夜間せん妄へと移行する。

② **夜間せん妄**：認知症患者の場合は，日中には比較的意識清明であっても夜間にくり返しせん妄が出現することがある。

③ **日没現象，夕暮れ症候群**：夕方から夜間にかけて失見当識，興奮，徘徊などが出現する。

2 ▶ 治療

(1) 生活指導

　基本は減弱した概日リズムにメリハリをつけるような生活をさせることである。外出の少ない生活や，施設入所，入院などにより日中に浴びる太陽光や活動量が不足していることが多いため，日中の光の量や活動量を確保するために，散歩，日光浴などを指導する。日中しっかりと目覚めていられるように，周囲の者が働きかけることも重要である。

(2) 高照度光療法

　高照度光には概日リズム同調作用がある。脳器質性疾患や認知症の患者では，高照度光自体に覚醒促進作用があるともいわれている。日中に1〜2時間2,500ルクス以上の高照度光療法を行うと，長期間持続していた夜間せん妄や日没現象に効果がある。据え置き型の装置を用いた場合，認知症老人が装置の前で長時間静かに居つづけることは困難である。（➡p.155 各論Ⅱ「4. 高照度光療法」）

(3) 運動療法

　日中に適度な運動をすることにより覚醒度を上昇させ，昼夜のメリハリをつけることで，夜間睡眠の改善を図るものである。認知症老人に遊技やカラオケなどによる運動療法を行うことは認知症の進行を遅らせ，認知能力を改善する効果があるといわれている。

(4) 薬物療法

　昼夜逆転に対して薬物を用いる場合には，脳器質性疾患を持つ患者においては，健常者よりも薬剤の効果が増強・遷延するため，転倒，傾眠などが出現しやすく，場合によってはせん妄を誘発することもある。非薬物療法を用いることで睡眠薬が減量でき，その結果として日中の傾眠が改善し，夜間の睡眠も良

好となることが多い。夜間不眠に対しベンゾジアゼピン受容体作動薬を投与する場合は，代謝産物が活性を持たず，筋弛緩作用の弱いものを選択する。奇異反応と脱力には十分注意し，効果がみられないときはただちに中止する。抗コリン作用の少ない抗うつ薬のトラゾドンやミアンセリンなども適応外だが用いられることがある。メラトニン受容体作動薬のラメルテオンも概日リズムの乱れた例に有効である。（➡p.104各論Ⅰ「薬物治療」）

3 特定の脳機能障害による睡眠障害

脳器質性疾患により特定の機能をつかさどる脳の部位が障害されることにより，特殊な睡眠障害が出現する。

1 ▶ レム睡眠行動障害

レム睡眠中は生理的金縛りの状態にあり，夢の中の行動が実際の筋活動となって現れることはなく，夢の中で走ったりしても安らかな眠りに影響はない。こうした機能が障害されると，夢の中の行動が実際の身体の動きとして出現してしまい，異常行動が生じる。クロナゼパムの眠前投与が有効である。

オリーブ核橋小脳萎縮症，シャイ・ドレーガー症候群，パーキンソン病，進行性核上性麻痺などの変性疾患はレム睡眠行動障害を伴うことが多く，レム睡眠行動障害がこれらの疾患の初発症状であることも多い。（➡p.246各論Ⅷ「2. レム睡眠行動障害」）

2 ▶ 睡眠時無呼吸

睡眠中に頻回に呼吸が停止し，このため睡眠が分断され，夜間の不眠，日中の過眠が生じる疾患である。上気道の閉塞による閉塞性，呼吸中枢の機能不全による中枢性の無呼吸がある。下垂体腺腫による末端肥大症や粘液水腫では咽頭・喉頭の組織が肥厚するため閉塞性睡眠時無呼吸を呈する。脳器質性疾患で

呼吸中枢の存在する脳幹部に病変が及ぶと中枢性の無呼吸が出現する。正常圧水頭症は治療可能な数少ない慢性の脳器質疾患であるが，シャント手術により無呼吸も改善する。（➡p.221 各論Ⅵ「睡眠関連呼吸障害群」）

4 脳器質性疾患の症状・治療薬剤による睡眠障害

脳器質性疾患が引き起こすさまざまな神経症状，またその治療薬によっても睡眠障害が生じる。

1 ▶ 錐体外路性疾患

パーキンソン病，進行性核上性麻痺，ハンチントン舞踏病は錐体外路系を侵す変性疾患である。パーキンソン病と進行性核上性麻痺では寡動，筋強剛により，寝返りがうてず，夜間のトイレ通いにも苦痛が伴い重度の不眠となる。レム睡眠行動障害を伴うことも多い。

パーキンソン病では，不随意運動は睡眠中は消失するが，呼吸筋の寡動により無呼吸が出現しやすい。パーキンソン病の治療に用いられるレボドパ，ドパミン作動薬，抗コリン薬はせん妄や精神症状を誘発しやすく，睡眠障害を悪化させることがある。

ハンチントン舞踏病では睡眠中も不随意運動が持続するため，重度の不眠となる。（➡p.173 各論Ⅲ「3. 薬原性不眠」）

2 ▶ 脊髄小脳変性症

オリーブ核橋小脳萎縮症，シャイ・ドレーガー症候群は基底核から脳幹，脊髄にかけて広範な変性が出現し，多くの神経核を侵す疾患である。いずれも脳幹を侵すことにより，レム睡眠行動障害，睡眠時無呼吸を引き起こす。（➡p.221 各論Ⅵ「睡眠関連呼吸障害群」，p.246 各論Ⅷ「2. レム睡眠行動障害」）

（石束嘉和）

各論 IV

過眠症

1 ナルコレプシー

1 ▶ 疫学的事項

　一般人口中の有病率は正確には不明であるが，欧米では0.02 〜 0.04％，わが国では0.16 〜 0.59％との報告がある。したがって，けっしてまれな疾患ではない。性差は認められない。発症年齢は10歳代であることが一般的である。家族内発症がみられるものの頻度は低く，4.30 〜 7.44％である。

2 ▶ 臨床症状

(1) 昼間の著しい眠気，居眠りと睡眠発作

　最も基本的な症状は日中の耐え難い眠気と居眠りがくり返し生じることである。居眠りの持続は，通常10 〜 20分である。ナルコレプシーの患者は，危険な作業中や恋人とのデートの最中，食事の途中など，通常では居眠りするとは考えられない状況のもとでも耐え難い眠気におそわれ，居眠りをしてしまうことがある。重症の眠気で本人も気づかないうちに眠り込んでしまう場合には，睡眠発作と呼ぶ。真の睡眠発作といえるものは少なく，眠りは強い眠気を自覚したのちに現れるのが通常である。居眠りと睡眠発作の際の睡眠はノンレム睡眠からなる。

(2) 情動脱力発作

　情動脱力発作（カタプレキシー）とは，発作性に起こる全身，または身体の一部に限局する筋緊張の低下あるいは消失である。持続は2 〜 3秒から数分以内であり，回復はすみやかである。発作中の患者の意識は清明である。発作の強さはさまざまである。脱力感を自覚するのみの場合から，頭が垂れ下がる，

あごが落ちる，舌が回らなくなる，膝がガクンとなるなどの軽症から，姿勢筋の緊張の完全な消失のために転倒し，ケガを負う重症の場合もある。

　情動脱力発作は，喜びや興奮の要素を持った情動，たとえば，怒り，笑い，驚き，喜びなどの感情の動きによって誘発されることが多い。

(3) 睡眠麻痺と入眠時幻覚

　睡眠麻痺とは入眠時に生じる一過性の全身脱力症状である。患者は体を動かすことも声をあげて助けを求めることもできない，いわゆる「金縛り」の状態となり，このために強い恐怖を体験することが多い。持続は数分以内であり，患者はこの状態から自然に完全に回復する。

　入眠時幻覚とは，就寝後間もなく，自覚的には目覚めているときに鮮明な現実感のある幻覚を体験することである。怪しい人影や化け物などが寝室に侵入してきて危害を加えるというような恐ろしい幻覚であることが多い。

　睡眠麻痺と入眠時幻覚は，それぞれ単独に体験されることもあるが，同時に生じることが多い。また，これら2つの症状と情動脱力発作の発現にはレム睡眠の機序が関与することから，レム睡眠関連症状という。

3 ▶ 診断

　日中の過剰な眠気を訴える患者のうちで，睡眠発作と情動脱力発作の存在が確認されれば臨床的にナルコレプシーと診断してよい（ナルコレプシータイプ1）。睡眠麻痺と入眠時幻覚は，すべての患者にみられるわけではないし，健康人にも現れることがある。覚醒時脳波は正常であるが，入眠直後にレム睡眠が現れることが多い（sleep onset REM period：SOREMP）。情動脱力発作のないナルコレプシータイプ2の診断を下すためには，反復睡眠潜時検査（MSLT）において，平均睡眠潜時が8分

以下かつ2回以上のSOREMPが認められることが必要である。脳脊髄液のオレキシン値は多くの情動脱力発作を伴うナルコレプシー患者で著しく低下しており，この所見があるだけでナルコレプシータイプ1の診断が下される。問題は，まだ多くの臨床現場では測定できないことである。情動脱力発作を呈するナルコレプシー患者ではほぼ100%の者でヒト白血球抗原（HLA）のDR2が陽性である（日本人一般の陽性率は約14%）。

（➡ p.258 資料Ⅰ「睡眠障害の評価尺度」）

4 ▶ 治療

　規則正しい日常生活を送ること，睡眠不足を避けることを指導する。ナルコレプシー患者の夜間睡眠は浅く，中途覚醒が多い。不眠を自覚する者に対して超短時間作用型，短時間作用型の睡眠薬を投与することで夜間睡眠が改善し，この結果として，昼間の眠気が多少減弱する場合もある。

症例

ナルコレプシー

　17歳，男性，高校生。中学生のころから，笑ったりおこったりすると全身の力が抜けてその場にへたり込む（情動脱力発作）ようになった。その際，周りの出来事はすべてわかり，記憶も鮮明である。感情を押し殺すように努め，発作は減ったが周りから表情がとぼしくなったといわれるようになった。運動部に所属するスポーツマンだが，「表情のない不気味なやつ」と友人からみなされ，人気はない。ほとんどの授業中に居眠りをしてしまうが，患者は「睡眠不足のせい」と考えている。寝入りばなの「金縛り」は週に平均2回程度。幻覚はない。

　検査成績：反復睡眠潜時検査（MSLT）で平均入眠潜時は3分程度と，著しく短い。5回の検査のうち，4回にSOREMPがある。HLA-DR2は陽性。

　治療：脱力発作に対し，クロミプラミン25mg，睡眠発作と眠気に対しモダフィニル100mg2錠を朝に投与。

　経過：感情を表出しても脱力が起こらなくなった。居眠りも減少。

　昼間の眠気と睡眠発作に対しては中枢神経刺激薬のうち，副作用が少なく，依存を形成しにくいモダフィニル100〜300mgを投与する。モダフィニル無効の場合は終夜睡眠ポリグラフ検査で診断と重症度を確認した後，リタリン®登録医によりメチルフェニデート10〜60mgが投与可能とされる。ペモリンは肝毒性が強いため欧米では使用されていない。レム睡眠関連症状（情動脱力発作，睡眠麻痺，入眠時幻覚）に対してはレム睡眠を抑制する作用のある三環系抗うつ薬（クロミプラミン，イミプラミンなど10〜25mg）が有効である。（➡p.104 各論Ⅰ「薬物治療」）

（清水徹男）

Ⅳ

2 その他の過眠症

　ナルコレプシー以外の過眠症の代表的なものとしては，特発性過眠症とクライネ-レビン症候群（反復性過眠症）がある。これらはナルコレプシーや閉塞性睡眠時無呼吸に比べてまれなものであり，また，その病態生理学的機序も不明な点が多い。

1 特発性過眠症

1 ▶ 疫学的事項

　一般人口における有病率は不明であるが，ナルコレプシーの1/4〜3/4であろうと推測されている。性差は不明である。発症は10〜20歳代である。家族内発症例の報告もあるが，遺伝様式は不明である。

2 ▶ 臨床症状

　昼間の眠気と居眠りを主症状とする点ではナルコレプシーと共通する。眠気の程度はナルコレプシーの患者に比べると弱く，睡眠発作が生じることは少ない。しかし，いったん眠り込

むと目覚めるまでに1時間以上と，長時間を要することが多い。目覚めの際にはナルコレプシー患者とは異なり，爽快感を欠く。目覚めること自体が困難で，無理に覚醒させると見当識障害を呈することもある（錯乱性覚醒）。情動脱力発作はないが，睡眠麻痺と入眠時幻覚はみられることがある。夜間睡眠は長めの者が多い。

3 ▶ 診断

　若年で発症し，昼間の過剰な眠気を慢性的に訴える患者でナルコレプシー，閉塞性睡眠時無呼吸が否定されたときに本症を疑う。情動脱力発作，激しいイビキがないことを確認することが重要である。（➡p.194 各論Ⅳ「1. ナルコレプシー」，p.221 各論Ⅵ「睡眠関連呼吸障害群」，p.258 資料Ⅰ「睡眠障害の評価尺度」）

4 ▶ 治療

　モダフィニルなどの中枢神経刺激薬が眠気にはある程度有効であるが，ナルコレプシー患者に比べ効果は劣る。規則正しい生活習慣を送ることと，十分な睡眠をとらせることも重要である。

2　クライネ - レビン症候群（反復性過眠症）

1 ▶ 疫学的事項

　比較的まれな疾患であり，正確な有病率は不明である。初発は，ほとんどの例で10歳代である。男性の症例は女性よりも2〜3倍多い。

2 ▶ 臨床症状

　強い傾眠を呈する時期（傾眠期）が3日から3週間持続し，自然に回復してまったく症状がなくなる（間欠期）が，その後，不定の間隔で傾眠期がくり返し出現する。傾眠期が突然起こる

 こともあるが，感染，ストレス，不眠，飲酒などが誘因となっていることが多い。前駆症状として，頭重，倦怠感，離人感を訴える時期が2〜3日みられることが多い（前駆期）。傾眠期には患者は1日中臥床する。しかし，食事と排泄は自発的に行うことができる。患者を目覚めさせることはできるが，そのときの患者の見当識は保たれているものの茫乎としており，反応は鈍く精神活動は不活発である。傾眠期に過食，ときにそれに加えて性欲亢進や攻撃性などの精神症状を伴うものは男性に圧倒的に多い。次第に午後に目覚めている時間が増え（回復期），間欠期に至る。傾眠期の出来事について，程度の差はあれ健忘を残すことが多い。

3 ▶ 診断

3日〜3週間持続する傾眠期が反復して出現すること，傾眠期にも食事と排泄を自力で行えること，および，間欠期には完全

> 🌙 **症例**
> ### クライネ - レビン症候群（反復性過眠症）
>
> 18歳，女性，高校生。高校1年の3月，月経が開始するのに一致して1日中臥床し，母がたしなめると普段とは異なり声を荒らげて乱暴なことをしゃべる。食事と排泄には自分で起きて普通に行う。このような状態が4日続き，5日目から徐々に改善，7日目には何事もなかったように再び登校するようになった。患者はエピソードの間の出来事について，そのごく一部しか覚えていない様子であった。その後，おおむね月経に一致してこのようなエピソードを反復し，ときには傾眠期にリストカットなどの自傷行為をすることがあった。
>
> 主訴：1カ月に1回の頻度で眠りっぱなしの時が6日ほど続き，その時期に自傷行為や粗暴な言動をなす。
>
> 検査所見：傾眠期の睡眠時間は約16時間。SOREMP，無呼吸，周期性四肢運動障害はなし。間欠期と比べ，覚醒時の基礎律動は1Hzほど緩徐化していた。
>
> 治療：低用量ピルで月経を予防したところ，エピソードの頻度と持続は軽度改善。

に無症状であることが確認されれば本症と診断してよい。過眠を呈するうつ病との鑑別が問題になるが，傾眠期の持続はうつ病に比べ著しく短い点が鑑別に役立つ。（➡p.258 資料Ⅰ「睡眠障害の評価尺度」）

4 ▶ 治療

傾眠期を予防する手段として確立したものはない。規則正しい生活を送り，睡眠不足，飲酒を避けることを指導する。炭酸リチウムが予防に有効との報告があるが，全例に効果があるわけではない。加齢に伴い，次第に傾眠期の生じる頻度が減少することが一般的である。傾眠期の傾眠症状に対しては有効な治療法はない。

（清水徹男）

概日リズム睡眠・覚醒障害群

1 時差障害

　時差がある地域にジェット機により短時間で移動すると，体内時計は現地の明暗周期に対応して概日リズムを前進あるいは後退させる（再同調）。1日あたり1～2時間が概日リズムの同調能力の限界であるため，完全に現地時刻に再同調するには1～2日から1週間程度を要する。この再同調中に，不眠，日中の眠気，身体の不調などの症状が生じるのが時差障害（時差症候群，いわゆる時差ぼけ）である。（➡p.15 総論Ⅱ「1. 睡眠のメカニズム」）

1 ▶ 疫学的事項

　一般人口中の有病率は，時差4時間を超えるジェット機による旅行を行った場合には，ほとんどの人に生じると考えられる。ただし，時差症状の自覚には個人差があり，パイロットに対する調査では約10%の人はまったく訴えがなかった。

2 ▶ 臨床症状

（1）一般的な症状

　時差障害のパイロットに対する調査では，睡眠障害（67%），眠気（17%），精神作業能力低下（14%），そのほかに疲労感，食欲低下，ぼんやりする，頭重感，胃腸障害，眼精疲労などが認められた。睡眠障害のタイプは，夜間中途覚醒が52%で一番多く，入眠困難は31%であった。

（2）症状の影響因子

　時差障害では，西行飛行に比べて東行飛行の方が症状は重く

なる。また機序は不明ながら順行性再同調と逆行性再同調の2つがある（**図1**）。日本より16時間遅れているアメリカ西海岸では，通常は時差8時間分を前進させて現地へ再同調（順行性再同調）するが，逆の16時間分を後退させて現地へ再同調する場合がある（逆行性再同調）。このような解消する時差が大きくなる逆行性再同調の場合は，症状が重症で遷延化しやすい。睡

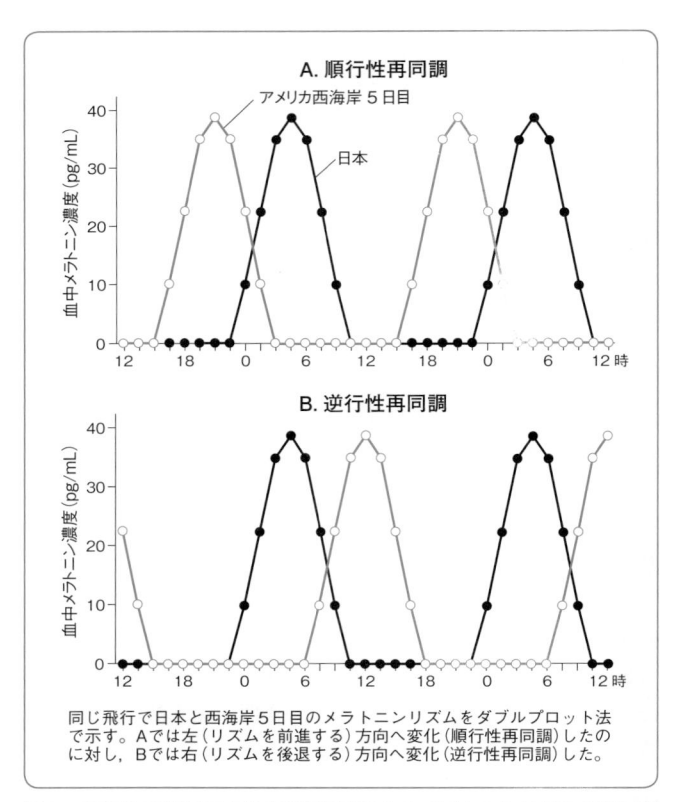

同じ飛行で日本と西海岸5日目のメラトニンリズムをダブルプロット法で示す。Aでは左（リズムを前進する）方向へ変化（順行性再同調）したのに対し，Bでは右（リズムを後退する）方向へ変化（逆行性再同調）した。

図1　時差8時間のアメリカ西海岸での血中メラトニンリズムの再同調
（高橋敏治：時差ぼけ症状を克服する．眠りたいけど眠れない（堀忠雄・編），昭和堂，p.152, 2001）

眠潜時をくり返し測定する MSLT 検査を用いて客観的眠気を調べると，時差飛行後には夜型の方が朝型より眠気の耐性が強いことがわかった。

年齢については，高齢者では睡眠効率が低下し，早朝覚醒傾向が強くなりやすい。さらに高齢者の主観的評価で，昼間の覚醒度・遂行力の低下，眠気・疲労感の増加が認められ，時差症状は強くなる。

性格的傾向については，神経質水準の高い人や内向性の人では時差障害の回復に時間を要することが示されている。

3 ▶ 診断

少なくとも2つの時差帯域を越える経線横断のジェット機飛行後，1〜2日以内に症状が現れる。睡眠覚醒リズムの乱れは，時差飛行前後の睡眠日誌により簡単に確認できる。不眠または過眠といった時差症状を起こす内的脱同調は長く続くわけではなく，強固なリズムの体温やメラトニンも数日内には再同調し，時差症状も消失する。飛行後1週間以上にわたって時差症状が持続する場合は，精神生理性不眠症などその他の睡眠障害の合併や移行の可能性があり，専門医への受診が望ましい。

（➡ p.259 資料 I「睡眠日誌」）

4 ▶ 治療

時差地で1週間以上の長期滞在の場合は，睡眠，活動，食事のタイミングなど同調因子をできるかぎり新しい時間帯に適応させることが重要である。時差地での滞在が2〜3日の短期の場合は，滞在中は日本時刻で過ごした方が帰国したときに楽である。2,500ルクス以上の高照度光は，朝方（午前5時〜8時）に浴びると生体リズムを前進させる働きがある。東行飛行の場合が高照度光療法の適応となる。人工的な照度光を利用することも可能であるが，曇りの日でも3,000ルクス以上の高照度が得られるため野外の太陽光でも十分に効果はある。リズムの後

退を必要とする西行飛行は放っておいても自然に達成され，特に治療の必要はない。

薬物療法については，作用時間の短いベンゾジアゼピン受容体作動薬が，覚醒時の眠気をもたらさないため好んで使用される。しかし，アルコールとの併用は記憶障害を生じるために絶対に禁止する必要がある。メラトニンは，高照度光とは逆の位相変化作用を示す。このためアメリカ西海岸への東行飛行後の就寝前に少量（1～3mg程度）のメラトニンを服用すると，位相を前進させ現地への同調を促進する作用がある。また，逆行性再同調を予防し，時差症状を軽減することが認められている。メラトニン受容体作動薬のラメルテオンが同様の目的で使用可能である。8mg錠であるが，こうした目的では1～4mgで効果があるとされている。

時差障害の慢性的な予後については，アメリカバージニア大学のグループが，高齢マウスを用いて興味あるデータを発表している。高齢マウスを用い，8週間にわたり1週間ごとに6時間ずつ位相前進させた群，6時間ずつ位相後退させた群，位相変化させない群で検討した結果，位相前進群の生存率が43%，位相後退群が68%，位相変化なし群が83%であった。いくつかの問題点があるが，少なくとも位相前進がストレスとして一番高く，時差というストレスが予後に影響することを示している。十分にコントロールされた研究ではないが，時差障害が各種の精神障害の悪化や再燃の引き金になったりする可能性が報告されている。フリークエント・フライヤーの場合は，睡眠負債がうつ病など精神的障害の誘因となる可能性があるので，積極的な睡眠不足の解消が望まれる。（➡p.105 各論 I「2. ベンゾジアゼピン受容体作動薬」，p.121「4. メラトニン受容体作動薬」，p.155 各論 II「4. 高照度光療法」）

（高橋敏治）

2 交代勤務障害

24時間社会となり，さまざまなサービスが24時間供給される必要が高まり，夜間勤務者，交代勤務者が増加している。交代勤務者では，日中に仮眠をとらなければならなかったり，日勤と夜勤を交互に行わなければならなかったりして，時差障害と似た状態になることが知られている。時差障害では最終的には現地時刻に同調できるが，交代勤務者においては常に勤務時間帯が変化するため生体リズムの同調が困難となり，睡眠のタイミングと，体温・メラトニンリズムがずれてしまう内的脱同調という状態に陥ることが多い。

1 ▶ 疫学的事項

一般人口中の有病率は，交代勤務の行われる頻度により異なるが，夜勤の開始後は大部分の人が睡眠障害を経験する。交代勤務に就労する割合が日本では全就労人口の20％前後と考えられ，そのうちの80％が睡眠障害を訴えていると推計されている。

2 ▶ 臨床症状

(1) 一般的な症状

精神科を受診した交代勤務者157名を検討したところ，105名は心身症様症状を示し，72名（69％）が睡眠覚醒障害，次に17名（16％）がめまいや立ちくらみなどの自律神経症状，さらに吐き気，下痢などの消化器症状などがみられた。これらの症状は，交代勤務と時間的な関連をもって発症・増悪し，1/3は交代勤務の継続が困難であった。交代勤務に対する睡眠時間を調べた調査では，日勤の7.6時間に対し，早朝勤務では5.7時間，夜勤では4.3時間と極端に短縮していた。さらに，睡眠障害の訴えは，早朝勤務と夜勤で高率であった。

(2) 症状の影響因子

　シフトする方向は，日勤→夕勤→夜勤の順向性が望ましい。ヒトの生体リズムが24時間より長い周期を持つため，生体リズムを遅らせる方向の方があわせやすいためである。朝型と夜型では，夜型の方が交代勤務に向いており，長期間の交代勤務からの脱落者は朝型が多い。また，年齢が高くなると交代勤務には適応しにくくなる。性格傾向については，神経質水準の高い人や内向性の人では，回復に時間がかかり交代勤務には適さないことが示されている。

　夜勤時に短時間の仮眠をとることが可能であれば，眠気による作業能率の低下防止に役立つ。もともとの睡眠時間帯に仮眠をとると，体温リズムの安定化のために役立つとするアンカー睡眠の考え方があるが，生体リズムの固定化については疑問視されている。

3 ▶ 診断

　夜勤と概日リズム睡眠・覚醒障害の発生に時間的，内容的に関連のあることが診断上，必要条件となる。交代勤務の内的脱同調は，体温リズムが1カ月以上経ても夜勤に再同調しないなど，持続的に継続する場合が多い。夜勤後の睡眠障害はほかの熟眠障害と間違えられやすく，過度の眠気も，ナルコレプシーや睡眠時無呼吸と鑑別する必要がある。もともと睡眠覚醒の問題のある概日リズム睡眠・覚醒障害や不眠症の患者は，交代勤務につくことが多いため鑑別が困難になる場合も多い。しかし，睡眠障害の経過を慎重に聞けば，睡眠障害の発現と勤務時間の変化との時間的関係が明らかとなり，正確な診断を下すことができる。薬物やアルコールの乱用，依存の問題が同時に生じることがあるため，その点も鑑別が必要である。(➡p.259資料Ⅰ「睡眠日誌」)

4 ▶ 治療

交代勤務の場合は，夜勤が 2 日以内のローテーションの場合は，時差地短期滞在と同様に夜勤への適応は考えない方がよく，日勤時の適応を考えるべきである。1 週間以上継続するローテーションの場合は，時差障害の 1 週間以上の滞在と同様に夜勤での適応を積極的に考える。

高照度光の利用については，勤務のローテーション方向，利

症例

交代勤務の睡眠障害

30 歳，女性。寝つきは良い方である。21 歳より看護師として働きはじめ 9 年目になる。今年より配置転換で，ICU 勤務となる。2 日ローテーションの 3 交代勤務で 3 カ月ほどしてから，不眠（入眠困難，中途覚醒）が出現してきた。日中の眠気も強く，仕事のミスが心配で受診した。運動や朝方日光に当たるようにしても改善しないため，ゾルピデム 10 mg を処方した。夜勤を開始した日など，睡眠障害の起きやすいときにのみ服用するようにして，睡眠が改善し，同時に自覚的な疲労感，眠気も軽減している。

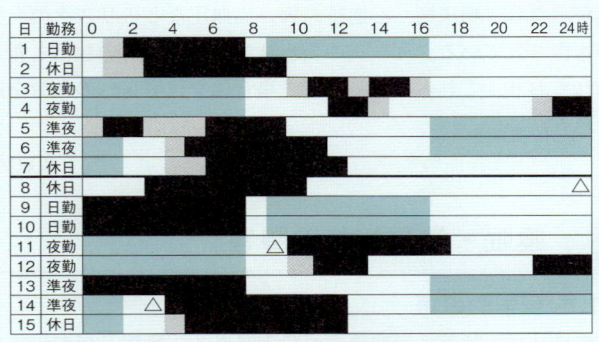

日	勤務	0	2	4	6	8	10	12	14	16	18	20	22	24時
1	日勤													
2	休日													
3	夜勤													
4	夜勤													
5	準夜													
6	準夜													
7	休日													
8	休日													△
9	日勤													
10	日勤													
11	夜勤						△							
12	夜勤													
13	準夜													
14	準夜		△											
15	休日													

▨ 勤務時間　▨ 就床中の覚醒時間　■ 睡眠時間　△ 睡眠薬服用

夜勤や準夜勤の仕事を終え，昼間や明け方遅くに睡眠をとる場合は睡眠障害が生じやすく，短時間型睡眠薬を必要に応じて使用した。その後は，不眠は改善し，仕事中の眠気が改善した。

交代（3 交代）勤務の睡眠日誌の一例

V

用する目的により浴びるタイミングが異なるため注意が必要である。夜勤中に2,500ルクス以上の高照度の光を浴びることが，眠気の軽減と同時にすばやく夜勤へ適応することを促進する。夜勤を継続する場合の夜勤明けの通勤時には，太陽光を浴びると位相を一気に前進させるため，サングラスで光を浴びないようにする工夫が必要である。（➡p.155 各論Ⅱ「4. 高照度光療法」）

薬物療法としては，睡眠障害のタイプに応じて睡眠薬が使用される。このときには，まず日勤に引きつづく夜間睡眠を安定させることが重要である。メラトニン受容体作動薬はこうした睡眠障害に効果が期待される。メラトニン製剤については，入眠効果よりもリズム同調効果を考えてタイミングを選び使用することが望ましい。（➡p.104 各論Ⅰ「薬物治療」）

交代勤務によるリズム障害の長期の疫学的な影響については，WHOが深夜勤務の女性では乳がんや大腸がんの発症率が，男性では前立腺がんの発症率がそれぞれ高くなる危険を報告している。また交代勤務者では，血糖値やコレステロール値などメタボリックシンドロームに関連のあるデータの異常値との関連が示され，糖尿病，心血管障害，高血圧などのリスクの上昇が報告されている。うつ病の発症リスクも日勤者の数倍と報告されており，これらの持病を持つ場合は交代勤務への就労を避けた方がよい。

（高橋敏治）

3 睡眠・覚醒相後退障害

1 ▶ 疫学的事項

概日リズム睡眠・覚醒障害の代表である，睡眠・覚醒相後退障害（Delayed Sleep Wake Phase Disorder：DSWPD）の有病率は一般人口の0.17%，高校生の0.4%と推定されている。不登校，頻回欠勤などの不適応につながるDSWPDは慢性に経過し，長期間の治療を要する。

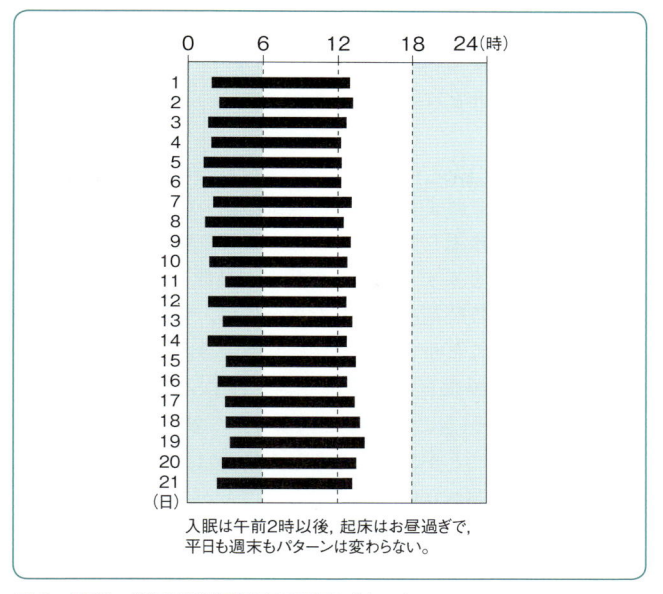

図2　睡眠・覚醒相後退障害の睡眠パターン

2 ▶ 臨床症状

　DSWPD では，生体リズムの遅れにより睡眠時間帯が極端に遅くなっていることが特徴である。典型的な DSWPD 患者は，明け方にならないと眠れず，昼ごろにならないと起床できない（**図2**）。早く眠ろうとして就床しても，何時間も眠りにつくことができず，ある一定の時刻にならないと入眠できない。重要な仕事や試験など，必ず朝起きなければならない状況においても起床できない。無理して起床しても，午前中は過剰な眠気や集中力低下，倦怠感，頭重感などのため仕事・勉学は不可能であるが，午後あるいは夕方になるとこれらの症状は消失する。このような症状のため，学校生活や社会生活に大きな支障を来す。健常者でも，長期休暇のあいだに生体リズムが遅れて DSWPD

のような夜型の生活になることは多いが，休み明けには生活をもとに戻すことができる。しかし，DSWPDではいったん遅れると戻すことが非常に困難である。

3 ▶ 診断

DSWPDでは，望ましい時刻に入眠あるいは起床できず，睡眠エピソードが後退している。また，無理に朝起床すると，日中に過剰な眠気を来す。これらの状態が最低1カ月持続している。自分が眠れる時刻に入眠した場合には，質・持続ともに普通の睡眠をとることができ，自然に覚醒できる。これらの状態が最低2週間，睡眠日誌で確認できればDSWPDと診断できる。登校拒否や引きこもりなどにより，二次的にDSWPD様の状態を呈することがある。こうした場合は，起きなければならない強い動機があれば，起床できることが多いが，長期化するとDSWPDとの識別は困難になる。うつ病や統合失調症などによる睡眠障害も，引きこもりがちな生活の結果として生体

☽ 症例

睡眠・覚醒相後退障害

　17歳，男子高校生。両親が共働きのために，学童期から夜型の生活パターンを余儀なくされていた。高校1年のころから朝起きづらくなり，午前中は眠気が強く授業に集中できなくなり，起床後に頭痛や嘔気も出現し，高校2年の6月から朝起きられず，遅刻や欠席が増えはじめた。夏休み中は午前2時ごろに寝て，午前11時ごろに起きる生活をしていた。

　9月から就寝前にゾルピデム5mgを服用したが効果なく，午後7時にラメルテオン8mg，午後10時にエスゾピクロン3mgの服用で午前0時ごろには入眠できるようになり，遅刻しながら登校できる日も出てきた。しかし，次第に睡眠時間帯が元の状態に戻ったため，薬物療法に加えて入院環境療法を行い，望ましい睡眠時間帯（午後10時〜午前6時半）にリセットできた。退院後も睡眠時間帯の遅れはみられず，頭痛は軽減し嘔気は消失した。その後，現役で希望する大学に入学し，何とか遅刻せず通学している。

リズムが遅れ，DSWPD 様の状態を呈することがあり，鑑別を要する。睡眠状態だけでなく，精神症状を把握することが鑑別の重要なポイントとなる。(➡ p.259 資料 I「睡眠日誌」)

4 ▶ 治療

(1) 治療方針

DSWPD は多くの場合，睡眠薬による治療が無効である。体内時計の周期は 24 時間より長いので，生体リズムを遅らせる方が進ませるより容易である。このため，従来より DSWPD においては，毎日約 3 時間ずつ入眠時刻を遅らせ，社会生活にちょうどよい時間帯に眠れるようになった時点でこれを固定させる「時間療法」が用いられてきたが，その効果は 1 カ月くらいしか持続しなかった。朝の高照度光照射，メラトニン，ラメルテオンなどの薬物により，睡眠位相の前進が可能であることがわかり，単独，あるいは，これらの組み合わせによる治療が導入されてきている。DSWPD の治療では治療の継続が重要であり，そのためには本人の治療意欲が必要である。また，睡眠日誌をつけ，学校や職場に間に合うようにきちんと朝食をとり，週末も同じ時刻に就床・起床し，規則正しい生活習慣の構築のための努力が不可欠であることをよく説明する。(➡ p.155 各論 II「4. 高照度光療法」，p.259 資料 I「睡眠日誌」)

(2) 生活指導

① DSWPD による社会的不適応について理解を示す。

② 就寝前のスマホ・ネットゲーム，ビデオ鑑賞，カフェインやアルコール摂取を避ける。

③ 必要に応じて入院させ，積極的に環境・睡眠習慣の改善を行う。

④ いったん睡眠・覚醒リズムが正常化しても，長期休暇やネットゲームで夜更かしをすると，途端に再発するので，厳しい生活指導が必要である。

(3) 非薬物療法

①時間療法：毎日就床時刻を3時間ずつ遅らせ，1週間程度で望ましい時刻に就床，起床できるようになった時点で就床，起床時刻を固定する。DSWPD の患者は遅くまで起きているのは慣れているので，時間療法はほとんどの患者で導入可能である。

②高照度光療法：起床後1時間，2,500 ルクス以上の高照度光を照射する。起床困難な DSWPD 患者は朝早く起きて光を浴びること自体に困難があり，光照射中も居眠りしてしまうことが多いが，朝の光は確実に睡眠位相を前進させることができる。光療法開始前に眼科受診をすること。

③環境療法：薬物療法および①，②でうまくいかない場合は，1カ月入院環境下で過ごすとリセットしやすくなる。

(4) 時間生物的薬物療法

目標とする就眠時刻の5時間前あるいは，21時に服用させる。視交叉上核のメラトニン受容体は生体リズムの位相前進作用，直接的催眠作用，体温低下作用などがあると想定されている。メラトニン受容体作動薬を生体リズムの位相前進に使う場合，1〜4mg の少用量でも有効との知見もある。

ラメルテオン	8mg	就寝5時間前

現在入眠できる時刻の30分前程度から開始し，すみやかに入眠できるようになったら30分服用時刻と就床時刻を早めるというように，生活指導を併用しながら徐々に前進させる。

スボレキサント	15mg	就寝前
エスゾピクロン	1〜3mg	就寝前
ゾルピデム	5〜10mg	就寝前

なお，保険適用外だが，アリピプラゾール 1〜3mg の就寝前投与で DSWPD が改善したという臨床報告もある。

（粥川裕平，北島剛司）

4 非24時間睡眠・覚醒リズム障害

1 ▶ 疫学的事項

比較的まれな疾患である。視覚障害者や1日中室内に閉じこもっている者にみられることが多い。まったく通常の生活をしていた者が社会的理由や長期の休暇などで昼夜逆転生活を送った後に引きつづいて出現することもある。

2 ▶ 臨床症状

臨床的には，入眠できる時刻および覚醒できる時刻が毎日ほぼ一定時間ずつ（多くは1時間前後）後退していくことが基本的な症状である（図3）。たとえば，毎日1時間ずつ遅れていく患者の場合，患者にとっての1日は，24時間 +1時間 =25時間となっている。これが非24時間睡眠・覚醒リズム障害（Non-24-Hour Sleep-Wake Rhythm Disorder）と呼ばれる理由である。このため一定の時刻に入眠し起床することが困難で，完全な昼夜逆転となり夜間の不眠と日中の過度の眠気により社会生活に

V

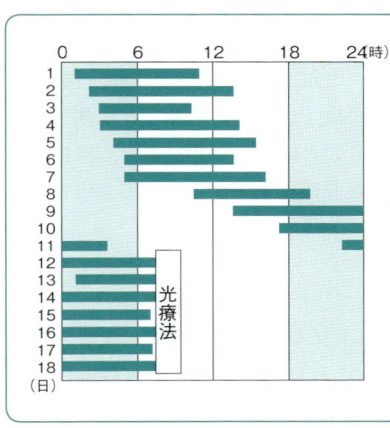

青い横棒は睡眠を表す。縦の軸は日数を表す。
上半分は治療前，下半分は高照度光療法時の記録である。治療前は入眠できる時刻が毎日1時間ずつ遅れていくのがわかる。高照度光療法を開始したところ，前日とほぼ同じ時刻に入眠できるようになった。非24時間睡眠・覚醒リズム障害では，高照度光療法は一定時刻に覚醒させて行う。

図3　非24時間睡眠・覚醒リズム障害

支障を来す時期が約1カ月おきに出現する。社会生活にあわせようと睡眠する時間帯を一定に保とうと努力する患者では，周期的な不眠や覚醒困難を訴えてくる場合が多い。昼間に睡眠時間帯が出現する時期に無理に覚醒していると，眠気や注意力低下，集中持続の困難や，易疲労感，倦怠感などが出現する。

長期にわたり，経過を観察していると，睡眠・覚醒相後退障害を呈する時期が挿間的に出現することがある。

3 ▶ 診断

睡眠日誌を記録させ患者の睡眠・覚醒のパターンを明らかにすることで診断できる。睡眠日誌には，就床時刻と入眠時刻（実際に眠りにつくことのできた時刻），覚醒時刻と起床時刻（実際に床から出た時刻）を最低1カ月間記入させ，睡眠相のパターンをつかむ。これにより入眠時刻および覚醒時刻が毎日一定時間遅れていくことが確認できれば非24時間睡眠・覚醒リズム障害と診断する。毎日の遅れは1時間程度の場合が多いが，毎日3時間近く遅れる症例や，日によって遅れる時間が1〜3時間程度の範囲で変動する症例もある。1カ月半ほどの記録があれば診断は確実である。

睡眠が分断されていたり，患者の社会的スケジュールにより修飾を受け睡眠・覚醒パターンが不規則となり，睡眠日誌からだけでは診断が困難な場合には，専門医に紹介し，深部体温の連続測定や血中メラトニンリズムの測定などにより，概日リズムの周期が延長していることを確認する。（➡p.259 資料Ⅰ「睡眠日誌」）

4 ▶ 治療

治療の目的は，24時間以上になっている睡眠・覚醒の概日リズム周期を24時間とし，これにより睡眠相が毎日遅れるのを防止することである。治療の流れを**図4**に示す。

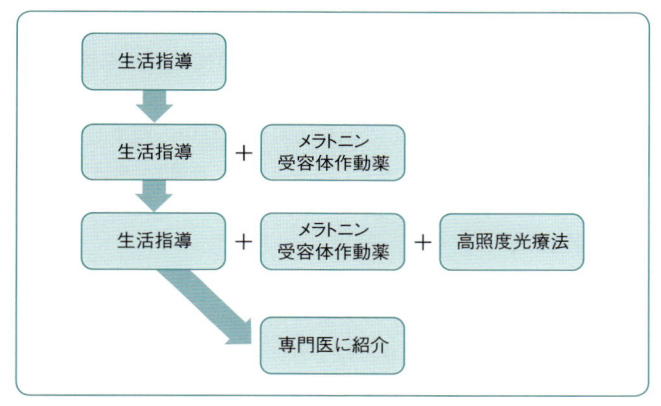

図4　非24時間睡眠・覚醒リズム障害の治療手順

（1）生活指導

　軽症の場合には規則的に太陽光を浴びることが効果をあげる場合がある。寝床を朝日の当たる場所に移し，睡眠相が夜間にきた時点を見計らって，朝の一定時刻にカーテンをあけ一定時刻に太陽光が目から入るようにする。入眠可能時間の5時間前になったら，室内照明を落とし暗めにすることも効果がある。

　引きこもりや日光の当たらない状況で生活している場合には，朝の一定時刻に太陽光を浴びることができるように生活を整える。

（2）高照度光療法

　非24時間睡眠・覚醒リズム障害では入眠時刻が毎日少しずつ遅れていくが，これが望ましい時刻になる数日前から，朝の高照度光療法（1〜2時間）を希望する起床時刻に開始する。高照度光療法には，少なくとも2,500ルクス以上の照度が必要である。晴れた日の窓辺でおよそ3,000ルクスの照度が得られるので，これを利用することも可能である。24時に入眠し，7時

に起床することを目標とする場合は，入眠時刻が21時ごろに
なってきたら，翌朝7時から2時間の高照度光療法を開始し，
この時刻を固定する（**図3**）。これで，入眠時刻を固定できたら，
照射時刻を1時間早める。これをくり返し行い，望ましい時間
に睡眠相を前進させる。（➡p.155 各論Ⅱ「4. 高照度光療法」）

(3) 薬物療法

メラトニン受容体作動薬が効果的である。ラメルテオンの場
合には1〜4mgを希望する入眠時刻の数時間前に投与する。
すぐに眠気が出る場合はさらに半分にする。次第に睡眠時間帯
が一定してくる。サプリメントとしてアメリカからの通信販売
などで売られているメラトニンでも少量を同様の投与法で用い
る。投与してから約1カ月で睡眠時間帯が固定してくる。

ラメルテオン	1〜4mg	17時服用*

＊23時入眠を目標とする場合

ビタミンB_{12}も非24時間睡眠・覚醒リズム障害の症例に対
して効果がある。ビタミンB_{12}は1日量1.5〜3.0mgを毎食後
経口投与する。ビタミンB_{12}は，体内時計の光感受性を高める
作用を持つと考えられており，高照度光療法や日光浴を併用す
るとより効果的な場合がある。視覚障害があり高照度光療法が
無効な場合にも効果がある。8週間投与で効果がない場合は中
止する。

投与前と投与後3週間前後のビタミンB_{12}の血中濃度を測定
する。効果については一定しない。

メコバラミン	1.5〜3mg	毎食後

ベンゾジアゼピン系睡眠薬は，ヒトの生物リズム自体に対す
る作用はほとんどないため，非24時間睡眠・覚醒リズム障害
の睡眠覚醒リズムを呈している時期には単独での効果は期待で
きないため使用しない。（➡p.104 各論Ⅰ「薬物治療」）

（内山　真）

5 その他のリズム障害（睡眠・覚醒相前進障害と不規則睡眠・覚醒リズム障害）

1 睡眠・覚醒相前進障害

1 ▶ 疫学的事項

高齢者に多い。家族性に発生することが多い。

2 ▶ 臨床症状

睡眠・覚醒相前進障害では，入眠と覚醒時刻が通常の社会生活に適した時間帯よりも前進しているため，夕方早くから眠くなり起きていられなくなり，早朝に目覚めてしまう。通常，患者は20時以降まで起きていることができず，2～3時には覚醒する。

睡眠・覚醒相前進障害でみられる主な訴えは，夜起きていられない，早くに目覚めてしまい再入眠できない，などである。通常は，日中の学業や仕事での問題は起こらないが，早い時刻から眠気が出現するため夜間の活動が著しく制限される。このために，対人関係や社会生活面で問題が起こることがある。

> 🌙 **症例**
> ### 睡眠・覚醒相前進障害
>
> 56歳，男性。若いころから規則正しい生活をしていた。40代後半から23時に就寝し5時30分に起床していた。50歳を過ぎたころから次第に夜眠くなるのが早くなり，20時には起きていられなくなり，3時30分には目覚めてしまうようになった。早朝の植木の世話，車での通勤，会社での植物の手入れで，8時の始業以前に2～3時間太陽光を浴びていることがわかった。8時までサングラスをかけているように指導したところ，次第に夜遅くまで起きていられるようになった。

V

217

3 ▶ 診断

　睡眠自体には問題がなく日中の過剰な眠気もみられないこと，睡眠日誌から慢性的に睡眠時間帯が著しく早まっていることを確認する。睡眠・覚醒相前進障害でみられる早朝覚醒はうつ病のそれと鑑別を要する。うつ病では，抑うつ気分，意欲の低下，自責，食欲不振などがみられるのに対し，睡眠・覚醒相前進障害にはこうした症状はない。一過性の睡眠相の前進は，交代勤務や西行飛行の後にもみられる。（➡p.259 資料Ⅰ「睡眠日誌」）

4 ▶ 治療

(1) 生活療法

　睡眠・覚醒相前進障害では，早朝からの太陽光に長時間さらされることが睡眠相の異常な前進の契機となっており，これをサングラスなどで防ぐことで望ましい時間帯に眠ることができるようになる。

(2) 高照度光療法

　夜間の高照度光は体内時計の位相を後退させる働きがあるため，夜間の高照度光療法（2時間）が効果的である。（➡p.155 各論Ⅱ「4. 高照度光療法」）

(3) 薬物療法

　早朝の起床後すぐにラメルテオンをごく少量投与すると，概日リズムを後退させる効果が期待できる。

2　不規則睡眠・覚醒リズム障害

1 ▶ 疫学的事項

　先天性脳障害児，神経変性疾患患者などが社会的接触の少ない環境に置かれると生じやすい。身体疾患のため臥床生活を余

儀なくされる場合にみられることがある。

2 ▶ 臨床症状

睡眠と覚醒の出現が昼夜を問わず不規則になる病態である。種々の夜間不眠と日中の眠気，昼寝の増加がみられる。

3 ▶ 診断

睡眠日誌の記録では，入眠と覚醒の時刻が一定せず，1回の睡眠時間の長さもまちまちである。鑑別診断としては，夜間睡眠の分断化と日中の過剰な眠気を示す疾患，たとえば睡眠時無呼吸やレストレスレッグス症候群（むずむず脚症候群），ナルコレプシーなどがあげられる。非24時間睡眠・覚醒リズム障害で昼夜が完全に逆転した時期には睡眠・覚醒パターンが不規則化しやすい。（➡ p.259 資料 I 「睡眠日誌」）

4 ▶ 治療

本症候群は脳器質的障害が重症な症例に合併しやすく，治療が困難な場合が少なくない。

(1) 生活指導

屋外での散歩や社会的接触を高めることで日中の睡眠時間を減らすことが効果的である。光により生体リズムを同調させ，メリハリをつけるため，日中は日当たりのよい部屋への移動や

> ### 症例
> #### 不規則睡眠・覚醒リズム障害
>
> 84歳，女性。多発梗塞性認知症。患者は主として夜間に眠っているがしばしば午睡がみられた。1日を通して覚醒時にはしばしば徘徊，不穏，せん妄などの異常言動がみられた。看護者の働きかけや戸外での日光浴などにより夜間にまとめて睡眠をとるようになり徘徊などの異常行動は消失した。

日光浴をするとよい。

(2) 高照度光療法

　朝の高照度光療法(2時間)が著効する場合がある。朝，窓辺にいるだけでも十分な照度が得られるので，これを利用して治療を行うこともできる。高照度光療法器はレンタルや購入することもできる。(➡p.155 各論Ⅱ「4. 高照度光療法」)

(3) 薬物療法

　ラメルテオンは，概日リズムを強化し，寝つきをよくする。脳器質疾患を持つ患者や高齢者では，ベンゾジアゼピン系睡眠薬による奇異反応やふらつき，転倒，そして持ち越し効果が現れやすいが，本剤ではほとんど問題にならない。無効であれば，ゾピクロンやゾルピデムなどを使用する場合は奇異反応に注意して少量を投与する必要がある。(➡p.104 各論Ⅰ「薬物治療」)

ラメルテオン	8mg	就寝前

　希望する入眠時刻の2時間前くらいに投与すると効果的である。

(渋井佳代)

睡眠関連呼吸障害群

　睡眠関連呼吸障害とは睡眠に関連して生じる呼吸障害の総称であり，「睡眠障害国際分類第3版 American Academy of Sleep Medicine，(訳)日本睡眠学会診断分類委員会，ライフ・サイエンス，2018」(ICSD-3)では，睡眠関連呼吸障害群は，閉塞性睡眠時無呼吸障害群，中枢性睡眠時無呼吸症候群，睡眠関連低換気障害群，睡眠関連低酸素血症障害に分類されている。

　ここでは，比較的頻度が高く，臨床的に重要と思われる閉塞性睡眠時無呼吸障害群と中枢性睡眠時無呼吸症候群を取り上げ，ICSD-3における記述にしたがって概説する。

1　閉塞性睡眠時無呼吸障害群

　閉塞性睡眠時無呼吸障害群とは，気道閉塞の結果，持続的な呼吸努力を行うものの適切な換気が行われない病態をさす。閉塞性睡眠時無呼吸は，臨床像，診断基準，経過，合併症がかなり異なるため，ICSD-3では成人と小児に分類されている。

1　閉塞性睡眠時無呼吸，成人

1 ▶ 臨床症状

　閉塞性睡眠時無呼吸(Obstructive Sleep Apnea：OSA)とは，睡眠時の完全な上気道閉塞による10秒以上持続する閉塞性あるいは混合性の無呼吸(**図1**)あるいは部分的閉塞による低呼吸が頻回に起こり，夜間の睡眠分断と動脈血酸素飽和度の低下を来す状態である。

　酸素飽和度の基準値が正常レベルであれば，吸気気流の明らかな低下や呼吸努力の増加，睡眠状態の短い変化(覚醒反応)

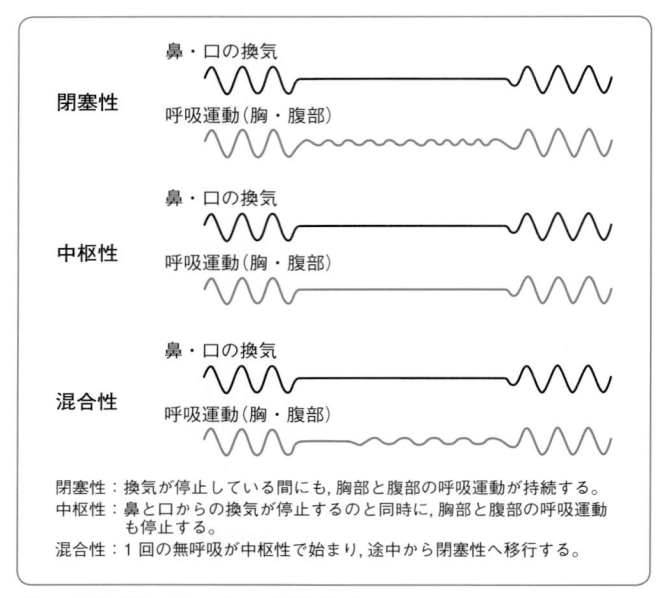

閉塞性：換気が停止している間にも，胸部と腹部の呼吸運動が持続する。
中枢性：鼻と口からの換気が停止するのと同時に，胸部と腹部の呼吸運動
　　　　も停止する。
混合性：1回の無呼吸が中枢性で始まり，途中から閉塞性へ移行する。

図1　睡眠時無呼吸のタイプ（模式図）

があっても，酸素飽和度は識別できるほどには低下しないことがある。これは「呼吸努力関連覚醒反応」（RERA）と定義され，無呼吸や低呼吸の定義に適合する呼吸事象を呈さない RERA を伴う場合はこれまで上気道抵抗症候群（UARS）と呼ばれていたが，ICSD-3 では UARS は OSA の異型とされ，OSA に包摂されている。

　主症状として，大きなイビキ，睡眠時の窒息感やあえぎ呼吸，夜間の頻尿，覚醒時の倦怠感，日中の眠気などが認められる。日中の眠気は夜間の睡眠分断に起因し，その結果として，交通事故，労働災害，学業・作業能率の低下，家庭・社会生活上の問題，記憶・集中力の減退，抑うつ状態，生活の質（QOL）の低下を来す。無呼吸と低呼吸の頻度や酸素飽和度の低下によって定義される OSA の重症度は，眠気症状の強さとはあま

り相関しない。エップワース眠気尺度（ESS）など汎用される自記式の眠気の重症度尺度と，反復睡眠潜時検査（MSLT）などのさまざまな客観的眠気測定法があるが，それらの相関は強いものではない。

夜間の低酸素血症を長期間くり返すことによる心循環器系の合併症として，高血圧，冠動脈疾患，うっ血性心不全，脳卒中や早期死亡の危険が認められる。その影響は男性と中年層でより明確である。さらに，OSA が肥満と独立した2型糖尿病発症の危険因子であることが示唆されている。種々の不整脈が OSA に伴ってよくみられる。OSA が特に心房細動の発症と再発に関連していることを示唆する医学的根拠もある。

OSA の有病率については，日中の強い眠気の訴えがあり，無呼吸低呼吸指数（Apnea Hypopnea Index：AHI，睡眠1時間あたりの無呼吸および低呼吸の数）が5を超えるものを OSA と定義すると，有病率は男性で4%，女性で2% である。

身体的な特徴としては，肥満，脂肪が多く短い首，上気道の狭小化，小下顎あるいは下顎後退が認められる。これら顎顔面の形状から，日本人を含むアジア人での有病率は白人より肥満指数（BMI）は概して低値であるにもかかわらず，白人とほぼ

Ⅵ

🌙 症例

閉塞性睡眠時無呼吸

55歳，男性。身長162 cm，体重90 kg で BMI は34.3と高度の肥満がある。夜間睡眠時に断続的に激しいイビキがあり，配偶者の観察では頻回な呼吸停止がみられていた。また，夜間の頻尿，口渇を認め，熟眠感がなく，覚醒時の倦怠感の訴えがみられた。会社の役員であるが，会議中に居眠りをしたり，車を運転中に追突事故を起こしたりしたこともあったため，近医の紹介で受診した。ESS では14点であり，終夜睡眠ポリグラフ検査では無呼吸低呼吸指数が98.3，MSLT では平均入眠潜時が3分であった。CPAP 治療を1年間継続して行ったところ，無呼吸はほぼ消失し，臨床症状の改善が認められた。

同等と考えられている。先端巨大症や甲状腺機能低下症などの内分泌疾患は OSA の危険因子である。

2 ▶ 診断

ICSD-3 による診断基準は**表1**のとおりである。ICSD-3 では，限られたチャンネル（脳波は通常記録されない）による検査施設外睡眠検査（OCST）が成人の閉塞性睡眠時無呼吸の診断基準に含まれた。

3 ▶ 治療

次に示すようなさまざまな治療がある。適切な治療の選択にあたっては，内科，耳鼻咽喉科，歯科口腔外科，神経精神科など，この疾患に関連する診療科による総合的な評価が必要であ

表1　閉塞性睡眠時無呼吸，成人の診断基準（（A と B）または C で基準を満たす）

A．以下の最低1つが存在する
1．患者は眠気，非回復性の睡眠，疲労感，あるいは不眠の症状を訴える
2．患者は呼吸停止，喘ぎ，あるいは窒息感とともに目覚める
3．ベッドパートナーや他の観察者が患者の睡眠中に習慣性いびき，呼吸の中断，あるいはその両方を報告する
4．患者が高血圧，気分障害，認知機能障害，冠動脈疾患，脳卒中，うっ血性心不全，心房細動，あるいは2型糖尿病と診断されている
B．睡眠ポリグラフ検査（PSG），あるいは検査施設外睡眠検査（OCST）で以下を認める
1．PSG では睡眠1時間当たり，OCST では記録時間1時間当たり，5回以上の閉塞性優位な呼吸事象（イベント）（閉塞性あるいは混合性無呼吸，低呼吸や呼吸努力関連覚醒反応〔RERA〕）が認められる
または， **C．睡眠ポリグラフ検査，あるいは検査施設外睡眠検査で以下を認める**
1．PSG では睡眠1時間当たり，OCST では記録時間1時間当たり，15回以上の閉塞性優位な呼吸事象（イベント）（無呼吸，低呼吸や RERA）が認められる

（American Academy of Sleep Medicine，日本睡眠学会診断分類委員会 訳：睡眠障害国際分類 第3版，ライフ・サイエンス，p26，2018）

る。近年，これら各科の専門家による集学的な睡眠医療を行う医療機関も整備されてきている。

(1) 生活指導

肥満に伴って発症・増悪している場合には，減量させると上気道周囲の組織の肥厚が軽減するため，症状が改善する。上気道の閉塞は仰臥位で誘発されやすくなるので，軽症例では抱きまくらなどを利用して側臥位で眠る習慣をつけると，無呼吸の回数を減らすことができる。不眠を訴え睡眠薬を投与されていたり，寝酒を飲む患者も多いが，睡眠薬・アルコールは無呼吸を悪化させるため服用は基本的に禁止である。

(2) 在宅持続陽圧呼吸療法（Continuous Positive Airway Pressure：CPAP）

鼻部に取り付けた特殊なマスクから空気を送り込み，上気道内を常に陽圧に保つことで上気道の閉塞を防止する機器を用いた治療法である。無呼吸低呼吸指数が20以上の場合，在宅での使用に医療保険が適用される。

VI

(3) 口腔内装置治療

マウスピース様の歯科装具を用いて睡眠中の下顎の後退を防止することにより，舌の沈下による気道の閉塞を防ぎ無呼吸を改善する。主としてCPAPの保険適用とならない比較的軽度の患者に行われる。

(4) 外科的治療

耳鼻咽喉科的な診断，評価のうえで，口蓋垂軟口蓋咽頭形成術，口蓋扁桃摘出などの手術が行われる。

(5) 薬物療法

呼吸促進作用のあるアセタゾラミド，プロゲステロンや睡眠

中の筋緊張を高めるクロミプラミンなどの三環系抗うつ薬などが用いられる。

　OSA と診断され，CPAP 療法などの気道閉塞に対する治療が 3 カ月以上適切に行われているにもかかわらず，日中の過度の眠気が残存する患者に対しては，眠気の原因となるほかの疾患との鑑別診断を行ったうえでナルコレプシーの眠気に対する治療薬であるモダフィニルを投与することができる。なお，日中の過度の眠気については，MSLT などの客観的検査で確認したうえでこの薬剤の投与を判断する必要がある。ただし，モダフィニルは日中の過度の眠気以外の OSA の症状および気道閉塞に対する効果は認められていない。

2 　閉塞性睡眠時無呼吸，小児

1 ▶ 臨床症状

　OSA は新生児期から思春期まで，どの年齢でも生じるが，最も多いのは就学前の年齢（アデノイド・扁桃肥大に伴う）と思春期（肥満に伴う）である。小児の OSA の基準は 18 歳未満の患者に適用されるが，終夜睡眠ポリグラフ検査（PSG）による判定の場合，13 歳から 18 歳の患者には成人の基準を用いてもよいとされる。小児での OSA の発生頻度は 1% から 4% である。上気道閉塞は主としてレム睡眠中に生じる。小児は成人より呼吸数が多くて機能的残気量が少なく，代謝率が高いので，短い OSA でも高度の低酸素血症が生じる。

　典型的な場合，単なるイビキだけではなく，あえぎや窒息感を伴うような異常呼吸音が観察される。閉塞が高度な場合は胸郭の変形が認められる。小児の場合，患児は睡眠中に寝床上を落ち着きなく転々と動き回ったり，楽に呼吸ができるようになるため，膝や頭部を寝床につけてうつぶせの状態で寝ていることがある。

　日中の過剰な眠気を生じるが，小児の場合，多動や落ち着き

表2　閉塞性睡眠時無呼吸，小児の診断基準（基準AとBを満たす）

A．以下の最低1つが存在する

1. いびき
2. 努力性，奇異性あるいは閉塞性呼吸がその小児の睡眠中に認められる
3. 眠気，多動，行動の問題，あるいは学習の問題がある

B．睡眠ポリグラフ検査（PSG）で，以下のうち最低1つを認める

1. 睡眠1時間当たり，1回以上の閉塞性無呼吸，混合性無呼吸あるいは低呼吸
   または，
2. 総睡眠時間の少なくとも25％以上が高炭酸ガス血症（動脈血炭酸ガス分圧（$PaCO_2$）＞50 mmHg）であることで定義される閉塞性低換気パターンで，以下のうち最低1つを伴う
   a．いびき
   b．吸気時鼻圧波形の平坦化
   c．胸腹部の奇異運動

（American Academy of Sleep Medicine，日本睡眠学会診断分類委員会 訳：睡眠障害国際分類 第3版，ライフ・サイエンス，p33，2018）

のなさ，学習上の問題が目立つことがあり，注意を要する。OSAの小児では身体発育の遅れが生じることがある。右心室機能不全や全身性高血圧がOSAの小児で報告されている。

　頭蓋骨の発育障害による変形やリンパ組織の肥大（扁桃やアデノイド）が原因として最も頻度が高いが，肥満もまた危険因子である。

2 ▶ 診断

　ICSD-3による診断基準は**表2**のとおりである。

3 ▶ 治療

　小児のOSAに対しての治療の第1選択はアデノイド切除・口蓋扁桃摘出術（adenotonsillectomy）とされているが，治療後には，再発や合併症の発生を含めて経過観察を注意深く行うことが重要である。場合によっては術後終夜睡眠ポリグラフ検査を定期的に行うことが必要である。

（古田壽一）

Ⅵ

2 中枢性睡眠時無呼吸症候群

　中枢性睡眠時無呼吸症候群は，中枢神経系や心臓の機能不全のために，間欠的あるいは周期的な呼吸努力の消失・減少と気流の減少・停止が生じるのが特徴である。これらは障害の原因が不明（特発性）な原発性と，病理学的あるいは環境的要因が基礎にあるものとに分類される。ここでは原発性中枢性睡眠時無呼吸と，チェーンストークス呼吸を伴う中枢性睡眠時無呼吸について述べる。

1 原発性中枢性睡眠時無呼吸

1 ▶ 臨床症状

　原発性中枢性睡眠時無呼吸（Central Sleep Apnea：CSA）の病因は不明（すなわち特発性）で，呼吸努力を伴わない睡眠中の気流停止として定義される中枢性無呼吸（**図1**）が反復することが特徴である。気流と呼吸努力は，一晩を通して同時に停止することをくり返す。この反復性の呼吸停止と換気再開は睡眠

> ### 🌙 症例
> ### 原発性中枢性睡眠時無呼吸
>
> 　70歳，女性。元来，神経質で内向的な性格である。50歳ごろより慢性的な不眠があったが，最近増悪してきた。以前は入眠困難が主であったが，最近では頻繁な中途覚醒，熟眠感の欠如を認めるようになった。通常の睡眠薬では不眠が改善せず，日中の抑うつ気分，頭重感，食欲不振も認めるようになったため，近医の紹介で来院した。終夜睡眠ポリグラフ検査を行ったところ，睡眠時間1時間あたり19.3回の無呼吸を認めた。無呼吸の型は中枢性無呼吸が主体であった。アセタゾラミド250mgを投与したところ，無呼吸数が減少し，不眠も軽減したが，手足のしびれ感，頻尿などがみられたため，クロミプラミン10mgに変更した。現在は，不眠，抑うつ症状とも軽快している。

の断片化を起こし，日中の過度の眠気や夜間の頻回の中途覚醒，あるいはその両方をもたらす。そのため患者は過眠や不眠を訴える。中枢性無呼吸を引き起こしうる身体疾患や神経疾患のある患者は，この診断から除外される。

　一般人口においては，加齢に伴って頻度が高くなり，中年から高齢者に最もよくみられ，女性より男性の方で頻度が高い。

　二酸化炭素に対する高い換気応答が，原発性 CSA 発症の主な素因と思われる。このため，この障害の特徴である換気調節の不安定化がもたらされる。睡眠からの頻回の覚醒反応もまた，原発性 CSA 発症の主な素因となりうる。これは覚醒と睡眠の移行期では，呼吸調節がやや不安定となるためである。

2 ▶ 診断

　ICSD-3による診断基準は**表3**のとおりである。

VI

表3　原発性中枢性睡眠時無呼吸の診断基準（基準 A-D を満たす）

A．以下の最低1つが存在する
1．眠気 2．入眠や睡眠維持の困難，頻回の中途覚醒，あるいは非回復性の睡眠 3．呼吸困難による覚醒 4．いびき 5．無呼吸の観察
B．睡眠ポリグラフ検査 (PSG) で，以下のすべてが認められる
1．睡眠1時間当たり5回以上の中枢性無呼吸あるいは中枢性低呼吸 (PSG) 2．中枢性無呼吸や中枢性低呼吸の数が無呼吸と低呼吸の総数のうち50％以上を占める 3．チェーンストークス呼吸 (CSB) を認めない
C．日中あるいは夜間の低換気の医学的根拠がないこと
D．この障害は，その他の睡眠障害，身体疾患や神経疾患，薬物使用や物質使用障害では，よく説明できない

（American Academy of Sleep Medicine，日本睡眠学会診断分類委員会 訳：
睡眠障害国際分類 第3版，ライフ・サイエンス，p53, 2018）

3 ▶ 治療

CSA は OSA と比べて，酸素飽和度の低下も軽度であり，心循環器系の合併症も少ない。しかし，無呼吸の頻度が高く，不眠や過眠の自覚症状を伴う症例では治療が必要となり，CPAP，薬物療法が行われる。薬剤としては，アセタゾラミド 250 〜 500 mg やクロミプラミン 10 〜 25 mg が使われることがある。

（古田壽一）

2 チェーンストークス呼吸を伴う中枢性睡眠時無呼吸

1 ▶ 疫学的事項

チェーンストークス呼吸（Cheyne-Stokes Breathing：CSB）は，睡眠中（比較的浅い睡眠）で多く観察され，換気量の漸増漸減を示す過呼吸と中枢性無呼吸あるいは低呼吸を交互にくり返す周期性異常呼吸を呈する。CSB は覚醒中でも観察されることがあり，予後不良の所見として知られてきた。

CSB を伴う中枢性睡眠時無呼吸（CSA-CSB）は，一般に 60 歳以上に多く，心不全，脳血管障害の急性期や中枢神経障害，腎不全に出現するが，心不全でその出現頻度が最多（報告により相違があるが 約30 〜 60%）である。心不全で CSA-CSB を呈する場合，その危険因子に，男性，60 歳以上，心房細動／粗動，覚醒時の動脈血炭酸ガス分圧（$PaCO_2$）の低下（40 mmHg 未満）がある。

CSA-CSB は睡眠体位では仰臥位に，睡眠段階では N1，N2 で多くを認める。さらに閉塞性睡眠時無呼吸（OSA）と CSA-CSB の混在がみられ，夜間経過において，その比率も変動することが知られる。

2 ▶ 臨床症状

CSA-CSB は心不全症例で最も多くみられる。心不全の随伴症状に易疲労感や倦怠感があり，後述する診断基準にある臨床症状のみで CSA-CSB の有無を判別することは難しく，睡眠検査を行った際に CSA-CSB の存在を確認することもよく経験される。

心不全では上気道の粘膜浮腫が生じやすく OSA 合併の頻度が高い。そのため CSA-CSB の症状にイビキを認める。心不全の病態では，交感神経活性の亢進と肺うっ血による過換気刺激が増加した状態があり，覚醒時 $PaCO_2$ の定常値が低下する。通常は入眠すると $PaCO_2$ により定められる無呼吸閾値が上昇するため，心不全では入眠後に $PaCO_2$ による換気ドライブが容易に減弱してしまい，換気調節が不安定となり CSA が出現する。

さらに，心不全による心拍出量の低下は，血液の体循環の延長を来し，血液ガスの変化に対する化学受容体の応答が遅れて過剰に反応するため CSA-CSB を生じる。CSA-CSB における周期の長さは心拍出量に逆相関することが知られ，その周期は40秒以上（通常45〜90秒前後）とされる。(➡ p.178 各論Ⅲ「4-③循環器疾患」)

CSA-CSB では，呼吸努力が最大となる時点あるいはその前後で覚醒反応を多く伴う。そのため，診断基準にあるような日中の眠気，入眠や睡眠維持困難，頻回の中途覚醒，あるいは爽快感のない睡眠や呼吸困難による覚醒，などの臨床症状を呈する。

3 ▶ 診断

ICSD-3による診断基準は**表4**のとおりである。

4 ▶ 治療

CSA-CSB を呈するすべてに治療を要するかは不明である。

表4 チェーンストークス呼吸を伴う中枢性睡眠時無呼吸の診断基準((A あるいは B) + C + D で基準を満たす)

A. 以下の最低1つが存在する
1. 眠気 2. 入眠や睡眠維持の困難，頻回の中途覚醒，あるいは非回復性の睡眠 3. 呼吸困難による覚醒 4. いびき 5. 無呼吸の観察
B. 心房細動や粗動，うっ血性心不全，あるいは神経疾患が存在する
C. 睡眠ポリグラフ検査 (PSG) (診断検査あるいは気道陽圧呼吸タイトレーション検査) で，以下のすべてが認められる
1. 睡眠1時間当たり5回以上の中枢性無呼吸あるいは中枢性低呼吸 2. 中枢性無呼吸と中枢性低呼吸の総数が無呼吸と低呼吸の総数のうち50%以上を占める 3. 換気パターンがチェーンストークス呼吸 (CSB) の基準を満たす
D. この障害は，その他の睡眠障害，薬物 (オピオイドなど) や物質の使用では，よく説明できない

(American Academy of Sleep Medicine, 日本睡眠学会診断分類委員会 訳: 睡眠障害国際分類 第3版, ライフ・サイエンス, p37, 2018)

　CSA-CSB 出現のみを治療対象とせずに，原因疾患の治療をまず優先させることが肝要である。たとえば，心不全で CSA-CSB が出現した際には，まず心不全治療の最適化が行われるべきで，これにより CSA-CSB の出現そのものが抑制されることが多い。一方で，心不全治療の最適化が困難な場合，あるいは CSA-CSB が相当数で残存する症例では，CSA-CSB への治療を考慮する。大規模研究の結果が待たれるが，CSA-CSB が心不全の病態を悪化させる要因とも考えられ，CSA-CSB を改善させる陽圧呼吸療法による原因疾患への治療効果が期待されるからである。

　実際には，心臓への前・後負荷の軽減や交感神経活性の低下を目的に，あるいは CSA-CSB への抑制効果がより優れ，CSA-CSB の特徴である呼吸ごとの換気量変化に瞬時に応じて気道内に陽圧を供給する順応性自動制御換気 (Adaptive Servo-Ventilation：ASV) での治療選択が検討される。

症例 チェーンストークス呼吸を伴う中枢性睡眠時無呼吸

62歳，男性。30歳のころから就寝中のイビキ，無呼吸ならびに高血圧があった。数年前より労作時息切れを自覚するようになり，息切れと倦怠感が増悪する。下腿浮腫も出現したため紹介受診となる。胸部レントゲン写真では，心拡大と肺うっ血像を認め，心エコーでは，左室壁の運動低下と左室駆出率（EF）35％が低下，血清BNP 750 pg/mLと高値である。動脈血液ガス（室内大気下）では，覚醒時 $PaCO_2$ は37.2 torr と低炭酸ガス血症を認めた。

終夜睡眠ポリグラフ検査（PSG）を施行すると，無呼吸低呼吸指数（AHI）100回／時，そのうち中枢性AHIが92.1回／時であり，記録された周期性呼吸異常はCSBの判定基準を満たしたため，うっ血性心不全に伴う重症CSA-CSBと診断される。

まずは心不全への治療の最適化を図り，心不全の病状安定後にβ遮断薬，AT_1 受容体拮抗薬，利尿薬による心不全治療を継続した。3カ月後にはBNP 750→25 pg/mL まで改善し，心不全の病態改善により浮腫の消失と体重減少を認めた。再度PSGを施行すると，AHI 40.7回／時であったが，閉塞型無呼吸（OSA）がそのほとんどをしめるため，圧調整後にCPAP治療（治療後平均AHI 2.0回／時）を導入した。半年経過後では，心エコーでEFは35→50％まで改善し，BNPは5.0 pg/mL まで低下し，体重管理も順調に推移して，その後は心不全ならびに睡眠呼吸障害の増悪を認めない。

（赤星俊樹）

VI

レストレスレッグス症候群（むずむず脚症候群）と周期性四肢運動障害

1 レストレスレッグス症候群（むずむず脚症候群）

1 ▶ 疫学的事項

レストレスレッグス症候群（Restless Legs Syndrome：RLS）では，下肢を中心に夜間睡眠時に不快な耐えがたい感覚が起こり，このためにじっとしていられず不穏な運動を生じる。RLSは睡眠障害のなかでは，精神生理性不眠症や睡眠時無呼吸などに次いで有病率が高く，その割合は一般人口の2〜4%程度と考えられている。

2 ▶ 臨床症状

表1にその自覚症状の概要を示す。このうち，最も基本となる異常感覚は，痛み，不快感，虫がはう感じ，むずむず感，かゆいなど多彩な表現で訴えられる。常に足を動かしたいという欲求があり，動かすと楽になるという運動系を含めた障害がみられると，RLSの可能性が高い。RLSの症状は，下肢を動かしているときは起こらず，臥床もしくは座っていて下肢を動かさないときに生じる。これらの症状が夜間に集中して発現もしくは増悪するという特徴は，RLSのみでみられる。夜間就床

表1 レストレスレッグス症候群の臨床特性に基づいた診断

1. 感覚異常のために強く足を動かしたいという欲求が存在する
2. 安静状態で症状が発現もしくは増悪する
3. 体（四肢）を動かすことにより改善する
4. 症状は夕方〜夜間に発現もしくは増悪する

後このような症状が生じるため入眠が困難になることが多いが，夜間中途覚醒時にも同様の状態が出現するため，再入眠の困難が生じることもある。なお，この症状は，夜間後半〜早朝には軽減ないし消失することが多い。

RLSには，専用の重症度スケール（IRLS）が存在する。IRLS 10点以下は軽症，11〜20点は中等症，21〜30点は重症，31〜40点は最重症に分類される。(➡p.272資料Ⅱ「レストレスレッグス症候群（むずむず脚症候群）の重症度スケール」)

3 ▶ 診断

本疾患の症状は，前述したように感覚−運動症状なので，問診により**表1**の4項目を満たすことを確認することで診断する。RLSの50〜80％で，次に述べる周期性四肢運動が合併しているので，これがあるかどうかも家族に確認すべきである。RLSで血清フェリチンが低値を示す場合には，鉄剤による補充治療が必要なので，治療開始時には必ず測定すべきである（鉄剤開始基準：血清フェリチン濃度50ng/mL以下）。また，**表2**に示すように多くの身体疾患や条件に伴って出現する二次性RLSがある。原疾患の改善によりRLSが改善したり，治療反応性が向上したりするので，表中の各疾患について検索しておくべきである。なお，45歳以下の若年発症例では，家族内発症が多く常染色体優性遺伝を示すことがある。

表2　レストレスレッグス症候群と周期性四肢運動障害のみられる身体条件，誘因と疾患

● 妊娠中	● 多発性硬化症
● 鉄欠乏性貧血	● 多発神経炎
● 慢性腎不全（特に透析中）	● 脊髄疾患
● 胃切除後	● 葉酸欠乏
● うっ血性心不全	● バルビタール系薬剤の離脱期
● 関節リウマチ	● 抗うつ薬
● パーキンソン病	● カフェイン摂取

4 ▶ 鑑別診断

(1) アカシジア（静座不能）

抗精神病薬投与中に，その抗ドパミン作用のために生じる副作用であり，RLSと同様に患者はイライラしてじっと座っていられなくなる。（➡p.184 各論Ⅲ「5．精神疾患による不眠」）

(2) 肢端紅痛症

体が温まると四肢の灼熱痛，皮膚紅斑，皮膚温上昇が出現し，冷やすと消失する。RLSでも温度変化で症状が出現することがあるが，紅斑はない。肢端紅痛症ではRLSのように運動によって症状が緩和することはない。

(3) 疼痛－運動脚症候群

片足もしくは両足の激しい疼痛と焼けるような痛みを伴い，第一指を中心とした不規則な不随意運動がみられる。本疾患の症状は睡眠と関係なく生じ，運動による軽減は認められない。

5 ▶ 治療

(1) 中枢ドパミン作動薬

レボドパ・カルビドパ合剤などのドパミン製剤，ドパミンアゴニストであるプラミペキソール（ビ・シフロール®），タリペキソール，ロピニロールなどが効果がある。プラミペキソールとロチゴチンのみがRLSに対し保険適応を取得している。プラミペキソールは0.125〜0.75mgを症状発現時刻の2時間前くらいをめどに投与するのがよい。貼付剤ロチゴチンは，作用が24時間継続するので，1日1回2.25〜6.75mgを使用する。副作用としては，嘔気などの消化器系の症状，ならびに眠気，頭痛などに注意すべきである。有効例では，感覚，運動症状の軽減に伴い睡眠障害の改善が得られる。

（2）α₂δリガンド

　ガバペンチン（ガバペン®：200 〜 1800mg/日）がRLSに対し有効である。ガバペンチンは用量依存的に血中濃度が得られないため，プロドラッグ化することで吸収の改善を図り，臨床効果を高めた製剤がガバペンチン エナカルビル（レグナイト®）である。本剤はRLSに対する治療薬として保険適応を取得している。600mg/日を夕食後に投与する。感覚，運動障害の軽減に加えて，睡眠障害や疼痛の改善が得られる。副作用としてめまいや眠気が生じることがある点には注意を要する。

（3）抗けいれん薬

　クロナゼパムはベンゾジアゼピン誘導体であるため，感覚，運動症状の軽減だけでなく，入眠促進や中途覚醒の抑制も期待できる。就寝前ないし夕食後に0.5 〜 1.0mg程度を投与する。ただし，重症例での効果は不十分である。

VII

🌙 症例

レストレスレッグス症候群

　64歳，男性。過去に鉄欠乏性貧血のため鉄剤を服用したことがある。60歳過ぎから，夜間臥床（おおよそ22時ごろ）した後に，ふくらはぎから足首のあたりにかけて，むずむずする違和感を感じるようになった。この異常な感覚は部位が一定しておらず，移動することが多い。むずむず感は，体を動かしていると楽になるので，足を曲げたり伸ばしたり，振ったり，寝返りを打ったり，ベッドから出て歩き回った。最近では気になって寝つけず，いつも寝不足で日中身体がだるくて眠かった。以前は，症状は夜間臥床時のみ生じていたが，最近では日中，いすに座っているときにも生じるようになった。足や腰が悪いのではないかと考え，整形外科を受診したが特に問題ないといわれた。

診断：レストレスレッグス症候群（鉄－フェリチン欠乏による）	
治療：プラミペキソール（ビ・シフロール®）(0.125mg)	2錠／就寝前
硫酸鉄	1錠／朝食後

(4) オピオイド製剤

　オピオイド製剤は有効だが，依存形成と乱用の可能性があるので，最重症例で，中枢ドパミン作動薬ないし $\alpha_2\delta$ リガンドの使用により効果のない場合もしくは重症の症状促進現象（症状発現部位が拡大し，発現時刻が前進すること）が生じた場合に限って，短期間の使用にとどめるべきである。

　特にドパミン製剤，ドパミンアゴニストでは，長期使用により，症状促進現象が生じる可能性がある。この場合には，ドパミン系薬剤の増量は逆効果になるので注意すべきである。RLSでは症状の変動があるので，症状の軽い時期には薬剤を減量もしくは中止すべきである。二次性のRLSでは原疾患の治療を並行して行う。前述したフェリチン欠乏例では，鉄剤の十分な投与のみで症状が完全に消失することも少なくない。

（井上雄一）

2　周期性四肢運動障害

1 ▶ 疫学的事項

　一般人口での有病率は，前節のレストレスレッグス症候群（むずむず脚症候群，RLS）より若干多いとされている。この病気はRLS同様いろいろな身体条件を背景に起こるが，特に高齢者層に多く，女性の方が若干有病率が高い。中途覚醒を主とする不眠症や過眠症と診断されているもののなかには，周期性四肢運動障害（Periodic Limb Movement Disorder：PLMD）が少なからず存在していることに注意すべきである。

2 ▶ 臨床症状

　PLMDは，夜間睡眠中に片側あるいは両側の足関節の背屈運動を主体とする周期的な不随意運動（周期性四肢運動：PLMs）が反復して起こるために睡眠感の障害を生じるものである。不快な感覚を主体とするRLSとはこの点が異なる。

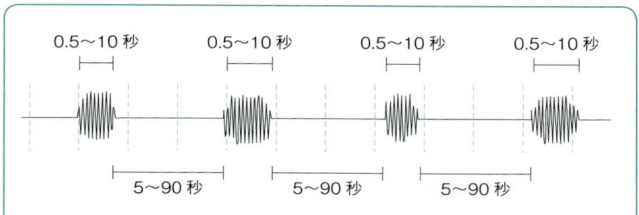

図1　周期性四肢運動障害での不随意運動

PLMs は，1 回の持続は 0.5 ～ 10 秒（多くは 1 ～ 3 秒くらい）と短い。出現間隔は 5 ～ 90 秒とされているが，20 ～ 40 秒のものが最もよくみられる。筋電図による PLMs の記録を**図1**に示す。RLS では 50 ～ 80％の症例で PLMs が出現する。PLMs はノンレム睡眠のときに多く，レム睡眠では少ない。覚醒安静時に出現する症例も存在する。PLMs の出現には変動があり，疲れているとき，カフェインを多くとったときなどに起こりやすい。

　PLMs が多発すると，これによって中途覚醒が生じ，睡眠の質あるいは量的低下により，昼間の眠気，倦怠感を呈する。覚醒時の PLMs によって，入眠困難を来すこともある。ただし PLMs があっても，頻度の少ない症例および中途覚醒の少ない症例では自覚症状は乏しい。

3 ▶ 診断

　診断フローチャートを**図2**に示す。PLMD の確定診断には終夜睡眠ポリグラフ検査を施行して，周期性四肢運動指数（PLM index：1 時間あたりの PLMs の個数）が 15 以上であることを確認することが必要であり，専門機関に紹介する必要がある。睡眠中の PLMs に気づいている症例はごく少ない。PLMs が覚醒中に出現している場合には，問診によってもある程度診断

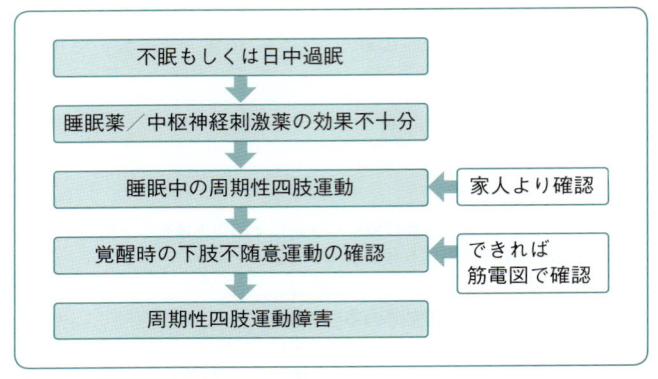

図2　周期性四肢運動障害の診断フローチャート

可能である。家族，特にベッドパートナーに睡眠中に四肢の異常な運動がないかどうか確認する。(➡p.262 資料Ⅰ「ピッツバーグ睡眠質問票（PSQI）」)

4 ▶ 鑑別診断

(1) 睡眠時ひきつけ（睡眠時びくつき）

　入眠期に生じる全身性，時に身体の一部分に生じる瞬間的な筋収縮で，ほとんどが単発性だが，まれに多発することがあり，不眠の原因になることがある。生理的現象なので誰にでも起こりうるが，長期間持続することはまれである。PLMDのような規則性はない。夜間に多発して不眠の原因になっているような場合には，クロナゼパム0.5～1.5mgやジアゼパム5mgを就寝前に投与する。

(2) 睡眠関連下肢こむら返り

　ふくらはぎを中心とした有痛性筋けいれんである。こむら返りは，睡眠中だけでなく，眠る直前や中途覚醒時に起こることもある。局所のマッサージやストレッチが予防によい。PLMD

での不随意運動は，こむら返りのような疼痛を伴うことはない。

（3）睡眠てんかん

　てんかんの異常運動は，PLMD のような周期性はみられない。夜間長時間にわたって発現することは少ない。脳波検査で，異常運動に一致しててんかん性脳波異常が認められる。

（4）睡眠時無呼吸での周期性四肢運動

　睡眠時無呼吸において，PLMs が随伴することがあり，時には持続陽圧呼吸療法により呼吸障害が改善すると，潜在していた PLMs が出現もしくは増悪することがある。このような場合には無呼吸が減少しているにもかかわらず熟眠障害や過眠が改善しないことがあり，PLMD としての治療が必要になる。

5 ▶ 治療

　RLS と PLMD は近接した病態であり，両者は中枢ドパミン作動薬による治療で改善する。

　RLS と同様に，身体疾患・条件による二次性の PLMD があるので，こうした面での検索も必要である。神経疾患が背景となっている可能性がある場合には，専門医の診察が必要である。（➡p.234 各論Ⅶ「1. レストレスレッグス症候群（むずむず脚症候群）」）

（井上雄一）

VII

ねぼけ（睡眠時随伴症）

1 睡眠時遊行症（夢中遊行）と睡眠時驚愕症（夜驚症）

1 ▶ 疫学的事項

　睡眠時遊行症，睡眠時驚愕症ともに発症に性差はなく，小児における頻度は15％前後である。成人での頻度は睡眠時遊行症で約1％，睡眠時驚愕症では1％以下で，ともに成人になってからの発症はまれである。睡眠時遊行症の最初のエピソードは5歳前後にみられることが多く，12歳ごろに発現頻度が最も高くなる。睡眠時驚愕症の多くは5～7歳で発症し，発症直後の時期の発現頻度が最も高い。両者ともほとんど毎日起こすものから，数カ月に1回程度までその頻度はさまざまである。

2 ▶ 臨床症状

(1) 睡眠時遊行症（夢中遊行）

　睡眠時遊行症では徘徊が主症状だが，起き上がって寝床の上に座るだけのものから，物置での放尿など半ば目的があるような行動をとるものや，取り乱して逃げまどうようなものまである。呼びかけなど周囲からの刺激には反応しない。叫び声をあげることはないが，窓，ドア，壁やガラス製品などでケガをしがちである。通常，睡眠の最初の3時間以内に生じ，エピソードは30分以内（多くは15分以内）に終わる。エピソード終了間際の出来事について記憶していることもあるが，エピソードから覚醒せずそのまま再入眠した場合にはエピソード中の記憶はない。睡眠時遊行症を呈する児では錯乱性覚醒，睡眠時驚愕症，睡眠時遺尿症を呈する頻度が睡眠時遊行症を示さない児よりも高い。

（2）睡眠時驚愕症（夜驚症）

　睡眠時驚愕症では叫び声が特徴で，見開いた目，恐怖に引きつる顔，多量の汗，呼吸促拍を伴う。恐怖の刺激から逃れようと寝床から逃げ出そうとする場合もある。覚醒した場合には錯乱を示し，また動悸や息苦しさもしばしば訴える。心臓病を有する成人の場合には睡眠時驚愕症が突然死と関連する可能性もある。通常睡眠の前半1/3に生じ，エピソードは10分以内（多くは5分以内）に終了し，30秒程度のこともある。エピソードについては記憶がない場合もあるが，静止画像的な記憶を報告する場合もある。

　小児の場合には遺伝的，発達に伴う一過性の要素，あるいは心理学的な要因の関連が強いと考えられている。睡眠時驚愕症を呈する成人では不安感が高いことが報告されている。小児でも臨床的観察から不安と睡眠時遊行症や睡眠時驚愕症との関連が指摘されている。（➡p.27 総論Ⅱ「6. 子どもの睡眠」）

3 ▶ 診断

　睡眠時遊行症，睡眠時驚愕症とほかの睡眠時随伴症との鑑別は専門医療機関に依頼する必要がある。終夜睡眠ポリグラフ検査により確定診断ができるが，睡眠時遊行症も睡眠時驚愕症も，自宅では連日エピソードを呈しても，検査室ではそのエピソードが生じにくい。終夜睡眠ポリグラフ検査の所見としてはともにエピソードが深いノンレム睡眠期から生じることが特徴である。睡眠時遊行症や睡眠時驚愕症のエピソードを示さなかった場合でも終夜睡眠ポリグラフ検査を行うと深いノンレム睡眠期から直接覚醒となる頻度が高い。

　鑑別すべきものとしては，てんかん，錯乱性覚醒，悪夢障害，レム睡眠行動障害，閉塞性睡眠時無呼吸があげられる。

　ねぼけが一晩に何回も起きる場合には側頭葉てんかんや前頭葉てんかんの複雑部分発作の可能性がある。てんかん発作の際に強い恐怖感を伴うこともある。てんかんの場合，日中の短時

Ⅷ

243

間の脳波検査ではてんかん性脳波異常が記録できないことも多い。終夜睡眠ポリグラフ検査を用いると，夜間のてんかん発作を記録できる可能性が高まる。

錯乱性覚醒は睡眠からの覚醒途中あるいは覚醒後の著明な精神的な混乱であるが，徘徊や恐怖は伴わない。錯乱性覚醒は，睡眠時遊行症や睡眠時驚愕症の患者でみられることがあり，錯乱性覚醒だけが単独に起こる場合のみこの診断をつける。

ねぼけという観点からは，悪夢障害とレム睡眠行動障害が鑑別診断にあがる。ともにレム睡眠と関連した睡眠時随伴症で，レム睡眠の出現が増える睡眠の後半に生じやすい。悪夢障害は恐怖・不安感から夢にうなされる状態だが動き回ることはない。覚醒させても錯乱に陥らない。幼児期に始まり小児期に多いが，成人期・老年期に至るまで症状を訴えることもある。レム睡眠行動障害ではレム睡眠期に生理的に出現する筋緊張抑制が不十分となり，夢の内容に従い行動する。高齢者に多い疾患

🌙 症例

睡眠時驚愕症

5歳の男児。3カ月ほど前のある晩から，ほとんど毎晩ねぼけが出現するようになった。夜9時半ごろに入眠し，その後11時前後に突然起き上がり泣きはじめることが多い。立ち上がり部屋の中を歩き回ったり，階段を下りてしまうことも時々ある。話しかけるとうなずくこともあるが，この間ずっと泣きわめきつづけているという。5分ほどで泣き止み自然に寝てしまう。朝は7時半ごろ起きるが，ねぼけた記憶はない。精神運動発達に異常なく，通常の脳波記録に異常もない。家族にも同様の症状を呈するものはいなかった。5歳10カ月時の終夜睡眠ポリグラフ検査記録で，入眠2時間後の深いノンレム睡眠期に突然起き上がり，泣きわめきはじめるエピソードが記録された。このエピソードは8分間で終了，その後自然入眠した。エピソードに先行するてんかん性の発作波は認められず，睡眠時驚愕症と診断した。診断が確定したため家族の不安は軽減した。ジアゼパム5mg（体重20kg）の就寝前投与を勧めたが，実際にはほとんど服用せずにエピソードの頻度が減少，6歳2カ月時以降消失した。

であるが，小児でもみられる。

　なお閉塞性睡眠時無呼吸の患者でも錯乱状態や睡眠時遊行を示すことがある。この場合，覚醒障害と誤って診断して薬物治療を開始すると症状が悪化する場合がある。

　錯乱性覚醒，睡眠時遊行症，睡眠時驚愕症，悪夢障害，てんかんの複雑部分発作の鑑別診断要点を**表1**に示す。（➡p.221 各論Ⅵ「睡眠関連呼吸障害群」，p.246 各論Ⅷ「2．レム睡眠行動障害」）

4 ▶ 治療

　通常は経過観察していると自然に消失する。この点を家族に十分に説明して不安を取り除くことが重要である。頻度が少ない場合には，特に治療を要しないことも多い。誘因（各種のストレス，鎮静剤，発熱，環境刺激，興奮，痛みなど）がある場合にはできる限りそれらを取り除くようにする。エピソードの際は，なだめようとすると逆に興奮してしまうことが多いので，危険（転落，転倒，ガラスなど）に配慮した対策を立てたうえで見守る。頻度，程度が著しい場合には少量の抗不安薬（ニトラゼパム 0.05 ～ 0.1mg/kg やロフラゼプ酸エチル

Ⅷ

表1　錯乱性覚醒，睡眠時遊行症，睡眠時驚愕症，悪夢障害，てんかんの複雑部分発作の鑑別診断の要点

	錯乱性覚醒	睡眠時遊行症	睡眠時驚愕症	悪夢障害	複雑部分発作（てんかん）
年齢	小児	小児	小児	不定	不定
家族内発症	＋	＋	＋	－	まれ
一晩の中での発現時期	前半1/3	前半	前半1/3	後半	不定
一晩の頻度	1	1	1	1	1＜
持続時間（分）	0.5～10	2～30	0.5～10	3～20	5～15
叫び声，恐怖	－	－	＋＋	まれ	＋
徘徊	－	＋＋	まれ	－	＋
ジストニア（姿勢異常）	－	－	－	－	＋

0.01 mg/kg）を就寝前に使用する。三環系抗うつ薬が有効な場合がある。薬物療法は数カ月維持したのち減量する。減量，中止しても再発することは少ない。睡眠時無呼吸に伴う錯乱や遊行の場合には，抗不安薬により無呼吸が悪化し，さらに状態を悪化させる危険がある。年長児，成人での発症例では精神的な負担が誘因となる場合が多く，精神療法などが必要となる場合もある。

（神山　潤）

2 レム睡眠行動障害

1 ▶ 疫学的事項

　レム睡眠行動障害（REM sleep Behavior Disorder：RBD）の有病率ははっきりしていない。約1万人の一般住民を対象としたアンケート調査では「夢をみて実際に暴力的な行動を生じたことがある」と答えた者は0.4％であった。このすべてがRBDではないとしても，高齢者での潜在患者数は少なくないと考えられる。

　RBD は特発性と症候性に大別できる。約40％が症候性RBDであり，神経疾患や薬物により引き起こされる。パーキンソン病，レビー小体症，脊髄小脳変性症，シャイ・ドレーガー症候群などの脳幹部の疾患で高頻度にみられる。また，近年，パーキンソン病やレビー小体症の前駆症状として出現するという報告も多くみられている。一方，約60％を占める特発性RBDは原因不明であり50～60歳以降の男性に多くみられる。

2 ▶ 臨床症状

　レム睡眠中には，脳からの運動指令が遮断された，いわば生理的金縛りの状態にあるため，夢見の最中に夢と連動した行動が骨格筋の運動を引き起こすことはなく，静かに夢をみることができる。ところが，RBDでは何らかの原因によってレム睡眠

中に，骨格筋の抑制機構が働かなくなり，夢の中での行動がそのまま異常行動となって現れる。

RBD 患者では夢の内容が口論する，けんかをする，追いかけられるなどの暴力的，抗争的な不快なものである場合が多く，夢の内容に一致して激しい寝言や叫び声をあげる。また，徘徊したり，隣で寝ている配偶者を殴ったり，けるなどの暴力的行動を認める。さらに，近くにあるタンスや柱にぶつかって本人自身が外傷を伴うことも多い。出現時刻はレム睡眠期に生じるため朝方に多いが，なかには約90分間隔で一晩に2〜3回出現することもある。エピソード中に覚醒させることが容易であり，覚醒直後より疎通性は良好で，異常行動の内容と一致した夢内容を想起できる。アルコールやストレスおよび不規則な生活習慣は増悪因子になる。（➡p.187 各論Ⅲ「6-①せん妄に伴う睡眠障害」，p.242 各論Ⅷ「1. 睡眠時遊行症（夢中遊行）と睡眠時驚愕症（夜驚症）」）

3 ▶ 診断

確定診断には専門医療機関への依頼が必要である。終夜睡眠ポリグラフ検査で，レム睡眠中にオトガイ筋の筋放電の亢進を認めれば診断を確定できる。臨床的に鑑別が必要な疾患としては睡眠時驚愕症（夜驚症）・睡眠時遊行症（夢中遊行），前頭葉てんかん，夜間せん妄などがあげられる。配偶者などの家族からの詳しい情報を得ることが重要である。

4 ▶ 鑑別診断

睡眠時驚愕症や睡眠時遊行症は深いノンレム睡眠中に生じる異常行動であるため，夜間睡眠の最初の1/3に出現することが多く，覚醒させることが困難であり，3〜8歳の男児に好発する。睡眠中に限って発作が起こる前頭葉てんかんの場合，特徴的な姿勢（ジストニック姿勢）をとり，その行動は常同的であり同一パターンの四肢の動きをくり返す。発作は就寝直後や明

Ⅷ

け方の浅いノンレム睡眠中に出現する。発作時脳波を記録することが診断の決め手となる。夜間せん妄では昼夜逆転などの睡眠覚醒リズムの障害を認めることが多いが，RBDでは不眠や過眠の訴えは少なく，睡眠覚醒リズムは保たれている。また，夜間せん妄は意識障害であるため，エピソード中に覚醒させることは困難であり，翌朝に想起することはできない。

5 ▶ 治療

(1) 環境調整

患者や家族にこの病態を十分理解させ，患者の睡眠中の暴力的行動がもとで家族関係が悪化するのを防ぐことが大切である。しばしば家族は患者の異常行動を，故意にやっているとみなしたり，家族に対する隠された攻撃性の表出などと考えていることが多いからである。

寝室の障害物を片付ける，ベッドの使用を中止し，マットなどを利用してより低い位置に寝るようにするなど，寝室環境の改善を試みて，患者自身の外傷や，暴力的行動による配偶者などの同室家族に対する傷害を最小限にする。

また，アルコールやストレスおよび不規則な睡眠習慣は症状の増悪因子になるため生活習慣の改善も必要である。

> ### 🌙 症例
> #### レム睡眠行動障害
>
> 60歳，男性。55歳ごろよりけんかをする夢をよくみるようになり，次第に，隣に寝ている妻を殴ったりタンスをけったりする異常行動が出現した。異常行動の頻度が増加し，柱にぶつかって頭蓋骨を骨折したため検査入院となった。神経学的所見，脳波，頭部MRIでは異常は認めなかった。終夜睡眠ポリグラフ検査ではレム睡眠中に持続性および相動性のオトガイ筋の筋電図の亢進を認めたためレム睡眠行動障害と診断した。クロナゼパム0.5mgを就寝前に投与したところ，夢の内容が楽しいものへと変わり，また夢を次第にみなくなった。それととともに異常行動も消失した。

（2）薬物療法

　ベンゾジアゼピン系薬剤のクロナゼパム 0.5 〜 2.0 mg を就寝前に投与する。しかし，高齢者では眠気などの翌日への持ち越し効果，筋弛緩作用による脱力や呼吸抑制作用による潜在する睡眠時無呼吸の増悪などの副作用を認めることも少なくない。クロナゼパムが効果がない場合は，イミプラミン 10 〜 50 mg などの三環系抗うつ薬を就寝前に投与するが，口渇や排尿困難などの抗コリン作用による副作用が出現しやすいので注意が必要である。一方，特発性 RBD 患者にメラトニンの投与を試み，有効性が認められている。また，パロキセチン，抑肝散，ドネペジルやプラミペキソール（ビ・シフロール®）などの有用性も報告されている。

（内村直尚）

3　睡眠関連摂食障害

1 ▶ 疫学的事項

　睡眠関連摂食障害（Sleep Related Eating Disorder：SRED）は，夜間睡眠からの覚醒中に発現する制御不能な反復する摂食・飲水行動で，多くは意識水準低下による健忘を生じる。SRED は，慢性的な経過をたどることが多い。本疾患罹患患者の 60 〜 80％は女性で，発症は大半が 20 〜 30 歳代とされており，大学生での有病率は 4％ 程度である。病歴を聴取すると，SRED 症例ではほかの睡眠時随伴症（ねぼけ）の既往のある症例が少なくないし，睡眠薬や抗精神病薬，鎮静系の抗うつ薬の夜間服用が原因になっているケースもある。また，周期性四肢運動（PLMs）や睡眠時無呼吸に伴う覚醒反応が SRED を誘発することがあること，概日リズム睡眠・覚醒障害が発症要因になっているケースがあることも知られている。

VIII

2 ▶ 臨床症状

ノンレム睡眠期からの覚醒中に摂食行動を示すが，その行動に対して覚醒水準に応じて完全健忘，ないし手がかりがあれば記憶再生可能な部分健忘を生じる。典型的には入眠1〜2時間後が多いが，夜間後半に生じることもある。摂食内容としては，炭水化物など高カロリーの食品の摂取が多いが，食物でないものを摂取することもある。症状頻度が多い症例では，熟眠感の欠如，体重増加や高脂血症・糖尿病の悪化を生じやすく，抑うつ的になることもある。また，意識混濁状態で食物を調理してケガをすることもある。

3 ▶ 診断

問診により，臨床症状を確認することで診断できる。PLMsや睡眠時無呼吸が原因になっている可能性がある場合には，終夜睡眠ポリグラフ検査を行って確認する必要があるし，概日リズム睡眠・覚醒障害が疑われる場合には睡眠日誌記録を行うべきである。

4 ▶ 鑑別診断

①夜間摂食症候群

就寝前や睡眠中の完全に覚醒している時間帯に過剰に摂食する夜間摂食症候群（Nocturnal Eating Syndrome：NES）と鑑別する必要があるが，NES は SRED としばしば合併するので，両者は共通した病態を有すると考えられている。

②日中の神経性大食症・むちゃ食い

覚醒時に大食するものであり，日中〜夕方に多い。ただし神経性大食症や神経性食思不振症を有する症例は SRED も生じやすくなるので注意すべきである。

③クライネ‐レビン症候群

数日から数週間持続する傾眠傾向，不機嫌や性的逸脱とともに過食（ときに夜間摂食）を生じることがあるが，症状は周期

性でSREDのような持続的経過を示すことはない。（→p.198 各論Ⅳ「2-②クライネ-レビン症候群（反復性過眠症）」）

5 ▶ 治療

　原因となっている薬剤があればそれを中止すべきであり，ほかの睡眠障害に起因する場合はその治療を優先すべきである。特定の原因が見当たらないSRED症例については，選択的セロトニン再取り込み阻害薬の少量入眠前投与を試してみるべきである。これで無効な場合には，食欲抑制効果を有する抗けいれん薬トピラマートを入眠前に25〜100mg程度試してみるのがよいが，本剤はときに全身倦怠感を生じることがあるので注意すべきである。

（井上雄一）

4 ねぼけ（睡眠時随伴症）と似た症状を示すもの

1 心的外傷後ストレス障害での睡眠障害

1 ▶ 疫学的事項

　心的外傷後ストレス障害（Post Traumatic Stress Disorder：PTSD）では，過去に体験した重要な外傷体験が鮮明に反復して思い出される（心象，思考，知覚として再体験される）。このような体験に激しい不安，恐怖が伴うことが知られている。本疾患患者の60〜70％以上で，外傷体験に関する悪夢による中途覚醒や熟眠感の障害が出現する。PTSDでの睡眠障害は，本疾患の中核症状の1つであると考えてよい。

2 ▶ 臨床症状

　PTSDでは，生死にかかわるような重篤な外傷体験をした後に，反復してその外傷体験が想起され苦痛となる。このため，

外傷体験を思い起こさせる行動，場所，人を避けるようにな
る。これらの症状と同時に睡眠障害が出現する。PTSDでは，
終夜睡眠ポリグラフ検査で，レム睡眠期に本来失われるはずの
筋活動が存在し，レム睡眠行動障害と呼ばれる病態を合併する
ことがある。これが悪夢の際に異常行動を引き起こし，けがの
原因になることもある。また本疾患は，うつ病を併発したり，
症状から逃避したいという欲求が進みアルコールや薬物を乱用
することがあり，このような場合にはより睡眠が浅化，分断さ
れ悪循環が形成されやすくなる。(➡p.246 各論Ⅷ「2．レム睡眠行
動障害」，p.262 資料Ⅰ「ピッツバーグ睡眠質問票（PSQI）」)

3 ▶ 治療

　PTSDでの睡眠障害に対する治療はほかの睡眠障害と同じで
ある。睡眠維持障害が多いことから，睡眠薬としては中・長時
間型のフルニトラゼパム1～2mgやクアゼパム10～15mgな
どが適応となる。これらを使用しても効果の乏しい場合には，
ベンゾジアゼピン系薬剤への依存形成の可能性を考慮して，睡
眠薬の増量は避け，催眠作用のある抗精神病薬であるリスペリ
ドン1～2mgなどの併用投与を検討すべきである。悪夢が激
しい場合や，レム睡眠行動障害を合併している場合にはクロナ
ゼパムを使用する。また，レム睡眠抑制作用を持つ抗うつ薬で
あるクロミプラミン，イミプラミンいずれも10～25mg程度
を投与するのもよい。(➡p.104 各論Ⅰ「薬物治療」)

2　パニック障害の睡眠障害

1 ▶ 疫学的事項

　動悸，呼吸困難感，多汗，めまいなどの自律神経症状と強度
の不安感を含むパニック発作を主症状とするパニック障害で
は，覚醒時だけでなく夜間睡眠中にもパニック発作（睡眠時パ
ニック）を呈し，しばしばこれが不眠の原因となる。

睡眠中にパニック発作を生じたことがある症例の割合はおよそ50～60％に達し，不眠を呈する者はパニック障害患者の2/3程度であろうと考えられている。パニック障害は，有病率5％以上と頻度の高い疾患であることから，睡眠時パニックもしくは不眠症で悩んでいる者はかなり多いと考えられる。

2 ▶ 診断

覚醒時にパニック発作がすでに存在する場合には，これと同様の発作が睡眠中に起こった際に，睡眠時パニックであると診断することは容易である。パニック障害では，「また発作が起こるのではないか」という予期不安や，エレベーター，乗り物，人混みなど発作が起こったときに逃れることができない場所や状況に出ていけなくなる広場恐怖などが特徴的である。覚醒時，睡眠時の両方にパニック発作が存在する症例では，こうした発作が覚醒時のみ存在する症例に比べて重症であることが多い。

睡眠時のみにパニック発作を生じる場合には，終夜睡眠ポリグラフ検査により，いくつかの疾患を鑑別する必要があり（**表2**），睡眠専門医療機関との連携が必要である。睡眠時パニックはノ

VIII

表2 睡眠時パニックと鑑別すべき疾患とそのポイント

	睡眠時パニック	睡眠時無呼吸	悪夢障害	睡眠時驚愕症（夜驚症）	睡眠時胃食道逆流
イビキ・無呼吸	−	+	−	−	−
発作が出現する睡眠	ノンレム睡眠，睡眠前半	一定しない	レム睡眠，睡眠後半	深いノンレム睡眠，睡眠前半	一定しない
発作時の自律神経症状	動悸，呼吸困難，多汗，めまいなど	あり	あり	あり	心窩部不快感，嘔気，疼痛
発作時の低酸素血症	−	+	−	−	−
発作に伴うねぼけ	−	一定しない	+	+	一定しない

ンレム睡眠からの中途覚醒時に生じ（したがって夢体験とは関連しない），夜間前半に多い。睡眠時無呼吸患者が中途覚醒時にしばしば感じる窒息感は，パニック発作での呼吸困難感に似ているが，パニック発作に比べて概して持続が短い（10秒以内のことが多い）。パニック発作ではときに短い中枢性無呼吸が先行することはあるが，睡眠時無呼吸にみられるような低酸素血症（動脈血酸素飽和度低下）はなく，上気道狭窄を示すイビキが存在することも少ない。覚醒時にみられるパニック発作が若年者，特に女性に多いのに対し，睡眠時パニックは中〜高齢男性に多い。（➡p.228 各論Ⅵ「2. 中枢性睡眠時無呼吸症候群」，p.242 各論Ⅷ「1. 睡眠時遊行症（夢中遊行）と睡眠時驚愕症（夜驚症）」）

3 ▶ 臨床症状

　予期不安や抑うつ症状の合併により，入眠潜時の延長ないし睡眠の浅化が生じる。

🌙 症例

睡眠時パニック

　49歳，男性。既往歴は特記すべきものなし。2年くらい前から，夜間眠っているときに，突然息苦しくて目覚めるようになった。目覚めた後，数分間激しい動悸，めまい感，発汗，このまま死んでしまうのではないか，息が止まってしまうのではないかという不安が出現するが，しばらくして症状はなくなり，再入眠できる。このような発作は入眠後1〜2時間以内に多く，夢とは関係がない。仕事のストレスが強く，疲れているときに発作が起こりやすい。妻によると，イビキはかいておらず，発作で目覚める以外は目立った所見はないという。最初のころ，発作は月1〜2回だったが，最近では週2〜3回生じるようになり，受診した。

診断：睡眠時パニック	
治療：アルプラゾラム（0.4mg）	1錠
パロキセチン（10mg）	1錠／就寝前

4 ▶ 治療

　覚醒時のパニック発作は行動療法も適応になるが，睡眠時パニックは行動療法の適応になりにくく，薬物療法が主体となる。

　薬物療法はパニック障害の治療に準じ，アルプラゾラム0.4〜0.8mgなどの抗不安薬，選択的セロトニン再取り込み阻害薬であるパロキセチン10〜40mgやセルトラリン25〜100mgを用いる。

　睡眠時パニックだけが生じている症例では，覚醒時にだけパニックが存在する症例よりも概して低用量の薬剤で発作が抑止でき，予後も良好だが，覚醒時・睡眠時の両方に発作が存在する場合は比較的高用量の薬剤を要する。

（井上雄一）

VIII

資　料

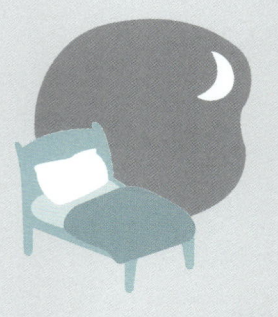

睡眠障害の評価尺度
──評価尺度の適性と使用法

　睡眠障害あるいは眠気の評価には，睡眠ポリグラフや反復睡眠潜時検査(Multiple Sleep Latency Test：MSLT)といった客観的評価方法のほかに，患者自身の自覚的体験を患者自身が評価する主観的評価方法がある。ここでは，主観的評価尺度として汎用されている睡眠日誌，ピッツバーグ睡眠質問票(PSQI)，アテネ不眠尺度(AIS)，エップワース眠気尺度(ESS)について紹介し，その適性と使用法について解説する。

（土井由利子）

睡眠日誌

　睡眠日誌は，日常の睡眠習慣や生活リズムを把握することを目的に，比較的長期にわたり毎日行う自己記録法である（狭義）。睡眠日誌による睡眠の経時的記録は睡眠障害の診断に役立つとともに，本人が自分の睡眠状態を自身で経時的に記録するのでその認知療法としての効果も期待できる。

　睡眠日誌は，使用目的により自由に書式を設定してよい。最低限必要な事項は，毎日の起床時刻と就床時刻の記載である。目的に応じ，より詳細な睡眠に関する情報（睡眠時間，中途覚醒，熟眠感など），服薬の有無，食事時間など必要事項を追加する。ナルコレプシー患者などを対象にする場合は情動脱力発作，入眠時幻覚，睡眠麻痺の発現時刻などの記載もあわせて必要となる。ただし長期間にわたって日誌の記載を継続してもらうためには，記録者に過度な負担をかけず記載しやすい書式を工夫することが重要である。

　大別すると，決められた欄に起床時刻や就床時刻などを記載する方式と，用意された時刻図に睡眠・覚醒を記号で記入する方式がある。前者は，不眠など睡眠障害一般を対象にしており，ライフスタイルを中心に睡眠障害の要因と思われる理由について自由に記載できるようになっている。後者は，概日リズム睡眠・覚醒障害やナルコレプシーの診断・治療やヒトの睡眠・覚醒リズムの発達に関する研究などに適している。

（土井由利子）

［参考文献］
・宮下彰夫：睡眠日誌；睡眠学ハンドブック（日本睡眠学会・編），朝倉書店，pp542-544，1994

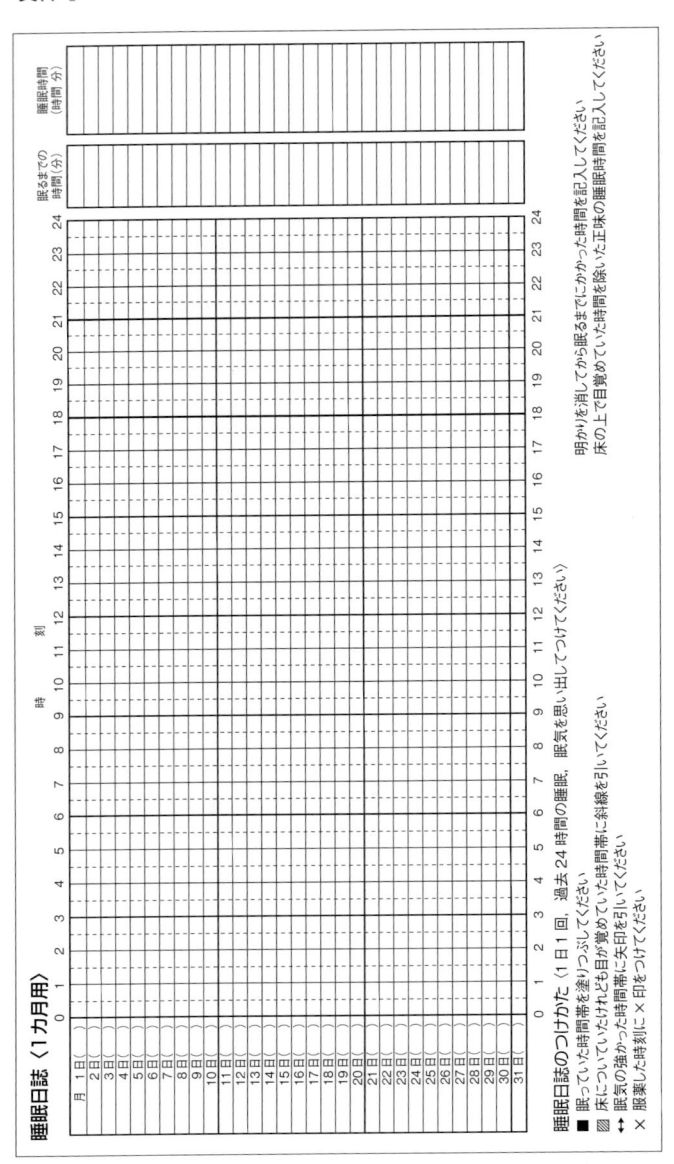

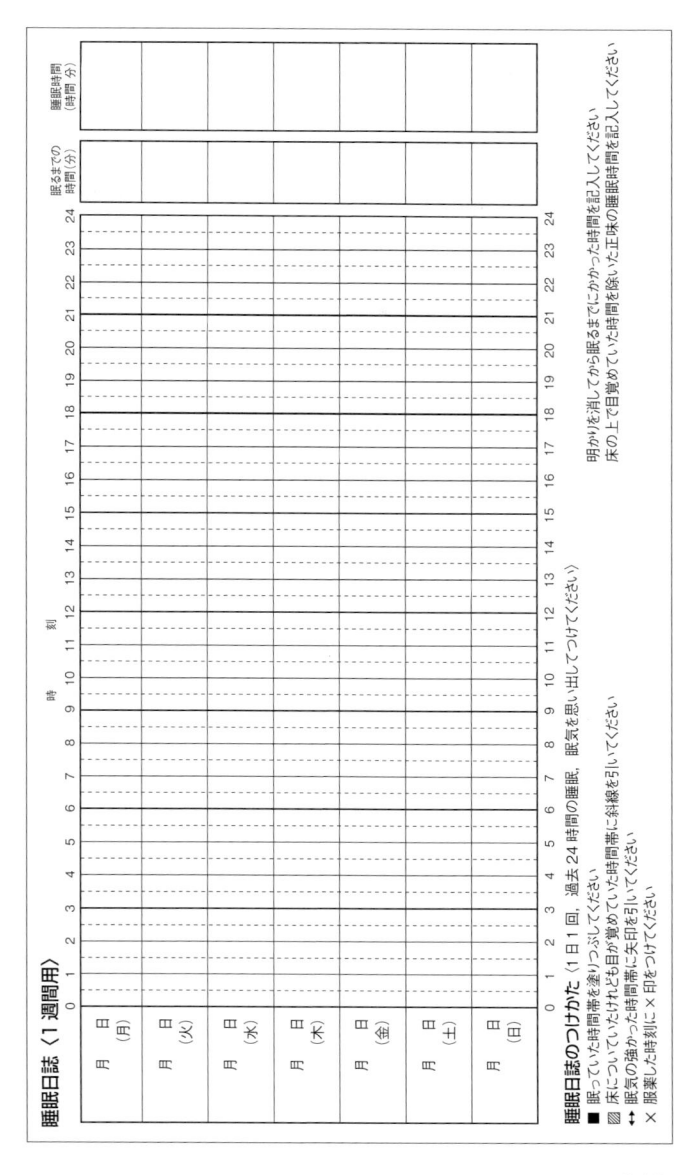

ピッツバーグ睡眠質問票（PSQI）

　PSQIは，睡眠とその質を評価するために開発された自記式質問票である。この質問票の特徴は，①過去1カ月間という時間枠を設定していること，②睡眠に関する量的・質的情報を包含していること，③標準化することにより個人間および群間の比較を可能にしていること，④信頼性，妥当性の証明された標準化された尺度であること，⑤使いやすく簡便な方法であることである。

　その用法としては，①睡眠障害者と健常者の鑑別，精神疾患に随伴する睡眠障害の発見などのスクリーニング，②睡眠障害の経過観察や介入・治療の評価などのモニタリング，③睡眠障害のリスク・グループの同定，睡眠障害関連因子の検討，睡眠障害のタイプや重症度の長期観察などの臨床・疫学研究への応用があげられる。

　たとえば，うつ病の治療効果の評価，うつ病の自殺予知の指標，パニック障害の症候学的側面の検証，不眠に対する運動療法の効果判定，高齢者の睡眠障害の評価などがある。

　リッカート尺度等で評価される問1〜9の18の質問項目は，睡眠の質，睡眠時間，入眠時間，睡眠効率，睡眠困難，眠剤使用，日中の眠気などによる日常生活への支障といった7つの要素から構成され，各構成要素の得点（0〜3点）を加算しPSQIの総合得点（0〜21点）が算出される。得点が高いほど睡眠が障害されていると判定する。(➡p.266「ピッツバーグ睡眠質問票の総合得点算出方法」)

　健常群と患者群（原発性不眠，うつ病，不安障害，統合失調症）を用いたPSQIの信頼性・妥当性の研究では，高い内的信頼性と尺度の均一性が報告されている。また，PSQI総合得点および睡眠時間を除く6つの構成要素における得点の平均値は健常群に比し患者群で有意に高い値を示し，さらに，切断点を5.5点に設定した場合にその敏感度および特異度が最適であったと報告されている。

　PSQIは，いわゆる不眠症，抑うつあるいはうつ病，不安障害などによる不眠には非常に適した信頼性・妥当性の高い評価尺度であるといえる。しかし，いわゆる睡眠不足や過眠を伴う睡眠障害では，その睡眠時間の評価がPSQI上で適切に反映されないため，睡眠時間に関する構成要素の得点とPSQIの総合得点の解釈には注意が必要である。

　また，概日リズム睡眠・覚醒障害，交代勤務，不規則なライフスタイルのように就床時刻や起床時刻が一定していない場合の不眠の

評価には PSQI は適していない。

（土井由利子）

[参考文献]

・Buysse DJ, Reynolds CF III, Monk TH, et al：The Pittsburgh sleep quality index；a new instrument for psychiatric practice and research. Psychiatry Res, 28 (2)：193-213, 1989

・土井由利子，蓑輪眞澄，内山 真，大川匡子：ピッツバーグ睡眠質問票日本語版の作成．精神科治療学，13：755-763，1998

・Doi Y, Minowa M, Uchiyama M, et al：Psychometric assessment of subjective sleep quality using the Japanese version of the Pittsburgh Sleep Quality Index (PSQI-J) in psychiatric disordered and control subjects. Psychiatry Res, 97：165-172, 2000

ピッツバーグ睡眠質問票

　過去1カ月間におけるあなたの通常の睡眠の習慣についておたずねします。過去1カ月間について大部分の日の昼と夜を考えて，以下のすべての質問項目にできる限り正確にお答えください。

問1．過去1カ月間において，通常何時ころ寝床につきましたか？
　　　就寝時刻　（1．午前　2．午後）　　　時　　　分ころ

問2．過去1カ月間において，寝床についてから眠るまでにどれくらい時間を要しましたか？
　　　約　　　　　分

問3．過去1カ月間において，通常何時ころ起床しましたか？
　　　起床時刻　（1．午前　2．午後）　　　時　　　分ころ

問4．過去1カ月間において，実際の睡眠時間は何時間くらいでしたか？
　　　これは，あなたが寝床の中にいた時間とは異なる場合があるかもしれません。
　　　睡眠時間　1日平均　約　　　時間　　　分

　過去1カ月間において，どれくらいの頻度で，以下の理由のために睡眠が困難でしたか？　最もあてはまるものに1つ〇印をつけてください。

問5 a．寝床についてから30分以内に眠ることができなかったから。
　　　0．なし　1．1週間に1回未満　2．1週間に1〜2回　3．1週間に3回以上

問5 b．夜間または早朝に目が覚めたから。
　　　0．なし　1．1週間に1回未満　2．1週間に1〜2回　3．1週間に3回以上

問5 c．トイレに起きたから。
　　　0．なし　1．1週間に1回未満　2．1週間に1〜2回　3．1週間に3回以上

問5 d．息苦しかったから。
　　　0．なし　1．1週間に1回未満　2．1週間に1〜2回　3．1週間に3回以上

問5 e．咳が出たり，大きないびきをかいたから。
　　　0．なし　1．1週間に1回未満　2．1週間に1〜2回　3．1週間に3回以上

問5 f．ひどく寒く感じたから。
　　　0．なし　1．1週間に1回未満　2．1週間に1〜2回　3．1週間に3回以上

問5 g．ひどく暑く感じたから。
　　　0．なし　1．1週間に1回未満　2．1週間に1〜2回　3．1週間に3回以上

問5 h．悪い夢をみたから。
　　　0．なし　1．1週間に1回未満　2．1週間に1〜2回　3．1週間に3回以上

問5 i．痛みがあったから。
　　　0．なし　1．1週間に1回未満　2．1週間に1〜2回　3．1週間に3回以上

問5 j．上記以外の理由があれば，次の空欄に記載してください。
　　　【理由　　　　　　　　　　　　　　　　　　　　　　　　　　　　】
　　　そういったことのために，過去1カ月間において，どれくらいの頻度で，睡眠が困難でしたか？

　　　0. なし　1. 1週間に1回未満　2. 1週間に1～2回　3. 1週間に3回以上
問6.　過去1カ月間において，ご自分の睡眠の質を全体として，どのように
　　評価しますか？
　　　0. 非常によい　1. かなりよい　2. かなりわるい　3. 非常にわるい
問7.　過去1カ月間において，どのくらいの頻度で，眠るために薬を服用し
　　ましたか（医師から処方された薬あるいは薬屋で買った薬）？
　　　0. なし　1. 1週間に1回未満　2. 1週間に1～2回　3. 1週間に3回以上
問8.　過去1カ月間において，どれくらいの頻度で，車の運転中や食事中や
　　社会活動中など眠ってはいけない時に，おきていられなくなり困った
　　ことがありましたか？
　　　0. なし　1. 1週間に1回未満　2. 1週間に1～2回　3. 1週間に3回以上
問9.　過去1カ月間において，物事をやり遂げるのに必要な意欲を持続する
　　うえで，どのくらい問題がありましたか？
　　　0. 全く問題なし　1. ほんのわずかだけ問題があった
　　　2. いくらか問題があった　3. 非常に大きな問題があった
問10.　同居人がおられますか？
　　　1. どちらもいない　2. 家族／同居人がいるが寝室は別
　　　3. 家族／同居人と同じ寝室であるが寝床は別
　　　4. 家族／同居人と同じ寝床

　上記の問いで，2または3または4と答えた方のみにおたずねします。あ
なたご自身のことについて，ご家族または同居されている方に，以下の各
項目について過去1カ月間の頻度をたずねてください。
問10 a．大きないびきをかいていた。
　　　0. なし　1. 1週間に1回未満　2. 1週間に1～2回　3. 1週間に3回以上
問10 b．眠っている間に，しばらく呼吸が止まることがあった。
　　　0. なし　1. 1週間に1回未満　2. 1週間に1～2回　3. 1週間に3回以上
問10 c．眠っている間に，足のビクンとする動きがあった。
　　　0. なし　1. 1週間に1回未満　2. 1週間に1～2回　3. 1週間に3回以上
問10 d．眠っている途中で，ねぼけたり混乱することがあった。
　　　0. なし　1. 1週間に1回未満　2. 1週間に1～2回　3. 1週間に3回以上
問10 e．上記以外に，じっと眠っていないようなことがあれば，次の空欄
　　に記載してください。

　　【　　　　　　　　　　　　　　　　　　　　　　　　　　　　】

　　こういったことが，過去1カ月間において，どれくらいの頻度で，
　　おこりましたか？
　　　0. なし　1. 1週間に1回未満　2. 1週間に1～2回　3. 1週間に3回以上

（土井由利子，簑輪眞澄，内山　真，大川匡子：ピッツバーグ睡眠質問票
　日本語版の作成．精神科治療学，13：761-763，1998より一部改変）

ピッツバーグ睡眠質問票の総合得点算出方法

睡眠の質（C1）
問6. 過去1カ月間における主観的な睡眠の質の評価

非常によい	0点		
かなりよい	1点		
かなりわるい	2点		
非常にわるい	3点	C1得点	点

入眠時間（C2）
①問2. 過去1カ月間における，寝床についてから眠るまでにかかった時間

16分未満	0点		
16分以上31分未満	1点		
31分以上61分以下	2点		
61分を超える	3点	Q2得点	点

②問5a. 寝床についてから30分以内に眠ることができなかったため睡眠に困難があった

なし	0点		
1週間に1回未満	1点		
1週間に1〜2回	2点		
1週間に3回以上	3点	Q5a得点	点
③①と②の合計点を算出		Q2，Q5a合計	点

④C2得点：③のQ2，Q5aの合計点より以下のように決定

0	0点		
1〜2	1点		
3〜4	2点		
5〜6	3点	C2得点	点

睡眠時間（C3）
問4. 過去1カ月間における，実睡眠時間

7時間を超える	0点		
6時間を超え7時間以下	1点		
5時間以上6時間以下	2点		
5時間未満	3点	C3得点	点

睡眠効率（C4）
①問4. 過去1カ月間における，実睡眠時間 　　　　　　　　睡眠時間　　　時間
②問3. 過去1カ月間における起床時刻と問1. 過去1カ月間における就床時刻の差（床内時間）を算出　　　　　　　　床内時間　　　時間
③睡眠効率を算出

睡眠効率（%）＝実睡眠時間（①）／床内時間（②）×100

　　　　　　　　　　　　　　　　　　　　　睡眠効率　　　%

④C4得点：③の睡眠効率より以下のように決定

85%以上	0点		
75%以上85%未満	1点		
65%以上75%未満	2点		
65%未満	3点	C4得点	点

睡眠困難（C5）
①問5 bからjを以下のように得点化する

なし	0点	Q5 b得点	点
1週間に1回未満	1点	Q5 c得点	点
1週間に1〜2回	2点	Q5 d得点	点

1週間に3回以上	3点	Q5 e得点	点
		Q5 f得点	点
		Q5 g得点	点
		Q5 h得点	点
		Q5 i得点	点
		Q5 j得点	点
②問5bからjの得点を合計		Q5 b〜j合計	点
③C5得点：②の合計点より以下のように決定			
0	0点		
1〜9	1点		
10〜18	2点		
19〜27	3点	C5得点	点

眠剤の使用(C6)

問7. 過去1カ月間における睡眠薬使用の頻度

なし	0点		
1週間に1回未満	1点		
1週間に1〜2回	2点		
1週間に3回以上	3点	C6得点	点

日中覚醒困難(C7)

①問8. 過去1カ月間における日中の過眠

なし	0点		
1週間に1回未満	1点		
1週間に1〜2回	2点		
1週間に3回以上	3点	Q8得点	点

②問9. 過去1カ月間における，意欲の持続

全く問題なし	0点		
ほんのわずかだけ問題があった	1点		
いくらか問題があった	2点		
非常に大きな問題があった	3点	Q9得点	点

③Q8得点(①)とQ9得点(②)を合計		Q8, 9合計	点
④C7得点：③より以下のように決定			
0	0点		
1〜2	1点		
3〜4	2点		
5〜6	3点	C7得点	点

ピッツバーグ睡眠質問票総合得点(PSQIG)：0〜21点

以上のC1からC7までの得点を合計(C1 + C2 + C3 + C4 + C5 + C6 + C7)

　　　　　　　　　　　　　　　　　PSQIG得点　　　点

(Buysse DJ, Reynolds CF III, Monk TH, et al：The Pittsburgh sleep quality index；
a new instrument for psychiatric practice and research. Psychiatry Res,
28(2)：193-213, 1989より)

アテネ不眠尺度（AIS）

　アテネ不眠尺度（AIS）は，不眠の重症度を評価するための質問紙として，ICD-10（World Health Organization）の診断基準に基づき作成された。寝つき，夜間中途覚醒，早朝覚醒，総睡眠時間，全体的な睡眠の質，日中の満足感，身体的および精神的な日中の活動，日中の眠気の8項目で構成されている。各項目0〜3点で，合計得点を算出する。日本語版も開発され，夜間の睡眠問題と日中の機能不全の2因子に分けられる。正常と不眠症の切断点は6点である。

（井上雄一）

[参考文献]

・Soldators CR, Dikeos DG, Paparrigopoulos TJ : Athens Insomnia Scale : validation of an instrument based on ICD-10 criteria. J Psychosom Res, 48（6）: 555-560, 2000

・Okajima I, Nakajima S, Kobayashi M, et al : Development and validation of the Japanese version of the Athens Insomnia Scale. Psychiatry Clin Neurosci, 67（6）: 420-425, 2013

アテネ不眠尺度（日本語版）

この尺度は，あなたが経験したさまざまな睡眠問題についてお聞きするものです。

過去1年間に，少なくとも週3回以上経験したものについて，あてはまる数字に○をつけてください。

A	寝つきの問題について （布団に入って電気を消してから眠るまでに要した時間）	0	問題なかった
		1	少し時間がかかった
		2	かなり時間がかかった
		3	非常に時間がかかったか，全く眠れなかった
B	夜間，睡眠途中に目が覚める問題について	0	問題になるほどではなかった
		1	少し困ることがあった
		2	かなり困っている
		3	深刻な状態か，全く眠れなかった
C	希望する起床時間より早く目覚め，それ以上眠れない問題について	0	そのようなことはなかった
		1	少し早かった
		2	かなり早かった
		3	非常に早かったか，全く眠れなかった
D	総睡眠時間について	0	十分だった
		1	少し足りなかった
		2	かなり足りなかった
		3	全く足りないか，全く眠れなかった
E	全体的な睡眠の質について	0	満足している
		1	少し不満
		2	かなり不満
		3	非常に不満か，全く眠れなかった
F	日中の満足感について	0	いつも通り
		1	少し低下
		2	かなり低下
		3	非常に低下
G	日中の活動について （身体的および精神的）	0	いつも通り
		1	少し低下
		2	かなり低下
		3	非常に低下
H	日中の眠気について	0	全くない
		1	少しある
		2	かなりある
		3	激しい

（Okajima I, Nakajima S, Kobayashi M, et al：Development and validation of the Japanese version of the Athens Insomnia Scale. Psychiatry Clin Neurosci, 67（6）：420-425, 2013）

エップワース眠気尺度（ESS）

ESSは，日常生活における活動のなかで経験する眠気について，読書やテレビを見るといった具体的な状況設定において眠気の評価を行う8項目から構成される自記式尺度である。

リッカート尺度で評価される8つの質問項目の各得点（0～3点）を単純加算しESSの総合得点（0～24点）を算出する。得点が高いほど日中の眠気が強いと判定する。ESSに関する先行研究において，高い内的信頼性と再現性が示唆され，その切断点を10～11点間に設定した場合に敏感度および特異度が最適であったと報告されている。しかし，MSLTを用いたESSの妥当性については必ずしも一致した見解は得られていない。主観的尺度のESSと客観的評価手段としてのMSLTは，眠気に関する異なる側面をみるものであり，かつ両者は補完し合うものであるという見方であるようだ。

ESSの8つの質問項目のうち2つは車に関するものである（As a passenger in a car for an hour without a break と In a car, while stopped for a minutes in the traffic）。竹上らは，後者の項目を削除し，"座って手紙や書類などを書いているとき"という新しい項目に置き換え，改訂日本語版ESS（JESS）を作成した。

（土井由利子）

[参考文献]

・Johns MW : A new method for measuring daytime sleepiness : the Epworth Sleepiness Scale. Sleep, 14（6）: 540-545, 1991
・立花直子：不眠，過度の眠気．わかりやすい内科学第2版（井村裕夫・編），文光堂，p1096，2002
・Chervin RD, Guilleminault C：Assessment of sleepiness in clinical practice. Nat Med, 1（12）: 1252-1253, 1995
・福原俊一，竹上未紗，鈴鴨よしみ，他：日本語版 the Epworth Sleepiness Scale（JESS）～これまで使用されていた多くの「日本語版」との主な差異と改訂～．日本呼吸器学会雑誌，44（11）: 896-898，2006
・Takegami M, Suzukamo Y, Wakita T, et al：Development of a Japanese version of the Epworth Sleepiness Scale（JESS）based on Item Response Theory. Sleep Med, 10（5）: 556-565, 2009
・https://www.sf-36.jp/qol/ess.html

ESS日本語版（JESS™：
Japanese version of the Epworth Sleepiness Scale）

もし，以下の状況になったとしたら，どのくらいうとうとする（数秒～数分眠ってしまう）と思いますか。最近の日常生活を思いうかべてお答えください。

以下の状況になったことが実際になくても，その状況になればどうなるかを想像してお答えください（1～8の各項目で，○は1つだけ）。

すべての項目にお答えしていただくことが大切です。

できる限りすべての項目にお答えください。

	うとうとする可能性はほとんどない	うとうとする可能性は少しある	うとうとする可能性は半々くらい	うとうとする可能性が高い
1) すわって何かを読んでいるとき（新聞，雑誌，本，書類など） →	0	1	2	3
2) すわってテレビを見ているとき →	0	1	2	3
3) 会議，映画館，劇場などで静かにすわっているとき →	0	1	2	3
4) 乗客として1時間続けて自動車に乗っているとき →	0	1	2	3
5) 午後に横になって，休息をとっているとき →	0	1	2	3
6) すわって人と話をしているとき →	0	1	2	3
7) 昼食をとった後（飲酒なし），静かにすわっているとき →	0	1	2	3
8) すわって手紙や書類などを書いているとき →	0	1	2	3

© Murray W. Johns and Shunichi Fukuhara.2006.

調査票を商業目的，または政府機関で使用される場合は，ライセンス登録の手続きが必要ですので，下記へお問合せ下さい。
問合せ先：iHope International 株式会社　URL：http://www.sf-36.jp/
E-mail：qol@sf-36.jp

（Takegami M, Suzukamo Y, Wakita T, Noguchi H, Chin K, Kadotani H, Inoue Y, Oka Y, Nakamura T, Green J, Johns MW, Fukuhara S：Development of a Japanese version of the Epworth Sleepiness Scale（JESS）based on Item Response Theory. Sleep medicine, 10：556-565, 2009）

レストレスレッグス症候群（むずむず脚症候群）の重症度スケール

（International Restless Legs Syndrome Rating Scale：IRLS）

　本スケールは，レストレスレッグス症候群（むずむず脚症候群）の症状自体，不眠や日中の生活への影響を総合的に評価するものであり，治療効果の判定にも用いられる。

　一般に，10点以下（軽症）ではあまり苦痛は生じないと考えられている。

（井上雄一）

評価方法	～10点	≫	軽症
	11～20点	≫	中等症
	21～30点	≫	重症
	31点以上	≫	最重症

レストレスレッグス症候群の重症度スケール

1 脚の不快感

この1週間を全体的にみて，レストレスレッグス症候群による脚や腕の不快な感覚は，どの程度でしたか？

- ・とても強い：4点　　・強い：3点　　・中程度：2点
- ・弱い：1点　　・全くなし：0点

点

2 動き回りたい欲求

この1週間を全体的にみて，レストレスレッグス症候群の症状のために動き回りたいという欲求はどの程度でしたか？

- ・とても強い：4点　　・強い：3点　　・中程度：2点
- ・弱い：1点　　・全くなし：0点

点

3 動きによる脚の不快感の軽減

この1週間を全体的にみて，レストレスレッグス症候群によるあなたの脚または腕の不快な感覚は，動き回ることによってどの程度おさまりましたか？

- ・全くおさまらなかった：4点　　・少しおさまった：3点
- ・ある程度おさまった：2点
- ・全くなくなった，または，ほぼなくなった：1点
- ・レストレスレッグス症候群による症状はなかった：0点

点

4 睡眠障害

レストレスレッグス症候群の症状によるあなたの睡眠の障害は，どの程度ひどかったですか？

- ・とても重い：4点　　・重い：3点　　・中程度：2点
- ・軽い：1点　　・全くなし：0点

点

5 倦怠感，眠気

レストレスレッグス症候群の症状によるあなたの昼間の倦怠感または眠気はどの程度ひどかったですか？

- ・とても重い：4点　　・重い：3点　　・中程度：2点
- ・軽い：1点　　・全くなし：0点

点

6 全般症状

全体的に，あなたのレストレスレッグス症候群は，どの程度ひどかったですか？

- ・とても重い：4点　　・重い：3点　　・中程度：2点
- ・軽い：1点　　・全くなし：0点

点

7 症状発現頻度

あなたのレストレスレッグス症候群は，どの程度の頻度で起こりましたか？

- ・とても頻繁：4点（1週間に6～7日）
- ・頻繁：3点（1週間に4～5日）
- ・時々：2点（1週間に2～3日）
- ・たまに：1点（1週間に1日）
- ・全くなし：0点

点

8 症状のレベル

あなたにレストレスレッグス症候群の症状があったとき，平均してどの程度ひどかったですか？

- ・とても重い：4点（24時間のうち8時間以上）
- ・重い：3点（24時間のうち3～8時間）
- ・中程度：2点（24時間のうち1～3時間）
- ・軽い：1点（24時間のうち1時間未満）
- ・全くなし：0点

点

9 日常活動への影響

この1週間を全体的にみて，レストレスレッグス症候群の症状は，あなたが日常的な生活をするうえで，どの程度影響しましたか？たとえば，家族との生活，家事，社会生活，学校生活，仕事などについて考えてみてください。

- ・とても強く影響した：4点　　・強く影響した：3点
- ・中程度影響した：2点　　・軽く影響した：1点
- ・全くなし：0点

点

10 気分障害のレベル

レストレスレッグス症候群の症状によって，たとえば，腹が立つ，ゆううつ，悲しい，不安，いらいらするといったようなあなたの気分の障害はどの程度ひどかったですか？

- ・とても重い：4点　　・重い：3点　　・中程度：2点
- ・軽い：1点　　・全くなし：0点

点

(Inoue Y, Oka Y, Kagimura T, et al：Reliability, validity, and responsiveness of the Japanese version of International Restless Legs Syndrome Study Group rating scale for restless legs syndrome in a clinical trial setting. Psychiatry Clin Neurosci, 67 (6)：412-419, 2013)

付　録

1. 睡眠障害対処 12 の指針
2. 睡眠薬の使用前に
3. 睡眠薬の正しい使用のために
4. ねぼけ
5. 子どもの眠り
6. 概日リズム睡眠・覚醒障害
7. ナルコレプシー

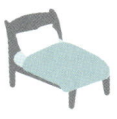

付録はダウンロードが可能です

次ページからの付録は，インターネット上の下記サイトから PDF をダウンロードすることができます（本書ご購入者限定）。
● URL：https://ser.jiho.co.jp/suiminshogai/
● パスワード：suimin3
　（すべて半角・小文字で「エス・ユー・アイ・エム・アイ・エヌ・3」）

※ご利用はご購入者に限ります。
※必ず専用サイトの注意書きをよく読み，ご理解の上でご利用ください。

1 睡眠障害対処

睡眠時間は人それぞれ，
日中の眠気で困らなければ十分

- 睡眠の長い人，短い人，季節でも変化，8時間にこだわらない
- 歳をとると必要な睡眠時間は短くなる

1

刺激物を避け，眠る前には自分なりのリラックス法

- 就床前4時間のカフェイン摂取，就床前1時間の喫煙は避ける
- 軽い読書，音楽，ぬるめの入浴，香り，筋弛緩トレーニング

2

眠たくなってから床に就く，
就床時刻にこだわりすぎない

- 眠ろうとする意気込みが頭をさえさせ寝つきを悪くする

3

同じ時刻に毎日起床

- 早寝早起きでなく，早起きが早寝に通じる
- 日曜に遅くまで床で過ごすと，月曜の朝がつらくなる

4

光の利用でよい睡眠

- 目が覚めたら日光を取り入れ，体内時計をスイッチオン
- 夜は明るすぎない照明を

5

規則正しい3度の食事，規則的な運動習慣

- 朝食は心と体の目覚めに重要，夜食はごく軽く
- 運動習慣は熟睡を促進

6

12 の指針

昼寝をするなら，15時前の20〜30分
- 長い昼寝はかえってぼんやりのもと
- 夕方以降の昼寝は夜の睡眠に悪影響

7

眠りが浅いときは，むしろ積極的に遅寝・早起きに
- 寝床で長く過ごしすぎると熟眠感が減る

8

睡眠中の激しいイビキ・呼吸停止や足のぴくつき・むずむず感は要注意
- 背景に睡眠の病気，専門治療が必要

9

十分眠っても日中の眠気が強いときは専門医に
- 長時間眠っても日中の眠気で仕事・学業に支障がある場合は専門医に相談
- 車の運転に注意

10

睡眠薬代わりの寝酒は不眠のもと
- 睡眠薬代わりの寝酒は，深い睡眠を減らし，夜中に目覚める原因となる

11

睡眠薬は医師の指示で正しく使えば安全
- 一定時刻に服用し就床
- アルコールとの併用をしない

12

2 睡眠薬の使用前に

① 睡眠時間にこだわっていませんか？

　よく，8時間睡眠といわれますが，必要な睡眠時間は人それぞれ
で，5時間でも十分な人もいれば9時間必要な人もいます。日本人
の平均は7時間前後で，6時間台〜7時間台くらいの人が大多数で
す。眠ろうと意気込んでも，必要以上に長く眠れるわけではありま
せん。

② 夜の睡眠を妨げる習慣がありませんか？

　コーヒーなどに含まれているカフェインや，タバコの煙に含まれ
ているニコチンは目を覚ます作用があり，しかもこの作用が数時間
持続します。夜のコーヒー，タバコは不眠の原因となります。

　アルコールを飲んだ直後には眠くなりますが，数時間たつと眠り
を浅くする作用があります。また，アルコールを睡眠薬代わりに使
用すると，すぐに効かなくなり，どんどん量が増えてしまいます。

　長時間の昼寝は夜の睡眠を妨げます。昼寝は午後3時以前に30
分以内にしましょう。

　寝る直前に熱い風呂に入ると体が目覚めてしまいます。直前に入
浴する場合はぬるめの湯にしましょう。

③ 眠れないから睡眠薬？

　ほかの重大な病気や，ほかの病気のための薬のせいで眠れなくな
ることがあります。睡眠薬がかえってよくない場合がありますの
で，こうした病気が隠れていないかどうか主治医とよく相談してく
ださい。

（山田尚登）

3 睡眠薬の正しい使用のために

① 睡眠薬は安全です

　現在使われている睡眠薬は，昔使われていた睡眠薬とは違うもので，正しく使えば安全な薬です。

　「睡眠薬は一度飲みはじめたらやめられなくなる」「服用すると体に重大な害がある」「飲みつづけると認知症になる」などということはありませんので，医師の指示を守って安心して服用してください。

② 睡眠薬を処方されたら

1）お酒と一緒に服用しないでください

　　お酒と一緒に服用すると，アルコールと睡眠薬の両方の作用が強まります。ひどいふらつき，一時的な記憶障害，もうろう状態などの副作用が出現しますので，絶対に併用しないでください。

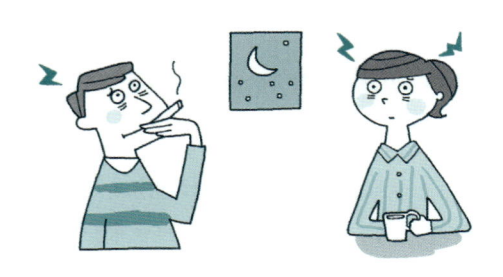

2) 適切な時刻に服用してください

睡眠薬は自然な睡眠のリズムに沿って服用してください。夕方のうちから服用しても眠気は得られません。かえってふらついたりすることがあります。

3) 空腹時は薬がなかなか効いてきません

極端に空腹だと胃腸の運動が減り，睡眠薬の吸収が悪くなります。夕飯は普通に食べてください。ある種の胃腸薬は睡眠薬の作用の吸収を遅らせたり増強したりします。ほかの病気で服用中の薬については必ず主治医に伝えてください。

4) 服用後はすみやかに床に入ってください

睡眠薬の種類や年齢によって多少異なりますが，服用してから20〜30分で効果が出はじめます。睡眠薬を服用した後に長く起きて活動していると，十分な効果が得られないだけでなく，ふらつきや健忘などがみられることがあります。

5) 効果がなかったり，副作用があったときにはすみやかに主治医に申し出てください

睡眠薬にはたくさんの種類があり，患者さん一人ひとりにあったものがみつかるまで，何種類かを試す必要があることもしばしばです。ためらわずに，副作用や薬の効果について医師に伝えてください。

6) 服用は医師の指示を守り，自分の判断で増減したり，ほかの人と薬のやりとりをしないでください

急に薬の量を増やしたり，中断したりすると，かえって眠れなくなることがありますので，医師の指示を守ってください。同じ睡眠薬でも一人ひとりその効果が違いますので，ほかの人と睡眠薬のやりとりをしないでください。法律でも禁止されています。

❸ 睡眠薬をやめるとき

「睡眠薬は危ない」と思ってなるべく早くやめようと無理をする人が多いようですが，現在使われている睡眠薬は医師の指示にしたがって正しく使えば，長期間飲みつづけても安全です。また，睡眠に自信がついていないうちに睡眠薬をやめると，不安感のためにさらに眠れなくなることや，急にやめることで不眠が強まることもあります。眠れないことへの恐怖感がやわらいでから，主治医と相談しながら少しずつ減らしていくことが大切です。

（梶村尚史）

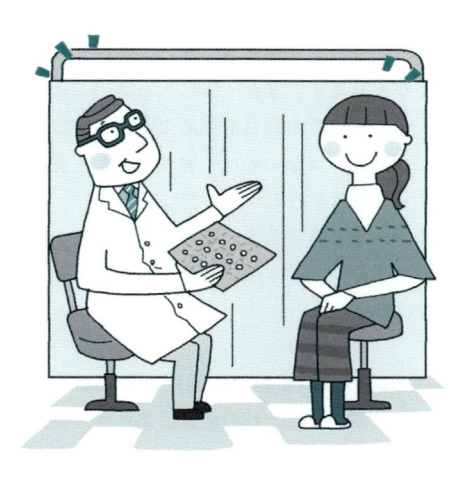

281

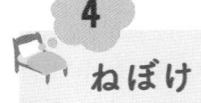

4 ねぼけ

「夕べ夜中に起き出して，いろいろなことをしたらしい
がまったく覚えていない」「夜，ねぼけて，大きな声を出し
たり，ベッドから落ちたり，歩き回ったりしてしまった」
「夢でうなされて大きな声を出して目が覚めた」
　こんなことがあると，心配ですよね。

1 病気ではないもの
原因を取り除けば自然に治まります。

1) 極端な睡眠不足，不規則な生活はありませんか？
　極端な睡眠不足の時や，夜中に何度も起こされたりすると健康
な人でもねぼけや一時的な記憶障害がみられることがあります。

2) お酒の飲みすぎはありませんか？
　お酒を飲みすぎると気が大きくなって普段しないような行動
をとることがあります。また，床に入る前のことをまったく覚
えていなかったり，夜中に目が覚めたときに，はたから見てい
るとおかしなところはないのに，翌朝まったく覚えていないこ
とがあります。お酒を控えめにしましょう。
　特にアルコールと睡眠薬を一緒にとると，このような記憶障
害が起こりやすくなります。アルコールと睡眠薬はけっして一
緒にとらないでください。

3) 睡眠薬は医師の指示どおりに服用していますか？
　睡眠薬は患者さんそれぞれの症状にあわせて処方されていま
す。いつもより多く睡眠薬を服用したり，いつもと違う睡眠薬

を服用したり，睡眠薬を飲んだ後いつまでも起きていると，ねぼけたような状態になったり，一時的な記憶障害が起こったりします。睡眠薬は医師の指示どおりに服用してください。

4）常用薬はありませんか？

　パーキンソン病，心臓病，肝炎，胃潰瘍などの治療薬，精神安定剤の中にはこのようなねぼけ症状や，記憶障害を起こすものがありますので，常用薬のある方は主治医とご相談ください。

2 病気によるもの

1）レム睡眠行動障害

　50歳代以降の男性に多い病気です。夢をみているときには脳からの指令が筋肉に伝わらなくなり，夢見内容に反応して実際に動き出したりしないようになっています。ところが，何らかの原因で，この機能がうまく働かなくなると，夢の中の行動が実際の行動として現れてしまい，怪物に追いかけられたので逃げる夢をみていてベッドから落ちてケガをしたりします。症状としては，大きな寝言や，殴ったりけったりする動作，逃げ出

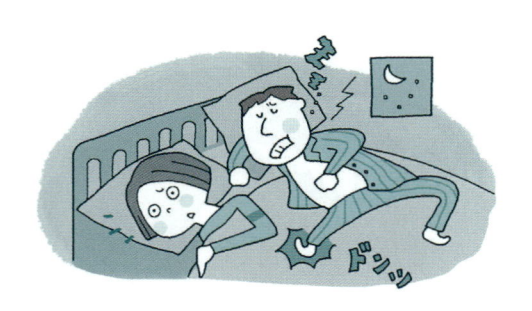

そうとする動作が特徴です。声をかけつづけると目覚めさせることができ、「夢の中で逃げていた」などとそのときのことを思い出すことができます。

2）てんかん

てんかんは脳の中で異常な放電が起こり、神経細胞が反応して体のさまざまな部位が勝手に動く発作が起こる病気です。いろいろな種類の発作があり、大声を出したり、手足が動いたり、ねぼけたような行動の発作がみられることがあります。いつもまったく同じ動作をくり返すことが特徴です。また、発作を起こした後、もうろう状態が続くことがあります。

3）頭痛

片頭痛、群発頭痛では夜中に激しい頭痛が起こることがあります。こうしたとき、完全に目が覚めないのに起き上がってねぼけたような行動がみられることがあります。声をかけつづけると目を覚まさせることができ、激しい頭痛があることが特徴です。頭痛の治療により改善します。

4）ナルコレプシー

ナルコレプシーは眠気が日中突然出現する病気ですが、この

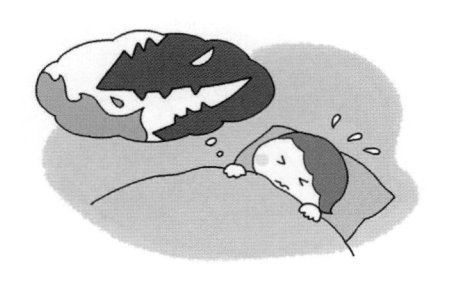

ほかにも夜の寝入りばなの幻覚，夜中の金縛り，悪夢などの症状があり，こうした夜間の症状が日中の症状に先立って現れてくることがあります。レム睡眠行動障害と同様の寝言がみられることがあります。

5）せん妄

重症の心臓病，肺疾患，肝臓病や，手術・大やけどの後などに，目覚めた状態を維持することができずにねぼけたような状態になることがあります。いくら起こそうとしてもなかなか目覚めません。ほとんどの場合，病気で入院中にみられます。高齢者ではせん妄を起こしやすく，風邪をひいただけで起こったり，心臓の薬，抗生剤などによっても起こることがあります。多くの場合，体の状態が改善するか，原因となった薬剤を中止すると自然に治ります。

6）睡眠時驚愕症（夜驚症），睡眠時遊行症（夢中遊行）

主に子どもでみられる病気で，大人ではまれです。夜，急に大声を出したり，起き上がって歩き回ったりします。声をかけてもなかなか目を覚ますことができず，かえって混乱して，興奮状態となることがあります。

7）その他

睡眠中に息が止まる睡眠時無呼吸や，痛み，かゆみなどによって十分な睡眠がとれない場合に，慢性的な睡眠不足となり，ねぼけ行動がみられることがあります。

> 睡眠障害の専門医にご相談ください。

（内山　真）

5 子どもの眠り

　生まれたばかりの赤ちゃんは泣いて，おっぱいを飲んで，眠るを約3時間ごとにくり返します。生後3〜4カ月ごろになると昼起きていて，夜寝ているというパターンが固まってきます。

1 うつぶせ寝はやめましょう

　原因はよくわかっていませんが，うつぶせ寝では乳幼児突然死症候群の危険が増えます。赤ちゃんをうつぶせにしたときは，そばを離れないようにしましょう。

2 昼寝

　昼寝は生後8カ月ごろには，午前・午後各1回となることが多いようです。

　1歳2カ月を過ぎると，昼寝は午後1回となる場合が多いようで

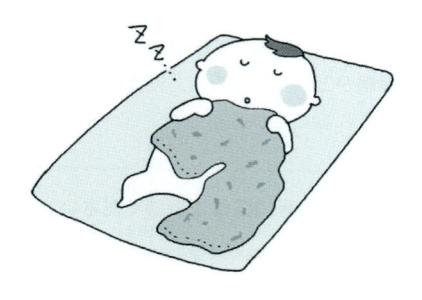

す。1歳6カ月ではほとんどの子が昼寝をしますが，なかにはまったく昼寝をしない子もいます。3歳になるとまったく昼寝をしない子は10〜15％います。昼寝をしなくても，機嫌よく元気に遊んでいれば睡眠時間は足りています。

③ 夜泣き

夜の授乳が夜泣きを固定させていることもあります。授乳を寝る前にすることで夜泣きが改善することがあります。昼間に昼寝が多すぎたり，活動量が少なすぎると夜泣きをすることもあります。昼間の運動量を調節しましょう。夜，部屋が明るすぎると昼夜のリズムが崩れて夜泣きをすることがあります。赤ちゃんの寝室は暗くしてください。泣き方がいつもと違うときには，熱や痛み，かゆみはないかどうか，気温や湿度，着衣の具合はどうか確かめてあげてください。

④ 入眠儀式

指しゃぶり，ほ乳瓶，おしゃぶり，特定のタオル，ぬいぐるみ，絵本などが子どもの寝つきに必要なことがあります。このような入眠儀式は60％前後の子どもでみられます。上手に寝ついてもらうためにうまく活用したいものです。

⑤ ねぼけ

子どもは大人と比べて睡眠と覚醒の切り替え機能が十分発達していないため，なかなか目が覚めずねぼけることが多いようです。

昼寝の後や，いつもより早起きさせると，ねぼけたり，むずがったりします。

夜眠っていて，突然悲鳴を上げたり（睡眠時驚愕症（夜驚症）），起き上がったり，歩き回ったり（睡眠時遊行症（夢中遊行））することもあります。睡眠時驚愕症も睡眠時遊行症も深く眠っているときに起こります。目を開けていたり，ひと言ふた言返事をすることもありますが，すっきりと目が覚めない状態が続きます。無理に起こ

そうとするとかえって混乱状態になります。寝室から危険なものを取り除いて、刺激しないようにして見守ってください。階段や窓から転落したり、外出することもあります。カギをかけるなどして対処します。

睡眠時驚愕症や睡眠時遊行症は3～8歳で多くみられ、思春期になると自然に現れなくなります。ねぼけ行動の回数が日に日に増える場合は専門医に必ずご相談ください。

6 おねしょ

5歳を過ぎても月に2晩以上おねしょをしてしまうと睡眠時遺尿症（夜尿症）と診断されます。治療の基本は、おこらずあせらずです。しかってもよい結果は期待できません。おおらかに見守りましょう。うまくいった朝には大いにほめてあげましょう。自然に治っていくことがほとんどです。

7 遅寝と睡眠不足

夜遅くまで起きている子どもが増えています。保育園・幼稚園・学校があると朝寝坊はできませんので、遅くまで起きていると睡眠不足となってしまいます。子どもでは体と脳の成長のために睡眠が大切です。睡眠不足が続くと成長が妨げられるだけでなく、血圧が上がったり糖尿病の遠因になったりします。遅寝の習慣を早寝にするには、まず早起きをさせて朝の明るい光を浴びることが大切です。必要な睡眠時間は一人ひとり違います。睡眠不足かどうかの目安は、昼間機嫌がよく、元気に遊んでいるかどうかです。なお、午前中からあくびをしているようなら睡眠不足が心配です。

8 子どもの睡眠時無呼吸

口の奥にある扁桃腺が腫れると、空気の通り道が狭くなります。こうした子どもの場合、眠りについて全身の筋肉がゆるむと呼吸が止まり、ついで眠りが浅くなって呼吸が戻り、また眠りについて呼吸が止まり、という状態をくり返すことがあります。この状態を睡

眠時無呼吸といいます。扁桃腺が一生の中でもっとも大きくなる5〜8歳くらいに多くみられますが，赤ちゃんにもみられます。睡眠中の症状は，イビキ，息を吸い込むときに胸がへこむ，苦しそうにもがく，おねしょなどです。夜十分な睡眠がとれないため，昼間には眠気，集中困難，落ち着きのなさがみられます。長時間続くと，胸がへこんで漏斗胸と呼ばれる状態になったり高血圧になったりします。治療は扁桃腺をとることです。

（神山　潤）

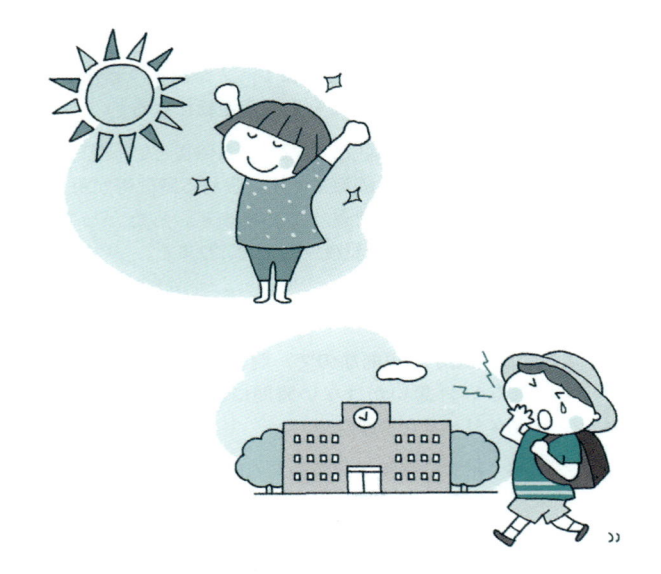

289

6 概日リズム睡眠・覚醒障害

～体内時計のリズムの乱れによる睡眠障害～

『学校や職場に行きたいのに，どうしても朝起きられない』『学校や職場に間に合うように眠ろうとしても，午前3時を過ぎないと眠れない』

睡眠・覚醒相後退障害という概日リズム睡眠・覚醒障害です。"宵っぱりの朝寝坊"が治せなくなり，早朝まで眠れず，昼まで起きられないパターンです。これにかかると，仕事や学業に支障が出ます。高校生250人に1人くらいと推定されています。

『起きられる時刻が毎日1～2時間ずつ遅れる』『1カ月に1週間くらい昼夜逆転になる』

非24時間睡眠・覚醒リズム障害という概日リズム睡眠・覚醒障害です。眠れる時間帯が毎日ほぼ1～2時間遅れていきます。したがって，3～4週おきに昼夜逆転が起こります。

『睡眠が不規則なので，明日の予定がたてられない』『思いがけない時間に眠くなり，昼夜のメリハリがつかない』

不規則睡眠・覚醒リズム障害という概日リズム睡眠・覚醒障害です。日中に起きていて，夜に眠るという自然なサイクルが失われています。精神疾患の併発も少なくありません。

『毎朝午前3時ごろに目が覚めてしまう。気分はハイでもブルーでもない』『夜7時になると眠くて起きていられなくなる』『朝は2〜3時から目覚めてしまう』

睡眠・覚醒相前進障害という概日リズム睡眠・覚醒障害の可能性があります。歳をとるにつれて，早寝早起きになる傾向がありますが，それが極端になった病気です。昼間の仕事はできますが，家族や友人と一緒に余暇を過ごせないことが問題となります。

『日勤と夜勤の交代勤務を続けてきたが，最近，夜勤の後よく眠れなくなった』『夜勤の後，朝10時ごろから眠ろうとするが疲れているのに眠れない』

交代勤務障害という概日リズム睡眠・覚醒障害の可能性があります。交代勤務への適応性には，年齢差や個人差があり，女性に比べ男性，年齢が高いほど適応しにくくなります。

こうした悩みが1カ月以上続いている場合は，校医，産業医，かかりつけ医などに相談のうえ，睡眠障害専門外来を受診しましょう。

（粥川裕平）

ナルコレプシー

こんなことで悩んでいませんか？

1. とんでもないときに睡魔におそわれ，失敗する
2. 笑ったり，驚いたりしたときに腰がくだけてへたりこむ
3. 寝入りばなに金縛りにあう
4. 寝入りばなにリアルで怖い夢（幻覚）をみる

1と2が両方あれば，あなたはナルコレプシーという病気にかかっている可能性があります。そのほか，3と4もナルコレプシーではよくみられる症状です。

1 ナルコレプシーとは？

- 居眠り病とも呼ばれるように，昼間に眠気が強くなる病気です。危険な作業中や食事中，デートの最中など，普通なら眠気が起こらない状況でも居眠り（睡眠発作）が起こってしまうことが特徴的です。
- 笑ったり驚いたときに，一瞬から数分の間，全身，あるいは体の一部の力が抜ける発作（情動脱力発作）が起こることも特徴です。このとき，意識は正常です。
- 寝入りばなに，金縛り，怖い夢（幻覚）を経験することがあります。
- 1万人から千人に1人の割合でみられる病気であり，けっしてまれなものではありません。
- 原因は不明ですが，睡眠の起こるメカニズムと関係した良性の病気です。
- よいお薬があります。

2 どんな治療法がある？

- 眠気と居眠りの発作を抑えるお薬（モダフィニル，メチルフェニデートなど）
- 脱力を防ぐお薬（クロミプラミン，イミプラン）
- 規則正しい生活を送ること，十分な睡眠をとることも大切です。

睡眠発作

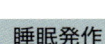

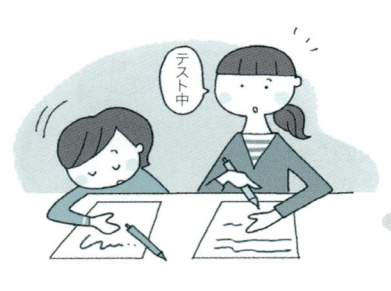

テスト中

テストの最中
デートの最中
危険な作業中
食事の最中など

思いもよらないときに
眠ってしまう…（睡眠発作）

ノンレム睡眠（普通の眠り）

モダフィニル
メチルフェニデート

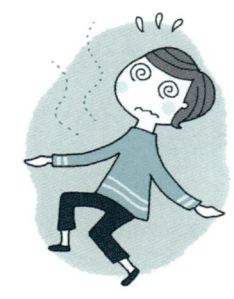

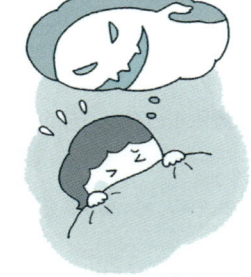

情動脱力発作

金縛りと怖い夢（幻覚）

笑ったり，怒ったり，
びっくりしたときに腰
くだけになる

レム睡眠

夢見る限り体には
ブレーキが掛かり
力が入らない

クロミプラミン
イミプラミン

ナルコレプシーを，もっと詳しく知りたいあなたに。
なるこ会というナルコレプシーの患者さんによる全国組織があります。
ホームページ　http://narukokai.or.jp/

（清水徹男）

・・・ リーディングリスト ・・・

■ 睡眠についてより理解を深めたいとき

- 日本睡眠学会 編：睡眠学．朝倉書店，2009
- Meir H. Kryger，Thomas Roth，William C. Dement：Principles and Practice of Sleep Medicine，6 th ed．Saunders，2016

■ 睡眠障害の臨床について知りたいとき

- 三島和夫 編：睡眠薬の適正使用・休薬ガイドライン．じほう，2014
- 日本睡眠学会 編：睡眠学．朝倉書店，2009
- 日本睡眠学会診断分類委員会 訳：睡眠障害国際分類第3版．ライフ・サイエンス，2018

■ 睡眠障害の各論的知識を得たいとき

- 内山真 編：専門医のための精神科臨床リュミエール8：精神疾患における睡眠障害の対応と治療．中山書店，2009

■ 終夜睡眠ポリグラフ検査について知りたいとき

- 日本睡眠学会 編：臨床睡眠検査マニュアル．ライフ・サイエンス，2006
- 松浦雅人 編：睡眠検査学の基礎と臨床．新興医学出版社，2009

■ 認知行動療法について知りたいとき

- 大川匡子，三島和夫，宗澤岳史 編：不眠の医療と心理援助 − 認知行動療法の理論と実践．金剛出版，2010

さ

睡眠障害の対応と治療ガイドライン 第3版

定価　本体2,800円（税別）

2002年 7 月15日　初版発行
2012年 5 月20日　第 2 版発行
2019年 6 月25日　第 3 版発行
2019年10月25日　第 3 版第 2 刷発行

編　集　　睡眠障害の診断・治療ガイドライン研究会　内山 真

発行人　　武田 正一郎

発行所　　株式会社 じ ほ う

　　　　　101-8421　東京都千代田区神田猿楽町1-5-15（猿楽町SSビル）
　　　　　電話 編集　03-3233-6361　販売　03-3233-6333
　　　　　振替　00190-0-900481
　　　　　＜大阪支局＞
　　　　　541-0044　大阪市中央区伏見町2-1-1（三井住友銀行高麗橋ビル）
　　　　　電話　06-6231-7061

©2019　　　　　　　組版　クニメディア(株)　　　印刷　シナノ印刷(株)
Printed in Japan

睡眠障害対処

睡眠時間は人それぞれ，日中の眠気で困らなければ十分
- 睡眠の長い人，短い人，季節でも変化，8時間にこだわらない
- 歳をとると必要な睡眠時間は短くなる

1

刺激物を避け，眠る前には自分なりのリラックス法
- 就床前4時間のカフェイン摂取，就床前1時間の喫煙は避ける
- 軽い読書，音楽，ぬるめの入浴，香り，筋弛緩トレーニング

2

眠たくなってから床に就く，就床時刻にこだわりすぎない
- 眠ろうとする意気込みが頭をさえさせ寝つきを悪くする

3

同じ時刻に毎日起床
- 早寝早起きでなく，早起きが早寝に通じる
- 日曜に遅くまで床で過ごすと，月曜の朝がつらくなる

4

光の利用でよい睡眠
- 目が覚めたら日光を取り入れ，体内時計をスイッチオン
- 夜は明るすぎない照明を

5

規則正しい3度の食事，規則的な運動習慣
- 朝食は心と体の目覚めに重要，夜食はごく軽く
- 運動習慣は熟睡を促進

6